本书为国家社会科学基金一般项目"农村社区医生和居民契约服务关系研究"（编号：14BSH034）研究成果

"家庭医生"来了吗？

农村社区医生和居民契约服务关系研究

张奎力　著

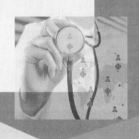

中国社会科学出版社

图书在版编目(CIP)数据

"家庭医生"来了吗？：农村社区医生和居民契约服务关系研究／张奎力
著.—北京：中国社会科学出版社，2020.11
ISBN 978-7-5203-7351-7

Ⅰ.①家… Ⅱ.①张… Ⅲ.①农村—社区服务—卫生服务—研究—
中国 Ⅳ.①R197.1

中国版本图书馆 CIP 数据核字（2020）第 186801 号

出 版 人	赵剑英
责任编辑	刘亚楠
责任校对	张爱华
责任印制	张雪娇

出 版	中国社会科学出版社
社 址	北京鼓楼西大街甲 158 号
邮 编	100720
网 址	http://www.csspw.cn
发 行 部	010-84083685
门 市 部	010-84029450
经 销	新华书店及其他书店

印刷装订	环球东方(北京)印务有限公司
版 次	2020 年 11 月第 1 版
印 次	2020 年 11 月第 1 次印刷

开 本	710×1000 1/16
印 张	18.25
插 页	2
字 数	279 千字
定 价	108.00 元

凡购买中国社会科学出版社图书,如有质量问题请与本社营销中心联系调换
电话:010-84083683

前　　言

20 世纪 80 年代，随着赤脚医生形式的瓦解，赤脚医生转变为个体性的乡村医生，乡村医生与农村居民之间的服务关系也演化成商品交换关系，农村居民从此步入漫长的自由择医时代。由于缺乏"健康守门人"制度模式，农村居民有病不敢医、有病不会医，不仅导致医疗卫生资源的浪费与医疗费用的攀升，而且导致患者疾病负担的加重与健康生命年的损失，以及医患关系的紧张与恶化。新医改以来，随着人们对"看病贵、看病难"问题的反思，以全科医生团队和家庭医生为形式的地方实践层出不穷。尽管新一轮医药卫生体制改革取得了不俗成效，但在通往综合性初级卫生保健之路上仍然面临新的挑战。中国已经认识到医改面临的新挑战及推进医疗卫生体系战略转变的必要性，国家先后出台一系列政策文件，推进以人为本的一体化卫生服务模式。中国旨在深化医药卫生体制改革、推进"健康中国"国家战略以及转变医疗卫生服务模式、建立分级诊疗模式的战略意图需要从学术上加以积极回应。因此，探寻一种既适合中国国情，又科学合理的契约服务关系模式，成为当前学术界和实务界的一项重大关切。

本书的逻辑思路和基本框架是：首先提出目标任务是建立科学合理、连续协调的农村社区医生和居民契约服务关系，即"建什么"；其次是建立该契约服务关系的必要性和价值意义，即"为何建"；再次，以"去行政化"改革理念为指引，以社区治理和社会资本理论为理论基础，分析中国农村社区医生和居民服务关系的历史演变，调查试行乡村医生签约服务制度的典型县域，考察欧洲初级卫生保健服务和签约服务的制度理念和模式，提出建立以"健康守护人"为核心的农村社区医生和居民契约服务关系,即"如何建";最后从中国丰富的社区治理实践中提炼出本土化理论,即社区卫生协商治理理论。

"健康守护人"制度模式的逻辑结构包括以自愿性、参与性、开放性、竞争性、激励性和整体性等基本原则指引下的关键步骤和支撑体系。其中,制度模式设计的关键步骤主要包括组建签约服务团队、注册签约、签约服务提供范围和方式、签约服务收付费和期满再选择等环节;支撑体系包括多元化的农村基层卫生服务人才队伍建设、以"按人头付费"为主的混合支付制度、以患者为中心的卫生服务纵向协作机制、以社区赋权为基础的社区卫生参与机制。有别于各地试点的"家庭医生签约服务"制度和许多国家实行的"健康守门人"制度,"健康守护人"制度模式自身蕴含着鲜明的独特性:一是它是一种自由开放式的守门人制度模式;二是它把签约服务寓于农村初级卫生保健改革中,整体推进农村卫生事业发展;三是它强调经济性激励与非经济性激励相结合产生内在动力;四是它以"健康社区"建设为目标、激发社区成员的广泛参与。

本书具有较强的应用和实践价值。建立农村社区医生和居民契约服务关系,不仅能够有效解决农村居民就医盲目和无序流动及由此带来的看病贵、看病难问题,推动建立健康、稳固和持久的医患关系,而且对于实现医疗卫生服务重心下移和医疗卫生资源下沉、使新医改能够平稳、可持续地趟过"深水区"具有积极的现实意义。此外,本书在理论上也尝试有所突破和建树,不仅提出构建农村社区医生和居民契约服务关系的"去行政化"改革新理念,提出从农村社区医生和居民共同参与、双向互动的层面构建契约服务关系的底层研究视角,而且把契约服务关系构建视为全面开启农村社区治理的"钥匙",基于西方既有理论与中国社区治理实践之间的巨大张力,提出了社区协商治理理论,认为社区协商治理是开展有效的集体行动进而实现社区善治的关键。这些理论创新尝试既丰富和发展了初级卫生保健理论体系,也为推动社区治理与社会治理理论的进一步发展做出了独特的贡献。

建立农村社区医生和居民契约服务关系,使社区医生真正成为农村居民的"健康守护人",而不是仅呈现为形式上的"只签不约",这是本书的核心关注点。若要推动家庭医生签约服务制度的进一步完善和发展，可能的方向是继续跟踪调查研究家庭医生签约服务实践、参与式社区卫生协商治理与"健康中国"建设，以及探索中国城乡社区治理这三个依次拓展的主题。

目　　录

第一章 导论

一 研究背景及研究意义

（一）研究背景

回顾中国农村社区卫生服务的改革和发展历程，大体上可以划分为三个阶段。第一个阶段是从新中国成立后到20世纪80年代初，这个阶段的社区卫生服务是在缺医少药的前提下把卫生工作的重点放到农村，广泛发动群众力量，重点解决群众急需的基本卫生服务问题，具有明显的综合性初级卫生保健特征。具体来讲，社区卫生服务具有党和政府高度重视、面向工农、中西医结合、预防为主、卫生工作和生产相结合、培养当地卫生人力资源、群众卫生运动等特征。[①] 赤脚医生与农村居民之间形成和谐的医患关系。以赤脚医生形式为代表的社区卫生服务被世界卫生组织誉为发展中国家初级卫生保健的经验基础和灵感来源。第二个阶段是从20世纪80年代到21世纪初，这个阶段的社区卫生服务具有明显的选择性初级卫生保健特征。具体来说，该时期的社区卫生服务具有政府责任弱化和虚置、社区卫生服务医疗化、社区公共卫生服务技术化、社区卫生服务碎片化等特征。[②] 赤脚医生转变为个体性的乡村医生，乡村医生与农村居民之间的服务关系演变成典型的商品交换关系，农村居民步入漫长的自由择医时代。第三个阶段是新医改，尤其是十八届三中全会以来。随着人们对

---

① 周业勤：《初级卫生保健：我国社区卫生服务治理化改革研究》，科学出版社2014年版，第51页。

② 同上书，第56页。

"看病贵、看病难"问题的反思，以及新医改"保基本、强基层、建机制"方针的确立和实施，社区医疗卫生机构基础设施得以提升和更新，以全科医生团队和家庭医生为形式的地方实践层出不穷。这个阶段的主要特征可以认为是重振初级卫生保健、社区卫生服务向综合性初级卫生保健的回归时期。

虽然回归综合性初级卫生保健的努力仍处于起始阶段，但是新医改强基固本的成效已经开始显现。比如，快速实现了全民医保且保障水平不断提高，包括慢性病在内的十二大类国家基本公共卫生服务已实现免费提供，基层医疗卫生机构硬件设施焕然一新，以全科医生为主的基层医疗卫生人才队伍建设受到重视并稳步推进，"以药养医"的基层医疗卫生体系运行机制业已破除，符合国情的分级诊疗制度和家庭医生签约服务制度正在逐步建立等。人民群众开始享受到健康事业的发展所带来的健康效益：人民健康水平显著提高，死亡率大幅下降，人均预期寿命有了前所未有的增长（见表1-1）。

表1-1　　　　　　　　中国部分年份主要健康指标

指标	1981年	1990年	2000年	2005年	2010年	2015年	2016年
人均预期寿命（岁）	67.9	68.6	71.4	73.0	74.8	76.3	76.5
婴儿死亡率（‰）	34.7	32.9	32.2	19.0	13.1	8.1	7.5
5岁以下儿童死亡率（‰）	—	—	39.7	22.5	16.4	10.7	10.2
孕产妇死亡率（1/10万）	—	88.9	53.0	47.7	30.0	20.1	19.9

数据来源：中华人民共和国国务院新闻办公室：《中国健康事业的发展与人权进步（白皮书）》，2017年9月29日。

不可否认，尽管新一轮医药卫生体制改革取得了不俗成效，然而在通往综合性初级卫生保健之路上仍然面临着三大挑战：第一大挑战是人口结构和流行病趋势的变化，即快速老龄化、慢性非传染疾病来袭及其致病风险因素的广泛流行；第二大挑战是监测和提高医疗服务质量；第三大挑战则是服务体系内部的一些因素，包括以公立医院为中心的服务提供体系、资源分配不均衡、促使供方控制医疗费用的激励机制及其他制度层面的问题。[①] 尤其是当前的卫生服务模式仍注重提供治疗服务，而不是从源头上保障健康；人们倾向于在医院而不是在基层接受医疗服务。因此，打破医院在卫生服务提供中的主导地位、转变以疾病治疗为主的服务模式，实现服务基层首诊和重心下沉、三级医疗卫生服务网络的纵向整合，包括保健、预防、治疗、康复和临终关怀服务在内的服务横向整合，是中国新医改所面临的一项重大考验。

中国政府已经充分认识到新医改面临的挑战及推进医疗卫生服务体系战略转变的必要性。习近平主席指出，没有全民健康，就没有全面小康，要推动医疗卫生工作重心下移、医疗卫生资源下沉，为群众提供安全有效方便价廉的公共卫生和基本医疗服务。十八届三中全会《中共中央关于全面深化改革若干重大问题的决定》中明确提出，完善合理的分级诊疗模式，建立社区医生和居民契约服务关系，充分利用信息化手段，促进优质医疗资源纵向流动。十八届五中全会进而提出了"健康中国"国家战略，将改善全民健康作为卫生系统的主要战略目标，以这一战略为指导，《十三五规划》建议优化医疗卫生机构布局，健全上下联动、衔接互补的医疗卫生服务体系，完善基层医疗卫生服务模式，发展远程医疗；促进医疗资源向基层、农村流动，推进全科医生、家庭医生、急需领域医疗服务能力提高、电子健康档案建立等工作。《"健康中国2030"规划纲要》中指出，推进健康中国建设，坚持预防为主，推行健康文明的生活方式，营造绿色安全的健康环境，减少疾病发生；调整优化健康服务体系，强化早诊断、早治疗、早康复，坚持保基本、强基层、建机制，更好满足人民群众健康需求。为贯彻落实中央深化医药卫生体制改革精神、实现医疗卫生服务模式转变和医疗资源的合理配置，国家先后出台一系列政策文件，如《国务院关于建立全科医生制度的指导意见》（2011年）、《国务院办公厅关于推进分级诊疗制度建设的指导意见》（2015）、《关于推进家庭医生签约服务的指导意见》（2016）、《"健康中国2030"规划纲要》（2016）等。上述政策文件均强调建立分级诊疗制度、基

---

① 世界银行、世界卫生组织、财政部、国家卫生和计划生育委员会、人力资源和社会保障部：《深化中国医药卫生体制改革：建设基于价值的优质服务提供体系》，世界银行网站，http://www-wds.worldbank.org/external/default/WDS Content Server/WDSP/IB/2016/07/21/090224b08447d665/1_0/Rendered/PDF/Healthy China sed service delivery.pdf，2016年7月23日。

层卫生服务和社区卫生服务、构建和谐医患关系等改革内容，体现了让基层强起来、推进以人为本一体化卫生服务模式的精神实质。

中国旨在深化医药卫生体制改革、推进"健康中国"国家战略以及转变医疗卫生服务模式、建立分级诊疗模式的战略意图需要从学术上加以积极回应，推进家庭医生签约服务是建立分级诊疗制度的关键。梁鸿认为，基层卫生机构"接得住"是实现分级诊疗模式的重要基础，其突破口便是实施符合中国国情的家庭医生签约服务。[①] 至于什么才是符合中国国情的家庭医生签约服务模式，则需要学术界在不断地探索与争鸣中给出答案。正是基于这个认识，本书通过对农村社区医生和居民契约服务关系的研究，提出"健康守护人"制度模式。虽然"健康守护人"并非唯一科学合理的制度模式，也未必能够完全适合中国丰富多变的农村社区实际情况，但是可以肯定的是，本书对于丰富和深化初级卫生保健体系、推进医药卫生体制改革会有所裨益。

（二）研究意义

本书不仅具有较强的应用和实践价值，而且在理论上也试图有所突破和建树，其理论意义体现为：以推进"健康中国"国家战略为研究背景，以"去行政化"改革理念为指导，以推动建立"以人为本"一体化卫生服务体系为目标，首次提出"健康守护人"制度模式，突破传统研究单纯关注社区医生的主导作用而忽视发挥农村居民主动性和参与性作用的研究范式，提出从农村社区医生和居民共同参与、双向互动的层面构建契约服务关系；突破传统研究把契约服务关系构建与所在农村社区剥离开来孤立论证的研究倾向，提出契约服务关系构建是农村社区卫生治理的关键环节，而农村社区卫生又是农村社区治理不可或缺的重要组成部分，构建契约服务关系的过程实际上也是进行农村社区治理的过程；突破传统研究在社区治理中过分强调社区硬件基础设施建设而相对忽视社会资本培育与发展的

[①] 梁鸿：《建立分级诊疗制度的关键是推进家庭医生签约服务》，国家卫生和计划生育委员会网站，http://www.nhfpc.gov.cn/zhu zhan/zcjd/201606/e52a6eefa37f440bb3aba1de32a8a754.shtml，2016年6月6日。

研究路径，提出社会资本是社区治理的基础和目标，也是制度赖以有效运行的外部保障，培育以信任、互惠、关系网络等为基本特征的社会资本对于社区治理成败至关重要。以上理论尝试不但可以丰富和发展初级卫生保健理论体系，而且也为推动社区治理理论与社会发展理论发展做出了独特的解读。

在现实意义上，本书认为建立农村社区医生和居民契约服务关系，不仅能够有效解决农村居民就医盲目和无序流动及由此带来的看病贵、看病难问题，推动建立健康、稳固和持久的医患关系，而且对于实现医疗卫生服务重心下移和医疗卫生资源下沉、使新医改能够平稳、可持续地趟过"深水区"具有积极的现实意义。具体来看，其现实意义主要体现为以下四个方面：（1）它是撬动基层医疗卫生服务模式转变的杠杆；（2）它是建立分级诊疗制度的重要基础；（3）它是建立和谐医患关系的有力保障；（4）它是深化医疗卫生体制改革的动力源泉。

二　基本概念的界定

（一）社区

社区（Community）一词是由德国社会学家滕尼斯（Tönnies）首次提出。他构建出"共同体"与"社会"两种理想的社会关系类型，认为共同体是一种原始的或者天然状态的人的意志的完善的统一体，它建立在本能的中意或习惯制约的适应或与思想有关的共同的记忆之上，它的基本形式表现为血缘共同体、地缘共同体和宗教共同体等；社会则是产生于众多个人的思想和行为的有计划的协调，个人预计共同实现某一种特定的目的会于己有利，因而聚合在一起共同行动，它是一种目的的联合体。简言之，共同体本身应该被理解为一种生机勃勃的有机体，而社会应该被理解为一种机械的聚合和人工制品。[①] 滕尼斯的社区概念强调人与人之间有着强烈的休戚与共的亲密关系，并未包含地域特征。美国社会学家们在对美国的社会变迁研究中

①　［德］斐迪南·滕尼斯：《共同体与社会：纯粹社会学的基本概念》，林荣远译，北京大学出版社 2010 年版，前言第 2 页。

把社区对应为农村的村庄、小城镇或大城市里的老街区,从而赋予社区概念以地域内涵。比如,社会学家贝尔(Bell)和纽栢(Newby)通过对众多混乱的社区定义进行归纳分类,认为大多数社会学家关于社区定义的基本共识是包括社会互动、地理区域和共同关系三个特征。学者们围绕社区是否局限于特定的地理区域问题而争论不休,如德鲁克(Drucker,1994)认为,在知识型社会,像家庭、村落和教区等旧的社区几乎消失不见,取而代之的是超越地域的心理—社会社区维度。① 然而,威尔金森(Wilkinson,1991)却坚持认为,缺少地域范围,居民很可能会忽视他们之间的社会联系,而社会联系则是草根参与的关键因素。据此,威尔金森提出社区的本质是地方性取向的集体行动过程。② 马特森(Mattson,1997)持协调立场,认为社区发展同时也取决于社会—心理认同与特定地域意识。③ 由此观之,社区既可能存在于一定的地域范围内,也可能超出一定的地域限制。随着社会现代性的不断发展,社区成为"脱域"共同体的特征会越来越明显。

在国内学者中,最早提出社区定义的是吴文藻先生。他认为社区是社会的具体体现,社会是描述集合生活的抽象概念,是一切负责的社会关系全部体系的总称;而社区乃是一地人民实际生活的具体表象,有实质的基础,是可以观察得到的。④ 鉴于其功能观点的局限性,吴文藻修订了自己提出的社区概念,指出妥善的社区研究应结合空间的内外关系和历史的前后相续。延续吴文藻的社区定义,王铭铭指出,作为一个"更大世界"的社区,除了是社会共同体之外,还应包含超出社区边界并与之形成不同形式的关联性的半自然和自然世界、"精神世界",以及通过研究宇宙观与现实社会之间关系可以认识到的"抽象世界"。⑤ 可见,国内社会学家不但重视社区"横的"结构组织,而且强调社区研究不能脱离社区外部关系与社

① Peter Drucker, "The Age of Social Transformation", *Atlantic Monthly*, Vol. 75, 1994.

② Kenneth P. Wilkinson, *Community in Rural America*, New York: Greenwood Press, 1991, pp. 84 – 91.

③ Gary A. Mattson, "Redefining the Ameican Small Town: Community Governance", *Journal of Rural Studies*, Vol. 13, No. 1, 1997.

④ 吴文藻:《论社会学中国化》,商务印书馆2010年版,第440页。

⑤ 王铭铭:《局部作为整体——从一个案例看社区研究的视野拓展》,《社会学研究》2016年第4期。

区历史变迁。只有这样，社区研究才可展现其社会生活的"活生生状况"。综合以上观点，本书认为，社区是由特定人群在长期经济社会生活中形成的具有频繁互动联系和稳定心理认同的社会共同体。

（二）社区医生

社区医生（Community-based Practitioners）是指在社区层面为保障居民全面健康提供初级卫生保健服务的执业者，涉及两个方面的基本内涵，即"谁（服务主体）应当提供哪些服务（服务范围）"。社区医生的核心主体是全科医生（general practitioners，GP）或家庭医生（family doctors）。全科医生不仅包括通过规范化全科医学培养而成的医生，还包括由内科、儿科、妇科等转化而来的提供初级卫生保健服务的专科医生。除此之外，社区医生还应包括其他初级卫生保健服务提供者（non-physician providers），如社区护士、公共卫生医师、理疗师或行为矫正师、药剂师、心理咨询师、健康管理师、社会工作者、中医医师（中国）等。从理论上讲，这些人员主要发挥三个方面的功能：即增补功能（supplementary function）、替代功能（substitute function，尚无实践证明）和互补功能（complementary function）。[1] 如果缺少非医生服务提供者的参与，那么初级卫生保健服务可能将无法有效提供。所以，全科医生往往与非医生服务提供者联合起来组成团队，以团队执业的形式为社区居民提供全面健康服务。斯塔菲尔德（Starfield，1998）将不同类型的团队执业类型归纳为三种模式，它们分别为团队领导者代表模式（Delegated Model）、团队成员协作模式（Collaborator Model）和临床咨询模式（Clinical Consultative Model）。[2]

社区医生为社区居民提供一系列综合性的服务，其范围不仅包括常见病诊疗、转诊预约、预防保健、健康咨询、健康教育、健康管理、康复指导、家庭护理、临终关怀、中医药"治未病"（中国）等项服务，还应关注社区患者的精神、情绪、情感、心理、家庭生活、工作或收入等方面的

---

[1] Barbara Starfield, *Primary care*：*Balancing Health Needs*，*Services and Technology*，New York：Oxford University Press，1998，p. 91.

[2] Ibid.，pp. 92 - 94.

变化，了解社区环境、公共服务、社会保障、收入分配等社会决定因素对社区居民身心健康所造成的影响。总之，社区医生是社区居民的"健康守护人"，其关注点是"人"而不是"病"，其服务宗旨是维护健康而不是治病救人，其服务特点是为社区居民提供可及性、连续性、协调性、综合性和个性化的健康管理和照顾。

（三）契约服务关系

契约即合约，契约理论作为一个企业理论或组织理论，它是研究在特定交易环境下分析不同合同人之间的经济行为与结果。契约理论主要包括委托代理理论（完全契约理论）、不完全契约理论和交易成本理论，三者之间是相互补充而非相互取代的关系。委托代理理论假设契约内容完全清晰，在任何可能的状态下都可以被证实，并且法律执行有效。但是，由于有限理性的存在，使得法律制度不可能十分完善，契约的设计也不可能预料到所有问题，法律制度的不完善给契约的执行造成了困难，因此诸多契约的执行都依赖于交易双方的合作性交易关系和法律之外的"人质、抵押、触发策略、声誉"等保障机制。[①] 基于这个认识，学者们提出关系契约理论、心理契约理论等不完全契约理论，并加以补充和完善。关系契约理论是从交易的社会关系嵌入性出发，认为交易各方在合作中可以不追求对契约的所有细节达成一致，而仅订立一个具有灵活性和适应性的契约。关系契约的执行依赖于契约方未来合作的价值和对自身声誉的关注，以及在合作中形成的关系性规则（relational norms）。关系性规则包括社会交往、信息交流等社会过程和信任、团结、相互性等社会规则。波普和曾格（Poppo and Zenger, 2002）认为，与正式契约一样，关系性规则能够起到降低成本和减少交易风险的作用，因此关系性规则也可被称为"关系治理"（relational governance）。他们还发现，在复杂的、高风险的交换关系中，正式和非正式措施双管齐下比只采取一种措施会产生更好的交易绩效，关系治理与正式契约之间存在互补关系。[②] 心

---

① 孙元欣、于茂荐：《关系契约理论研究述评》，《学术交流》2010 年第 8 期。

② Laura Poppo and Todd Zenger, "Do Formal Contracts and Relational Governance Function as Substitutes or Complements?" *Strategic Management Journal*, Vol. 23, Issue 8, 2002.

理契约存在广义和狭义两种理解：广义的心理契约是雇佣双方基于各种形式的承诺对交换关系中彼此义务的主观理解；狭义的心理契约是雇员出于对组织政策、实践和文化的理解和各级组织代理人做出的各种承诺的感知而产生的。① 心理契约的基本假设是：契约双方是一种互惠互利的相互关系，双方均需要有一定的付出，也需要得到一定的收益。虽然这种交换不依赖于明确而具体的规定，但是人们在内心中会以社会规范和价值观为基础进行相应的衡量和对比。②

社区医生和居民契约服务关系是契约理论在医疗卫生领域的应用。它是指社区医疗卫生机构组建成由全科医生牵头的服务团队，服务团队根据社区家庭成员健康状况，双方自愿签订协议，明确各自的权利和义务，服务团队通过采取主动服务、连续服务、上门服务等方式，及时掌握签约对象的健康信息，利用健康档案，为签约对象实施针对性的健康评估、健康指导、健康咨询、一般诊疗、转诊等健康管理服务。③ 根据契约理论，这种契约服务关系不仅仅是指社区医生和居民所签订的正式合同，而且也应包括关系契约、心理契约等在内的非正式规则或规范。一纸合同并不能为家庭医生和签约居民带来任何实质性的法律责任，重要的是医患之间能够自觉遵守自由、平等和守信的契约精神。④ 这就要求在签订正式的契约服务合同的基础上，社区医生能够以维护社区居民健康为中心，更加注重人文关怀，担当居民身边的朋友角色；社区居民则能够充分信任、理解和支持社区医生及其提供的服务，双方共同建立起基于和谐医患关系的互信互惠的契约关系。

（四）社区卫生参与

世界卫生组织在《阿拉木图宣言》（下文简称《宣言》）关于初级卫生保健的界定中，首次提出社区参与的概念。《宣言》强调，社区参与是初级

---

① 魏峰、张文贤：《国外心理契约理论研究的新进展》，《外国经济与管理》2004 年第 2 期。

② 舒放、张自耀：《医患关系的非正式契约性分析及改善》，《人力资源管理》2014 年第 9 期。

③ 颜星、肖双、苟正先：《家庭健康契约式服务的开展现状研究》，《中国全科医学》2016 年第 10 期。

④ 王佩、骆达、韩超等：《天津市契约式家庭责任医生制度的实施现状及影响因素研究》，《中国全科医学》2015 年第 10 期。

卫生保健的核心，实施初级卫生保健意味着为提供适合当地社区环境的医疗卫生服务，社区居民需要参与到卫生服务提供和健康决策中来。2002年，世界卫生组织在《地方健康和可持续发展的社区参与》报告中把社区参与界定为：促进社区居民积极、真正地投入到与之息息相关的一系列事务的过程，诸如对影响居民生活的因素进行决策、制订和实施政策、规划和提供服务、为实现改变而采取行动等。[1] 里夫金（Rifkin，1986）对社区卫生参与的定义进行了分类概括，认为卫生项目的社区参与中存在三种取向：第一种是医疗取向（medical approach），它把健康视为疾病的消匿，把参与视为居民按专业人员的建议采取行动，它也被称为"动员"（mobilisation）模式；第二种是卫生服务取向（health services approach），它把健康界定为个体身体、心理和社会的良好状态，把参与界定为社区在时间、物质和/或金钱上的贡献，它也被称为"协作"（collaboration）模式；第三种是社区发展取向（community development approach），健康被界定为社会、经济和政治发展结果的群体健康状况，参与被界定为社区成员积极规划和管理其健康行为，它也被称为"赋权"（empowerment）模式。[2] 这三种取向实际上构成了依次递进的参与谱系。德雷帕（Draper，2010）等人提出了评估参与的五个指标，即需求评估、领导力、项目组织、资源动员和项目管理，把参与谱系变为评估参与的蜘蛛网状结构。在理论构建的基础上，他们把社区参与理解为一个复杂多变的特定情境取向的社会过程。[3] 沿着参与谱系，社区卫生参与可以有不同的类型划分。奥克利（Oakley，1989）把社区卫生参与划分为三种类型：第一种是边缘性参与（marginal participation），参与范围极其有限且仅关注特定的目标；第二种是实质性参与（substantive participation），受益者决定优先方向、采取行动并且收获利益，但缺乏决

---

① World Health Organization, "Community Participation in Local Health and Sustainable Development: Approaches and Techniques", *WHO Regional Office for Europe*, http://www.who.dk/document/e78652.pdf., 2002.

② Susan Rifkin, "Lessons from Community Participation in Health Programmes", *Health Policy and Planning*, Vol. 1, No. 3, 1986.

③ Alizon Katharine Draper, Gillian Hewitt, Susan Rifkin, "Chasing the Dragon: Developing Indicators for the Assessment of Community Participation in Health Programmes", *Social Science & Medicine*, Vol. 71, No. 6, 2010.

策权；第三种是结构性参与（structural participation），人们在规划发展中发挥着积极的、直接的作用。[①] 摩根（Morgan，2001）也把社区卫生参与划分为功利与赋权两种模式类型：功利模式是提供者或政府利用社区资源以弥补服务提供的成本，在这里，参与成为更有效率、更有效果地实现项目目标的手段（participation as a means）；赋权模式是地方社区承担诊断和解决自身健康和发展问题的责任，在这里，参与是社区控制其自身发展过程的目的（participation as an end）。[②]

社区卫生参与为何如此重要？世界卫生组织列举出社区参与的潜在功能：增强民主、抵抗排斥、赋权人民、动员资源和能源、发展整体的和一体化的取向、实现更好的决策和更有效的服务、确保项目的所有权和可持续发展等。[③] 理解社区卫生参与，必须厘清如下两方面的误区：一是参与的层次问题，并非参与层次越高健康结果就越好。有效的社区卫生参与应以适应社区和卫生体系规范和价值的方式对社区需求作出反应。二是参与的效果问题，尽管有证据表明患者参与其自身健康决策可以带来一些变化，但是鲜有证据证明参与卫生规划和发展能够提高患者对健康结果的满意度。[④] 换句话讲，缺乏社区参与，卫生和项目发展将举步维艰，然而，或许由于社区参与定义的多样性，或许由于缺乏有效的评估工具框架，社区参与和积极健康结果之间的关联并不明显。

三　国内外研究现状

通过文献梳理可以发现，当前学界对于农村社区医生和居民契约服务

---

① Peter Oakley, *Community Involvement in Health Development*, Geneva：World Health Organization, 1989, pp. 10 – 16.

② Lynn M. Morgan, "Community Participation in Health：Perpetual Allure, Persistent Challenge", *Health Policy and Planning*, Vol. 16, No. 3, 2001.

③ World Health Organization, "Community Participation in Local Health and Sustainable Development：Approaches and Techniques", *WHO Regional Office for Europe*, http：//www.who.dk/document/e78652.pdf., 2002.

④ Sue Kilpatrick, "Multi-level Rural Community Engagement in Health", *Australian Journal of Rural Health*, Vol. 17, 2009.

关系的相关研究，大体上集中于初级卫生保健及社区医生角色定位、社区医生服务提供模式及其激励机制三个方面。

（一）初级卫生保健及社区医生"守门人"角色

《阿拉木图宣言》首次提出初级卫生保健的定义及目标任务。《宣言》指出，作为实现"2000 年人人享有卫生保健"战略目标的基本途径和策略，初级卫生保健是"基于切实可行、科学合理而又为社会所接受的方式与技术之上的基本卫生保健，它通过社区的充分参与，本着自我依赖和自觉精神、社区及国家在发展的各个阶段都可负担得起的费用，使这种卫生保健服务对于社区个人和家庭普遍可及"[1]。在《阿拉木图宣言》发布三十周年之际，世界卫生组织在 2008 年世界卫生报告中再次发出呼吁——初级卫生保健：过去重要，现在更重要。报告强调，初级卫生保健服务的初始点应从医院及专科医师转移至贴近客户的全科初级保健中心，服务提供者与其所服务的社区成员之间直接的、持久的医患关系对于保证服务在不同时间和不同服务机构里的持续性有至关重要的意义。[2] 事实上，初级卫生保健自身独具的特点，如以人为本、综合全面、持续保健以及由病人、家庭和社区共同参与，已经获得普遍认同。[3] 在国外文献中，许多学者往往对初级卫生保健和基本保健（primary care）未加区分的使用，所以不少关于基本保健的阐述常指代的是初级卫生保健。布尔玛（Boerma，2006）对此明确指出，基本保健和初级卫生保健实际上代表着初级保健发展与整合的不同方向，其中，关于基本保健的规范性定义（另一种是描述性定义）与初级卫生保健非常接近。[4] 斯塔

① World Health Organization, *Primary Health Care: Report of the International Conference on Primary Health Care*, Geneva: World Health Organization, 1978.

② 世界卫生组织：《初级卫生保健：过去重要，现在更重要》，人民卫生出版社 2008 年版，第 54 页。

③ Barbara Starfield, "Policy Relevant Determinants of Health: An International Perspective", *Health Policy*, Vol. 60, 2002.

④ Wienke G. W. Boerma, "Coordination and Integration in European Primary Care", Richard B. Saltman, Ana Rico and Wienke Boerma, eds., *Primary Care in the Driver's Seat? Organizational Reform in European Primary Care*, Buckingham: Open University Press, 2006, pp. 5 - 6.

菲尔德（1998）指出，初级卫生保健的核心特征包括初始接触点、连续性、综合性和协调性四个方面[①]。斯塔菲尔德（2005）进而指出，初级卫生保健在英国等欧洲国家的卫生体系中处于"基石"（cornerstone）地位；来自跨国及国内的证据表明，初级卫生保健有助于预防疾病和死亡，也与人群健康更加平等的分布密切相关。[②] 在欧洲，"强"初级卫生保健常被视为医治国家卫生体系所面临的挑战"药方"。格林威根等人（Groenewegen et al.，2013）总结指出，初级卫生保健的特征体现在考量患者的社会和家庭背景的全科取向、可及性以及服务提供的连续性、综合性与协调性。尽管国际比较研究的证据并非同等明显，甚至还存在相互冲突的证据，但是"强"初级卫生保健仍显示出一些积极的效果，如更好的健康结果、高质量的卫生服务、较低的成本、有利于成本控制，以及更有利于监控健康、卫生服务利用和服务质量等[③]。克林格斯等人（Kringos et al.，2013）的分析也表明，"强"初级卫生保健与更好的人群健康、更低的非必要住院率、较低的社会经济不平等紧密相关，但是拥有"强"初级卫生保健的国家总体卫生支出也更高。[④] 总的来看，尽管证据有限，甚至认为初级卫生保健并不必然有利于卫生费用的控制，但是学者们普遍认为初级卫生保健是医疗卫生体系的"基石"，并积极致力于促进"强"初级卫生保健在各国的实践与发展。

　　社区医生是初级卫生保健的实施主体，社区医生在初级卫生保健中的角色和地位决定了初级卫生保健的强与弱，进而会影响一个国家（或地区）医疗卫生体系的健康发展。"强"初级卫生保健的典型特征是注册目录制度，即初级卫生保健有为之负责的特定人群以及全科医生的守门人

---

① Barbara Starfield, *Primary care: Balancing Health Needs, Services and Technology*, New York: Oxford University Press, 1998, p. 92.

② Barbara Strfield, "Leiyu Shi and James Macinko. Contribution of Primary Care to Health Systems and Health", *Milbank Quarterly*, Vol. 83, No. 3, 2005.

③ Peter P. Groenewegen, Paul Dourgnon, Stefan Greb, et al., "Strengthening Weak Primary Care Systems: Steps Towards Stronger Primary Care in Selected Western and Eastern European Countries", *Health Policy*, Vol. 113, 2013.

④ Dionne S. Kringos, Wienke Boerma, Jouke Van Der Zee, et al., "Europe's Strong Primary Care Systems Are Linked to Better Population Health But Also to Higher Health Spending", *Health Affairs*, Vol. 32, No. 4, 2013.

（gatekeeper）地位。① 国内学者顾昕认为，促进社区卫生服务发展的关键是引入医疗服务的守门人制度，社区首诊制的发展之路是建立"开放式"守门人制度。② 所谓"开放式"有两个方面的含义：一是守门人不应局限于公立医疗卫生机构，符合条件的社会和私人机构也可承担守门人角色；二是所有参保人有权在一定期限内更换定点首诊机构，以此来增强不同社区首诊机构之间的竞争。杰维斯等人（Gérvas et al., 1994）认为，如果把医疗卫生服务体系比喻为一个大迷宫，全科医生扮演的角色就是这个迷宫的守门人，除了能在迷宫的入口处帮助民众维护健康并治愈一些常见病之外，还能正确地引导民众找到治疗大病的合适场所。③但是，学界对于社区医生守门人角色在改善服务质量、提升患者满意度及控制费用等方面的作用仍无法达成共识。曾特纳等人（Zentner et al., 2010）认为，全科医生守门人减少了专科服务利用和卫生费用，也有研究证明守门人模式下的健康结果和患者生活质量与之前的模式相当，但是在服务质量和医患双方满意度方面却缺乏有力证据。④ 他们在另一篇文献综述中评估了以全科医生为中心的守门人制度对于健康、卫生服务利用和卫生费用所产生的影响。研究表明，美国的守门人制度大都与较低的卫生服务利用和费用支出关系相关，然而在守门人制度与患者相关的健康结果方面却缺乏深入研究。⑤ 德尔诺基等人（Delnoij et al., 2000）通过对 18 个 OECD（经济合作与发展组织）国家的卫生支出考察后指出，拥有全科医生守门人制度的国家比缺乏守门人制度的国家在非

① Peter P. Groenewegen, Paul Dourgnon, Stefan Greb, et al., "Strengthening Weak Primary Care Systems: Steps Towards Stronger Primary Care in Selected Western and Eastern European Countries", *Health Policy*, Vol. 113, 2013.

② 顾昕：《社区医疗卫生服务体系建设中的政府角色》，《改革》2006 年第 1 期；《走向全民医保：中国新医改的战略与战术》，中国劳动社会保障出版社 2008 年版，第 298 页。

③ Juan Gérvas, Pérez Fernández M and Barbara Starfield, "Primary Care, Financing and Gatekeeping in Western Europe", *Family Practice*, Vol. 11, No. 3, 1994.

④ Zentner A., Velasco Garrido M and Busse R, "Do Primary Care Physicians Acting as Gatekeepers Really Improve Outcomes and Decrease Costs? A Systematic Review of the Concept Gatekeeping", *Das Gesundheitswesen*, Vol. 72, 2010.

⑤ Velasco Garrido M., Zentner A., and Busse R., "The Effects of Gatekeeping: A Systematic Review of the Literature", *Scandinavian Journal of Primary Health Care*, Vol. 29, No. 1, 2011.

卧床卫生费用支出方面增长缓慢，但是，微观的非卧床卫生服务费用与宏观的卫生支出增长之间并无有效关联，守门人制度与较低的卫生成本在微观层面的关联在宏观层面（即总卫生支出）并未显现。① 博登海姆等人（Bodenheimer et al.，1999）则认为，社区医生守门人制度在医疗实践中是个不充分的制度，而回归至开放可及模式显然也不合时宜，应当保留初级卫生保健模式，社区医生的角色应从守门人转变为"协调者"（coordinators），用以整合初级和专科卫生服务以提高服务质量。② 可见，学术界对于社区医生守门人角色在改善医疗卫生服务质量、效率和控制卫生费用等方面的认识尚存在一定分歧，不少学者认为严格的守门人制度因限制患者的自由选择而带来较低的满意度。但是，这些研究的出发点是为了修订和完善社区医生守门人制度，而不是试图否定。研究者们普遍认为，社区医生守门人制度是衡量初级卫生保健强弱程度的重要指标，也是体现"强"初级卫生保健的显著特征。

（二）社区医生服务提供模式

国内学术界主要从两个方面展开探讨：一是全科医生团队服务模式，二是家庭医生制度模式。朱荣、李士雪从全科医生团队的内涵和特征、全科医生团队服务模式的现况和影响因素以及全科医生团队建设等方面对社区全科医生团队服务模式进行了阐述。③ 玄泽亮对上海市社区全科医生服务团队的不同模式进行研究分析，总结出四种模式："三元一体"服务模式、"四元一体"服务模式、"链式"服务模式、"户籍医生"模式，进而提出"四元一体"（全科医生、社区护士、公共卫生医师和医务社工）全科医生服务团队模式是比较现实的选择。④ 杜学礼、鲍勇对上海市试行的家庭医生制度展开研究，认为上海市试行的家庭医生制度是全科医生团队

---

① Diana Delnoij, Godefridus Van Merode, Aggie Paulus, et al., "Does General Practitioner Gatekeeping Curb Health Care Expenditure?", *Journal of Health Services Research & Policy*, Vol. 5, No. 1, 2000.

② Tomas Bodenheimer, Lo Bernard and Lawrence Casalino, "Primary Care Physicians Should Be Coordinators, Not Gatekeepers", *The Journal of the American Medical Association*, Vol. 281, No. 21, 1999.

③ 朱荣、李士雪：《社区全科医生团队服务模式探讨》，《中国卫生事业管理》2008 年第 8 期。

④ 玄泽亮：《上海市社区全科服务团队模式的比较分析》，《中国全科医学》2011 年第 14 期。

服务模式的深化，是社区卫生服务的"第二次革命"。① 谢春艳、胡善联则从社会资本理论视角进行研究，提出除硬件设施与配套政策的支撑外，社会资本等软环境对建立家庭医生制度也具有重要意义。② 贺小林、梁鸿通过对全科医生团队服务制度与家庭医生制度进行比较，认为全科医生团队服务制度是自上而下的行政动员式的"面对面"服务，家庭医生制度强调的是自下而上的居民需求激发式的"点对点"服务。③

相较于国内，国外学界更加侧重全科医生之间、全科医生和专科医生、全科医生和相关服务提供者之间的合作与共享。布尔玛（2006）认为，越是拥有"强"初级卫生保健制度的国家，越是关注初级卫生保健团队的协调，以及初级和二级医疗服务的无缝对接。④ 布恩等人（Boon et al.，2004）列举出不同类型团队导向的卫生服务提供框架模式，模式谱系的两端分别是单独执业的平行服务（parallel practice）模式和全面综合提供服务的一体化服务（integrative）模式，其间还包括咨询（consultative）模式、协作（collaborative）模式、协调（coordinated）模式、多学科（multidisciplinary）模式、跨学科（interdisciplinary）模式，他们认为合作、团队和协调能提升卫生服务的连续性。⑤ 还有一些研究者尝试开发出旨在提升服务连续性和协调性的所谓理想服务模式，比如，博登海姆（2008）提出"以患者为中心的医疗之家"（Patient-centered medical home）模式，他认为，最有效的协调性服务结构应基于"强"初级卫生保健的体系，在这个体系中，初级卫生保健执业者与患者结成合作伙伴关系，并自觉承担起贯穿整个卫生服务体系的协调责任。医疗之家模式要求全科医生与专科医生、医院、家庭护理机构、保险机构等一起形成一体化的卫生服

① 杜学礼、鲍勇：《家庭医生制度：走向有序的"第二次革命"》，《东方早报》2012年7月31日第8版。
② 谢春艳、胡善联：《社会资本理论视角下的家庭医生制度探讨》，《中国卫生政策研究》2012年第5期。
③ 贺小林、梁鸿：《推进家庭责任医生制度改革的理论探讨与政策建议》，《中国卫生政策研究》2012年第6期。
④ Wienke G. W. Boerma, "Coordination and Integration in European Primary Care", Richard B. Saltman, Ana Rico and Wienke Boerma, eds., *Primary Care in the Driver's Seat? Organizational Reform in European Primary Care*, Buckingham: Open University Press, 2006, p. 14.
⑤ Heather Boon, Marja Verhoef, Dennis O'Hara, and Barb Findlay, "From Parallel Practice to Integrative Health Care: A Conceptual Framework", *BMC Health Services Research*, Vol. 4, 2004.

务提供体系，也就是说，医疗之家的成功实施有赖于非卧床医疗卫生服务转变为规模更大的、多专业团队组织的一体化体系。① 博登海姆与格伦巴赫（Grumbach，2007）认为，所谓"以患者为中心"，是指患者、服务提供者、执业机构、和卫生体系之间所形成的合作伙伴关系（partnership），它包括三个层次相互关联的轨道：处于最内层轨道的是医患关系，它主要涉及在患者偏好与循证医疗之间寻求共同基础；中间层次是初级卫生保健微观体系，它指的是在保留执业机构财务能力和团队精神的同时，最大程度地满足患者需求的临床和管理过程；最外层是卫生服务宏观体系，它是指组织卫生体系以促进所有人群的服务可及，以及用无缝对接的形式协调不同服务。② 为增进卫生服务体系的服务协调性，霍夫马赫等人（Hofmarcher et al.，2007）提出"非卧床服务模式"（Ambulatory Care Model），该模式实质上就是包括医疗人员和非医疗人员在内的多学科团队，他们认为，为服务协调者聚集卫生和社会资源是跨越管理障碍的一种模式，但是把不同专业和服务置于同一屋檐下的一体化服务模式才更能提高卫生服务的绩效③。布尔格伊等人（Bourgueil et al.，2009）对发达国家不同类型的初级卫生保健组织模式进行辨别和分析，认为这些国家现存三种模式：第一种是层级规范模式（Hierarchical Normative Model），卫生服务体系围绕初级卫生保健而建立并由国家进行管理；第二种是层级专业模式（Hierarchical Professional Model），全科执业者是卫生服务体系的基石；第三种是非层级专业模式（Non-Hierarchical Professional Model），初级卫生保健服务的组织活动交由卫生服务专业人员发起。卫生服务体系的演化趋势是集不同的初级卫生保健系统于一体形成混合模式。④ 总之，依据团队组合和经济性以及服务优先性的不同，社区医生团队规模和构成在不同国家和时期具有不同的设计安排，不存在放之四海皆准的最佳卫生服务提供模式。但是，以患者为中心，促

---

① Thomas Bodenheimer，"Coordinating Care：A Perilous Journey Through the Health Care System"，*The New England Journal of Medicine*，Vol. 35，No. 8，2008.

② Thomas Bodenheimer and Kevin Grumbach，*Improving Primary Care：Strategies and Tools for a Better Practice*，New York：Lange Medical Books/McGraw-Hill，2007，p. 50.

③ Maria M. Hofmarcher，Howard Oxley，and Elena Rusticelli，"Improved Health System Performance Through Better Care Coordination"，*OECD Health Working Paper*，No. 30，Paris：OECD，2007.

④ Yann Bourgueil，Anna Marek，and Julien Mousques，"Three Models of Primary Organisation in Europe，Cnnada，Australia and New-Zealand"，*Issues in Health Economics*，No. 141，2009.

进卫生服务的连续性、协调性及一体化,是研究者们孜孜以求的初级卫生保健服务提供的目标。

(三) 社区卫生服务的激励机制

一般而言,激励可以划分为外部激励和内部激励,前者又可进一步划分为经济激励和非经济激励。学术界对于社区卫生服务激励的研究大都聚焦于外部的经济激励机制。譬如,福里斯特(Forrest,2003)认为美国健康组织为了减少社区守门人向上转诊率,采取"特别预留"和"按人头付费"两种支付激励方式,特别预留是指提前扣留包含转诊成本的支付部分,它一般占总支付费用的10%—20%,如果初级卫生保健医生转诊率过高,那么他们将失去这部分收入;按人头付费对于转诊率的影响微乎其微。为了消除初级和专科卫生服务之间的障碍,美国一些医疗组织尝试开发包括按人头付费和按项目付费的混合支付制度。[①] 杰维斯等人(1994)认为,按项目付费往往与脆弱的医患关系、薄弱的全科医学吸引力、更多的上门服务和更长的咨询服务紧密相关。守门人制度安排与较高的公共满意度和较低的就诊率并不冲突,但是它却与按项目付费方式水火不容。[②] 高斯登等人(Gosden et al.,2000)评估了不同支付方式对初级卫生保健医生临床行为的影响认为,比起按人头付费和工资制,实行按项目付费方式的初级卫生保健医生表现出更多的诊疗服务、更高的就诊依从性和服务连续性,但是患者对于服务可及性的满意度较低。[③]

相对经济激励机制而言,研究者们对于社区卫生服务非经济激励的关注度较低。格雷布等人(Greb et al.,2006)全面分析了支付机制和经济激励对于初级卫生保健服务行为的潜在影响和现实影响,他们强调指出,支付制度并非控制医生行为最重要的影响因素,它之所以受到更多关注,

① Christopher B. Forrest, "Primary Care Gatekeeping and Referrals: Effective Filter or Failed Experiment?" *British Medical Journal*, Vol. 326, 2003.

② Juan Gérvas, Pérez Fernández M. and Barbara Starfield, "Primary Care, Financing and Gatekeeping in Western Europe", *Family Practice*, Vol. 11, No. 3, 1994.

③ Toby Gosden, Frode Forland, Ivar Kristiansen, et al. , "Capitation, Salary, Fee-For-Service and Mixed Systems of Payments: Effects on the Behavior of Primary Care Physicians", *Cochrane Datebase of Systematic Reviews*, Issue 3, 2000.

是由于这种机制比其他措施更容易操控。事实上，支付制度及其激励所产生的实际影响在很大程度上取决于卫生系统所处的大环境及其他非经济激励因素。其中，最重要的卫生体系环境影响因素包括卫生服务经济可及性的组织方式、转诊程序以及患者就诊的分配机制。[①] 马塞纳等人（Maeseneer et al.，1999）认为非经济激励也会影响医生的行为，这些非经济激励因素主要包括患者特征（疾病的数量和种类、急性病还是慢性病、诊断和治疗程序、支付能力等）、医生个人特征（年龄、性别、经验、资质等），及其所处的组织环境（单独执业还是团队执业、当地的竞争程度、服务量质等）。[②] 谢－库蒂里耶等人（Chaix-Couturier et al.，2000）认为，经济激励有助于减少卫生服务资源的滥用、提高执业指南的依从性或实现健康目标。根据卫生服务项目订立的目标，如果这些经济激励措施综合使用将会更加有效，但是，经济激励体现的是实行医疗行为改变的非自愿性战略，而不是来自于医疗卫生专业人员的内在动机，所以对于公共卫生政策来说，单纯的经济激励并不是一个有效的工具，应该在经济激励与来自医患双方的可欲行为之间建立起双重关系。[③] 国内学者赵德余和梁鸿通过实证研究表明，社区卫生服务机构的"宣传激励策略"将会提高居民参与社区卫生服务签约行为的动机程度。社区卫生服务中心选择宣传和提供优惠的策略，以及居民会选择签约的策略，有助于提高医患双方的相互信任；研究还发现，要提高居民的签约意愿，对居民进行宣传和社区卫生服务知识的教育和传播是十分重要的。[④] 朱恒鹏认为，在社区首诊制下按人

---

① Stefan Greb，Diana M. J. Delnoij and Peter P. Groenewegen，"Managing Primacy Care Behaviour Through Payment Systems and Financial Incentives"，Richard B. Saltman，Ana Rico and Wienke Boerma，eds.，*Primary Care in the Driver's Seat? Organizational Reform in European Primary Care*，Buckingham：Open University Press，2006，pp. 184 – 196.

② De Maeseneer J.，Bogaert K.，De Prins L.，and Groenewegen P. P.，"A Lirerature Review"，Scott Brown，ed.，*Physicain Funding and Health Care Systems：An International Perspective*，London：The Roral College of General Practioners，1999，pp. 18 – 32.

③ Carine Chaix-Couturier，Isabelle Durand-Zaleski，and Pierre Durieux，"Effects of Financial Incentives on Medical Practice：Results from a Systematic Review of the Literature and Methodological Issues"，*International Journal for Quality in Health Care*，Vol. 12，No. 2，2000.

④ 赵德余、梁鸿：《基本医疗卫生服务供给中的医患关系重构》，《世界经济文汇》2007 年第 4 期。

头付费是一种行之有效的付费方式,但同时还须建立以医生自由执业为基础的、以私营诊所为主体的竞争性社区医疗卫生服务体系。① 综合来看,虽然支付制度是社区卫生服务的"指挥棒",但其功能发挥仍受制于初级卫生保健相关制度环境,因此不应忽视社区医疗服务守门人作用、道德自律、行业规范、工作环境、事业发展机遇等非经济激励因素。此外,相对于外部激励的大量研究,从事社区医生内在激励方面的研究尚比较匮乏,如何激发社区医生对本职工作的认同、兴趣、热情度、事业成就感等,是开展进一步研究的可能性方向。

综合以上研究成果来看,尽管国内外学界在社区医生和居民契约服务关系的研究上取得了丰富的理论进展和实践效果,但仍存在一些不足之处,如研究视野过于狭窄单一、研究对象过于偏重服务供方、研究内容缺乏系统性、研究旨趣缺乏指导理念等。本书拟突破传统经济学、管理学研究视角,以社会学研究方法为主进行多视角观察和综合性研究,以社会科学与人文科学的"视界融合"作为本书的基调,对试行家庭医生制度的典型区域进行深入调查,对推行初级卫生保健的典型国家和地区进行深入考察,积极探索适合我国当前国情的农村社区医生和居民契约服务关系制度模式。

四　研究方法

1. 问卷调查、半结构访谈法。2016 年暑期,课题组先后奔赴湖北省潜江市和江苏省盐城市大丰区展开调查,这两个地区在国内率先开展乡村医生签约服务试点并取得了一定的成效,其政策措施和实施方略也各有千秋,具有较为明显的典型性。课题组对上述地区的行政主管机构及领导、乡镇卫生院院长及签约医生、乡村社区医生和居民分别进行了深入访谈;同时,针对签约对象还采取问卷调查的方式,对不同利益相关主体进行多角度调查与综合性分析。调查分析的内容主要涉及签约服务的实施状况、服务过程、取得的成效、存在的问题、总结的经验及对制度建设的未来展望等。

2. 案例研究法。结合调查法,利用社区治理和社会资本理论工具,分别

---

① 朱恒鹏:《对社区医生的激励从何而来?》,《中国卫生》2013 年第 4 期。

对湖北省潜江市基层医疗机构公共卫生项目"123 服务体系"和江苏省盐城市大丰区"个性化健康服务包"制度进行分析。案例研究的目的不仅在于描述和解释中国乡村医生签约服务制度模式的生动实践，也为探索"健康守护人"制度模式提供经验借鉴，而且尝试验证、丰富和发展西方既有理论，结合中国农村社区的具体情况对西方理论加以"中国化"修正和拓展。

3. 文献研究法。围绕着社区治理、社会资本、社会参与、初级卫生保健（基本保健）、全科医生（家庭医生）、契约服务关系、卫生服务可及性、连续性、协调性、综合性等关键词，课题组搜集、鉴别并整理了大量的中英文文献，作为本书的理论基础、辅助分析和印证性材料。

4. 比较研究法。一是共时性比较。比较分析国内与国外签约服务制度模式的异同，探寻对中国签约服务制度的启发和借鉴意义；比较分析国外（主要是欧洲）各个国家初级卫生保健战略及签约服务制度的异同；比较分析国内不同地区实施签约服务制度的不同模式及特色。二是历时性比较。比较分析中国不同历史阶段的农村社区卫生服务关系的发展演变历程——从"赤脚医生"形式到全科医生团队制度，再到家庭医生制度，进而总结其蕴含的宝贵经验及局限性；比较分析本书提出的"健康守护人"制度与上述制度模式之间的联系与区别。

五 研究的主要内容及研究思路

（一）主要内容

本书着重从以下五大方面展开论述：一是理论基础，提出建立农村社区医生和居民契约服务关系的必要性和价值意义，以及开展研究的相关理论依据，即社区治理理论和社会资本理论。二是比较分析，梳理农村社区医生和居民服务关系发展演变脉络——从"赤脚医生"形式到自由择医格局，再从全科医生团队制度到家庭医生制度；考察国外，尤其是欧洲国家初级卫生保健服务制度、契约服务与守门人制度模式及其启示。三是典型调查，对试行家庭医生签约服务的典型县域（湖北省潜江市和江苏省盐城市大丰区）进行实地调查，重点分析签约服务的可及性、连续性、协调性和综合性。四是制度构建，提出建立农村社区医生和居民契约服务关系的制度模式和关键步骤——即"健康守护人"制度,以及建立该制度模式的支撑体系,包括多元化的农村基层卫生服务人才队伍建设、以"按人头付费"为主的支付制度改革、以患者为中心的卫生服务纵向协作机制、以社区赋权为核心的社区卫生参与机制。五是理论构建,针对西方既有的理论与中国社区实践之间的巨大张力,提出建立中国本土化的社区卫生协商治理理论,不仅拓展与深化了社区治理和社会资本等理论,而且对于家庭医生签约服务制度及"健康中国"建设等具有较强的解释性和前瞻性。

(二)研究思路

首先提出本书的目标任务是建立科学合理、连续协调的农村社区医生和居民契约服务关系,即"建什么";其次是建立该契约服务关系的必要性和价值意义,即"为何建";再次,以"去行政化"改革理念为指引,以社区治理理论和社会资本理论为理论基础,分析我国农村社区医生和居民关系发展演变的历史阶段,调查试行乡村医生签约服务制度的典型县域,考察国外初级卫生保健服务和签约服务的制度理念和模式,以自愿性、协调性、连续性、激励性和竞争性为基本要义构建"健康守护人"制度模式,同时进行"健康守护人"模式的制度支撑体系建设,即"如何建";最后从中国实践中提炼出本土化理论,即社区卫生协商治理理论(见图1-1)。

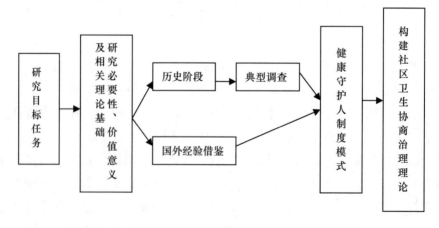

图1-1 农村社区医生和居民契约服务关系研究思路

六　研究创新之处

1. 研究视角的创新。在研究视角上突破传统人文科学与社会科学的分野，强调人文社会科学的"视界融合"，把人文科学视为社会科学研究的基础。建立契约服务关系不仅仅体现为一项制度的科学、合理的构建，也体现在签约双方建立起基于互信、互惠、认同、团结、互助、协作（合作）网络的隐性服务关系，以及社区医生对签约居民的人文关怀精神。如果说前者属于社会科学范畴，那么后者则更多地属于人文科学领域，两者的交汇与融合对于签约服务关系的成功建立与有效运行至关重要。

2. 研究理念的创新。本书提出了构建农村社区医生和居民契约服务关系的"去行政化"改革新理念——破除行政性垄断并实行"管办分离"、破除不当行政管制并实行"重新管制"，让政府、市场和社会各居其所、相得益彰。当前，尤其是要实现政府管制职能两方面的转变——从直接经济性医疗卫生管制向间接经济性医疗卫生管制转变，从直接经济性医疗卫生管制向社会性医疗卫生管制转变。"去行政化"改革理念是贯穿于本书研究的一条"红线"。

3. 研究制度模式的创新。本书提出了以自愿性、协调性、连续性、激励性和竞争性为构建指标的"健康守护人"制度模式。该制度模式既不同于目前各地陆续试点的"家庭医生制度"，也区别于国外的"守门人"制度，它是一种适合中国经济社会发展和新医改进程的制度选择，同时也是一种具有过渡性质的开放式的制度形式。从学理上提出家庭医生签约服务制度模式，有助于引发社会各界对于该研究议题的关注，从而对新医改的健康、可持续发展有所裨益。

4. 研究范式的创新。本书提出了从农村社区医生和居民共同参与、双向互动的层面构建契约服务关系的研究范式。农村居民在契约服务关系中不应是一种被动接受式的状态，而更应体现出其主动性和参与性，在制度构建过程中"用手投票"表达其愿望吁求，在制度实践过程中"用脚投票"表达其选择自由。只有让社区居民"动"起来，在制度构建、实施、管理、评估的各个环节发挥主体作用，才可能使制度更加科学、合理、可持续发展。

5. 研究理论构建的创新。本书着眼于西方相关理论与中国社区治理实践之间的巨大张力，提出了社区协商治理理论。理论的核心命题是，社区协商治理是开展有效的集体行动进而实现社区善治的关键。作为一种理论形态的社区卫生协商治理，它不仅拓展与深化了社区治理理论、协商民主理论以及初级卫生保健理论等，而且对于家庭医生签约服务制度及"健康中国"建设等具有较强的解释性与引领性作用。

第二章 建立农村社区医生和居民契约服务关系的必要性、价值意义及理论基础

本章尝试从两个方面回答如下问题：一是为什么要建立农村社区医生和居民契约服务关系？建立契约服务关系的必要性及价值意义分别体现在哪些方面？理解这两个问题是开展本书研究的前提。二是依据何种理论工具来建立该契约服务关系？本章从纷繁众多的理论库中挑选出社区治理理论和社会资本理论作为理论基础，并试图论证它们在本书研究当中的适用性。

一 建立农村社区医生和居民契约服务关系的必要性

（一）应对疾病谱变化的必然要求

回顾中国近百年来的常见疾病谱变化，可以划分为四个阶段：第一个阶段是新中国成立以前，那时国人常患的疾病主要是结核、慢性肝炎等传染性疾病，以及有"穷人病"之称的风湿性心脏病。第二个阶段是新中国成立后到改革开放前夕，许多曾经肆虐一时的传染病得到有效控制，不少传染病如麻风病、小儿麻痹症等疾病被基本消灭。但是，结核病、慢性肝炎等传染病并未明显减少。第三个阶段是改革开放以后到 21 世纪初期，该阶段的疾病谱发生了很大变化，除了传染性疾病，肿瘤、心血管、慢性呼吸疾病等慢性病激增，明显呈现出传染病和慢性病交织、双重疾病负担加重的趋势。中国人尚未挥别"穷病"，又因生活方式的改变，陷入糖尿病、冠心病等"富贵

病"的包围圈。① 第四个阶段是 21 世纪以来,该阶段的突出特征是慢性病已成为中国民众健康最为突出的威胁,而且还呈现出继续蔓延的趋势。如果不能及时有效应对,慢性病将会给国家及个人造成沉重的经济负担。

从近 20 年来的常见疾病谱变化情况来看,根据国家卫生和计生委员会公布的数据,总体上居民两周患病率从 1993 年的 14.0‰一路攀升到 2013 年的 24.1‰。其中,传染性类疾病在逐渐式微,其两周患病率从 1993 年的 5.4‰下降到 2013 年的 1.0‰;而慢性病的两周患病率则呈现不断上升的势头。在常见的五大类慢性病当中,循环系统疾病的两周患病率增长速度最为显著,从 1993 年的 11.1‰激增至 2013 年的 116.8‰(其中高血压的两周患病率在 1993 年为 3.9‰,到了 2013 年则激增至 98.9‰);内分泌营养疾病的两周患病率增长也较明显,从 1993 年的 1.3‰增长到 2013 年的 28.4‰(其中糖尿病是导致该类患病增长的最主要贡献源)。呼吸系统、肌肉骨骼和消化系统的两周患病率在 20 年间则总体保持平稳状况(见图 2-1)。

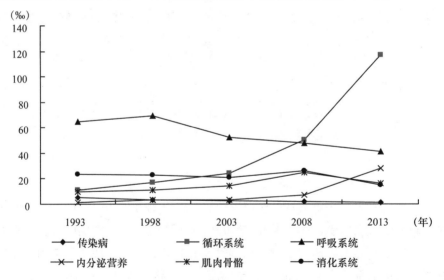

图 2-1　1993—2013 年疾病系统的两周患病率变化情况

数据来源:《2003 年中国卫生服务调查研究》《2008 年中国卫生服务调查研究》《2016 年中国卫生和计划生育统计年鉴》

---

① 伍仞等:《百年中国人疾病谱:尚未挥别"穷人病",又陷"富贵病"》,《广州日报》2015 年 11 月 1 日第 A18 版。

《世界银行人类发展部（东亚及太平洋地区）研究报告》（2011）指出，慢性病已经成为中国居民的头号健康威胁，在每年各种因素导致的死亡中，慢性病所占比例超过80%，此外，慢性病在疾病负担中所占比重为68.6%。① 中国疾病预防控制中心、中国协和医科大学、美国华盛顿大学健康指标和评估研究所（IHME）等机构联合对中国的疾病负担进行了全面评估。研究表明，过去20年内，中国疾病谱发生了快速变化。城市化、收入增加和老龄化导致非传染性疾病突增，疾病负担主要体现在心血管疾病、肺癌和慢性阻塞性肺疾病、交通意外损伤、精神障碍和骨骼肌肉等导致慢性残疾的疾病。研究还特别指出，个人行为方式和生活习惯导致的疾病负担逐步增加，最常见的不良生活习惯，有水果摄入量低、高盐和低谷物饮食、吸烟、饮酒和缺乏运动。② 显然，导致中国居民慢性病患增加的因素是多重的，除了城市化、老龄化、环境变化、生活压力等外在因素之外，个人的生活方式、健康意识、就医习惯等内在因素也起到了重要的影响作用。所以，慢性病的干预措施也应该是多管齐下，而不能仅仅局限于早期传统的医疗方式。事实证明，个人日常健康管理、平时预防、早发现早治疗，不但能以较小的代价延缓、控制疾病的发生和发展，减少因慢性病和死亡导致的生命年损失，还可以提高居民的生活和生命质量。

　　为了应对世界疾病谱变化所带来的挑战，所有国家的卫生系统，包括最贫穷的国家在内，都需要应对慢性非传染病日益增长的卫生需求，如果不重视建立可持续的综合性卫生保健体系，则不可能很好地应对这种需求。③ 正是在这种背景下，在《阿拉木图宣言》发布30周年之际，世界卫生组织（WHO）再次响亮地提出重振初级卫生保健体系，并且现在比以往任何时候都更需要重振，中国也不例外。中国自2009年新医改起航之

---

　　① 世界银行人类发展部：《创建健康和谐生活——遏制中国慢病流行》，世界银行网站，http：//www.worldbank.org/content/dam/Worldbank/document/NCD_ report_ cn.pdf，2011 年。

　　② Yang G, Wang Y, Zeng Y, et al., "Rapid Health Transition in China 1990 – 2010：Findings from the Global Burden of Disease Study 2010", *The Lancet*, Vol. 381, No. 9882, 2013, pp. 1987 – 2015.

　　③ 世界卫生组织：《2008 年世界卫生报告：初级卫生保健——过去重要，现在更重要》，人民卫生出版社 2008 年版，第 9 页。

日起，就以"保基本、强基层、建机制"为基本原则，大力推进基层医疗卫生机构改革，建立基层医疗卫生运行新机制，其实质就是谋求通过行政手段，建立综合性的初级卫生保健体系。当前，各地陆续试点以"家庭医生制度"为核心，建立起社区医生和居民契约服务关系，不仅是基层医改的延续与完善，更应该被视为推进新医改健康发展的关键性举措，具有建立可持续的综合性卫生保健体系的里程碑意义。

（二）回应生物医学模式向现代生物—心理—社会医学模式转变的必然要求

所谓生物医学模式是指建立在西方经典的医学基础之上，尤其是细菌论基础之上的医学模式。它重视疾病发生的生物学因素，以此来解释诊断、治疗和预防疾病，并且作为制定卫生保健体系的指南。从 19 世纪后期至 20 世纪中叶，生物医学获得快速发展。在生物医学的推动下，欧美国家建立了以医院为中心、药物治疗为手段的卫生保健体系。出于发达国家对该模式的推崇，广大发展中国家也陆续走上了发展生物学医学保健体系之路。

应该认识到，生物医学模式对于疾病治疗和医学发展起到了重大的促进作用。但是，生物医学模式的缺陷也显而易见：一方面，它从单一的生物学角度去看待健康和疾病，把人体看作是一部精密的"机器"，疾病则是某一部件出现故障和失灵，医生的工作就是修补和完善这部"机器"，忽略了人的社会性和心理、社会因素对健康和疾病的影响。狭窄的理解和观察视角不仅妨碍了人们对影响健康的心理和社会等因素的全面认识，而且导致人们过度依赖于利用生物医学技术来维护健康和延续生命，生物医学保健体系趋于失控、难以为继。另一方面，它严重阻碍了卫生保健体系的公平、可持续发展。世界卫生组织列举了生物医学保健体系的三大缺陷：一是以医院为中心，卫生体系围绕医院和专家建立；二是卫生服务结构不完整，卫生体系仅仅围绕重点项目展开；三是卫生体系普遍商业化。生物医学保健体系缺陷导致卫生保健服务提供的诸多不良后果：（1）颠倒的保健。对卫生保健需求较小的富人享受到了较多的保健服务，而健康问题最多的民众享有的保健服务却最少。（2）致贫的保健。每年超过一亿人面对灾难性医疗费用时沦为贫困人口。（3）支离破碎的保健。卫生保健服务提供者过度专业化以及对疾病控制项目的狭义关注，使得他们对所服务的个人和家庭不愿采取整体分析的疗法。面向穷人和边缘群体的卫生服务通常是高度支离破碎的，而且资源严重不足。（4）不安全的保健。有缺陷的卫生系统设计无法保证卫生安全和卫生标准，导致医院获得性感染的高发生率、用药失误及其他可致病或致死的不良反应。（5）被误导的保健。资源配置集中于高额的治疗服务费用，却忽略了可预防高达70%疾病负担的初级预防及健康教育。①

　　由于生物医学模式自身的重大缺陷及其所产生的不良健康后果，生物医学模式向现代生物—心理—社会医学模式转变势在必行。1997年美国恩格尔（Engel）教授针对生物医学模式的缺陷，提出了生物—心理—社会医学模式，其主要内容包括生物遗传因素、环境（包括自然和社会环境）因素、生活方式与行为因素和卫生服务因素。现代医学模式涵盖了影响人类健康和疾病的全部因素，从医学的整体性出发，分析了生物、心理和社会因素对健康和疾病的综合作用，突出了社会因素的决定作用。生物—心理—社会医学模式不仅与世界卫生组织提出的健康观高度契合，而且与综合性初级卫生保健服务水乳交融，因而新模式得到世界卫生组织和国际社会医学界的普遍认可，它标志着人类迈入了生物—心理—社会医学模式的时代。

　　通过对两种模式的比较，可以更加清晰地发现两者之间的本质性区别，以及模式转变的革命性意义（见表2－1）。概括地说，生物—心理—社会医学模式即是要实施初级卫生保健战略，变革原有的以生物医学为基础和核心的卫生保健体系，打破其自我封闭性，通过与社会各部门协作、社区居民共同参与的组织方式提供人人可获得的、可靠的、集健康促进、疾病预防、治疗和康复为一体的综合性基本卫生保健服务。②

---

①　世界卫生组织：《2008年世界卫生报告：初级卫生保健——过去重要，现在更重要》，人民卫生出版社2008年版，第11页。
②　周业勤：《初级卫生保健：我国社区卫生服务治理化改革研究》，科学出版社2014年版，第8页。

表2－1　　　生物医学模式与生物—心理—社会医学模式的比较分析

项目	生物医学模式	生物—心理—社会医学模式
健康观	疾病和虚弱的匿迹	人在身体、心理和社会适应上的完好状态
健康影响因素	生物学因素	社会的决定性因素
健康维护方式	生物医学技术	消除影响健康的社会决定因素
健康维护主体	医疗卫生机构	政府、社会、医疗卫生机构、家庭、个人等
卫生服务重点	疾病和治疗	卫生需求
卫生服务对象	部分付得起费用的人	所有有需要的人
卫生服务手段	偶尔治疗	综合、持续、以病人为中心的保健
医患关系存续	仅限于病人就诊时	医患关系持久
卫生服务责任	仅限于诊疗服务和疾病控制	负责社区中所有人终生健康
评价指标	治愈率、疾病控制指标	人口健康指标

当前中国正处于从生物医学模式向生物—心理—社会医学模式转变的进程中。早在1999年，国务院《关于发展城市社区卫生服务的若干意见》中就明确提出，社区卫生服务机构要开展健康教育、预防、保健、康复、计划生育技术服务和一般常见病、多发病的诊疗服务，即"六位一体"服务。但是在实践中，除了诊疗服务，其他服务均未能有效落地，"重治轻防"现象普遍存在。十年之后，新医改方案再次响亮提出"人人享有基本医疗卫生服务"的目标。如何确保这一伟大目标不再沦为空喊的口号，而是转化为实实在在的行动准则？其中，建立家庭医生签约服务的目标正是推进健康中国建设、实现人人享有基本医疗卫生服务，也是能够使社区卫生"六位一体"服务真正落地、有效维护人民群众健康的关键性制度保障。

（三）回应人民群众健康观念转变及健康需求变化的必然要求

1948年，世界卫生组织在《宪章》中提出健康的经典定义：健康不仅是没有疾病和虚弱，而且是保持身体、心理和社会适应的完好状态。1978年，《阿拉木图宣言》再次重申：健康是人在身体上、心理上和社会适应上的完好状态，而不仅仅是没有疾病和虚弱。可以看出，世界卫生组织打破了人们由来已久的"一维"健康观，即单纯追求生理上的健康，明确提出了身体、心理和社会的"三维"健康观。其中，心理健康不仅指在人格上的完整、情绪上的稳定和积极、能保持心理上的平衡，而且指能保持正常的人际关系，以及对未来有明确的生活目标，能围绕自己的理想和事业不断积极进取。社会适应良好则是指一个人的心理和行为能适应当时复杂的社会变化环境，能为他人所理解和接受。因此，"三维"健康观是围绕身体—心理（精神）—社会三个层面逐次递进、逐渐扩大、相互促进、相辅相成的关系。

十八届五中全会提出了"健康中国"建设战略规划。该战略规划从大健康、大卫生、大医学的高度出发，强调以人的健康为中心，把"健康中国"战略融入经济社会发展之中，通过综合性的政策举措，以实现健康发展目标。这就意味着，为了维护人们的健康，除了需要医院、药品、医保、食品安全等诸多因素的联动，还要继续深化医疗卫生体制领域的改革，也包括人们"无病早防、有病早治"健康意识的养成，同时也意味着健康与经济社会发展的高度融合，致力于消除影响人们健康的所有社会决定因素（如生活环境、公共服务、社会保障、收入分配、教育和就业等）。"健康中国"建设战略规划反映出从国家层面对于健康认识的深刻转变。

在个人层面，健康观念的转变不仅表现为人们对自身健康的关注，而且还表现在对他人健康的关注。人们开始关注、追求自身健康，视健康为基本权利之一。人们不再愿意像过去那样把健康问题完全交给医学专业人员，而是要求了解、参与、决定有关自己健康问题的计划或行动方案，要求医学专业人员在为自己制订健康计划时，也能够听取并有效地吸收自己的健康知识。[1] 与个人健康观念转变紧密相关，人们的健康行为和生活方式也发生了改变。根据健康相关的行为与生活方式的调查，在过去十年间，15 岁及以上吸烟者的戒烟率有所提高，从 2003 的 6.3% 提高到 2013 年的 11.9%，其中城市人口的戒烟率（13.6%）高于农村地区（10.3%）（见图 2-2）。15 岁及以上人口经常饮酒率（每周至少饮酒 3 次）2013 年为 9.5%，略高于 2003 年的 8.2%；不过饮酒量与过去相比却显著降低。

---

① 周业勤：《初级卫生保健：我国社区卫生服务治理化改革研究》，科学出版社 2014 年版，第 20 页。

15 岁以上人群每周主动参加体育锻炼的比率较十年前有较大的提高,从 2003 年的 14.6%提高到 2013 年的 27.8%,其中农村人口的增长率高于城市人口(见图 2-3)。在健康检查项目中,15—49 岁已婚育龄妇女妇科检查率较十年前有明显上升(上升 12.5%),其中农村妇科检查率是上升构成因素最主要贡献源(见图 2-4)。此外,越来越多的人对自己身边甚至远在他乡、素不相识的人的健康问题也表现出极大的关注,对那些遭遇健康问题的人们也给予同情和帮助。①

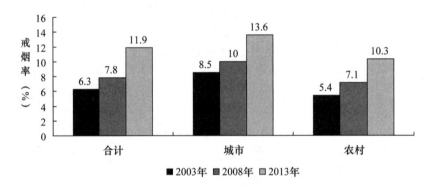

图 2-2 2003—2013 年 15 岁及以上吸烟者戒烟率

数据来源:《2013 第五次国家卫生服务调查分析报告》

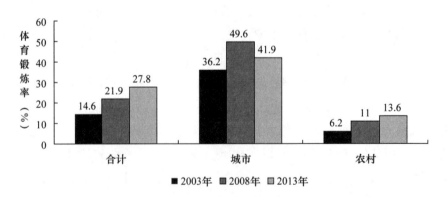

图 2-3 2003—2013 年 15 岁及以上人口每周体育锻炼率

数据来源:《2013 第五次国家卫生服务调查分析报告》

---

① Loek Halman, Ronald Inglehart, Jaime Diez-Medrano, et al., *Changing Values and Beliefs in* 85 *Countries:Trends from the Values Surveys from* 1981 *to* 2004, The Netherlands:Brill, 2008, p. 12.

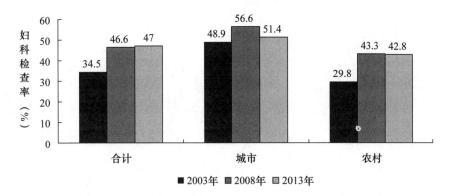

图 2 - 4　2003—2013 年 15—49 岁已婚育龄妇女的妇科检查率

数据来源：《2008 中国卫生服务调查研究》《2013 第五次国家卫生服务调查分析报告》

　　伴随着居民健康观念的转变和健康价值的上升，人们的健康需求也会发生变化。这种变化首先体现在医疗卫生服务利用方面，人们一旦患病，就会开始有更多的医疗卫生服务需求，而不再像过去那样"小病拖、大病扛"。① 根据中国卫生服务调查，居民两周患病未就诊率呈显著下降趋势，总体上从 2003 年的 48.9% 降至 2013 年的 27.3%，其中近 5 年来农村的下降趋势比较明显（见图 2 - 5）；居民需住院而未住院的比例也呈现下降趋势，从 2003 年的 29.6% 降至 2013 年的 17.1%，城乡下降比例较为接近（见图 2 - 6）。

　　人们对健康需求的另一个显著变化体现在越来越依赖于预防保健、健康咨询、健康教育、健康管理和健康促进，即如何不生病。随着维护自身健康意识的增强，以及对健康行为和健康生活方式的追求，人们对于健康知识的需求愈发迫切，希望自己能掌握科学的生活常识和疾病预防保健的基本知识。一项针对城市居民的调查发现，社区居民普遍认为健康知识知晓率太低，对健康教育活动的欢迎及对健康知识的渴求给人留下深刻印

---

　　① 许多人认为，产生就医习惯变化的原因是医疗保障覆盖面的快速扩大，尤其是 2003 年新型农村合作医疗制度极大地释放了农村居民长期压抑的医疗需求。新医改以来，门诊统筹、住院起付线降低、封顶线升高、报销比例调整升高、大病医保等，种种措施减轻了人们在看病就医上的经济负担，从而导致诊疗人次的上升。然而，除了医疗卫生服务经济可及性的提高，人们健康观念的转变也应该是一个解释维度。

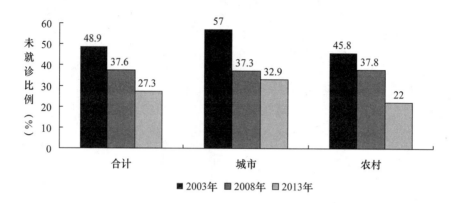

图 2 - 5 2003—2013 年居民两周患病未就诊比例

数据来源:《2008 中国卫生服务调查研究》《2013 第五次国家卫生服务调查分析报告》

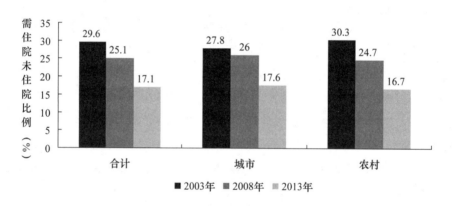

图 2 - 6 2003—2013 年居民需住院未住院比例

数据来源:《2008 中国卫生服务调查研究》《2013 第五次国家卫生服务调查分析报告》

象,能够及时获得日常生活保健知识成为社区居民健康需求方面的首选。[①]
另一项针对农村居民的调查发现,不同年龄和地区居民对于健康知识的需求不同,在希望获得的健康知识中,传染病预防知识、慢性病防治知识及家庭急救知识位居前三位。[②]

---

① 潘向阳:《城市社区居民健康需求调查数据分析》,《中国社区医师》2010 年第 5 期。
② 潘华伟、韩瑞芹、陈少伟等:《天津市西青区农村居民健康知识需求调查》,《中国初级卫生保健》2014 年第 9 期。

构建社区医生和居民契约服务关系，要充分发挥家庭医生的"健康守门人"作用，以人的健康为中心，面向家庭和社区，维护和促进社区居民的整体健康。它是"三维"健康观在当代中国的充分体现，突出强调家庭医生的角色不仅仅是治病救人，更是要通过提供综合、连续、协同的服务扮演人们的健康"守护人"；它强调社区居民也不再是医疗服务的被动接受者，而是维护自身健康的积极参与者、主动管理者和共同决策者；它同时强调政府、医疗卫生机构、社会组织、社区、家庭和个人等各种力量共同致力于消除影响人们健康的社会决定因素。所以，人们健康观念转变及健康需求变化呼唤着家庭医生"健康守门人"的出现。

（四）应对人口老龄化趋势的必然要求

中国从 2000 年就已步入老龄化社会，当前处于快速老龄化阶段。根据国家统计局发布的公告，截至 2015 年年底，全国 60 岁及以上人口为 22182 万人，占总人口的 16.1%，其中 65 岁及以上人口为 14374 万人，占总人口的 10.47%；同 2010 年第六次全国人口普查相比，60 岁及以上人口比重上升 2.89 个百分点，65 岁及以上人口比重上升 1.60 个百分点。[①] 据预测，到 2020 年，中国 60 岁及以上人口占比将升至 16.6%，2050 年将达到 30%。人口老龄化浪潮已经席卷而来。由于城市化和工业化进程加快导致年轻人口从农村迁移至城市、从中西部欠发达地区迁移至东部发达地区，相比城市地区，农村地区（尤其是中西部农村地区）的老龄化程度实际上更为严重，"未富先老"的特征更为明显。研究表明，中国农村地区人口老龄化率在 1999 年已达到 7.02%，比城市地区早 7 年进入老龄化社会；2010 年农村地区人口老龄化率已达到 10.06%，比城市地区高出 2.26 个百分点。[②]

人口老龄化趋势必然会对医疗卫生服务提出严重挑战。国内外研究表明，居民医疗需求具有明确的"J"形年龄模式，即在 5 岁以下婴幼儿期有较高的需求，随着年龄的增长，健康风险逐渐下降，但是进入中老年阶

---

① 中华人民共和国国家统计局：《2015 年全国 1% 人口抽样调查主要数据公报》，国家统计局网站，http://www.stats.gov.cn/tjsj/zxfb/201604/t20160420_1346151.html，2016 年 4 月 20 日。

② 王桂新：《高度重视农村人口过快老龄化问题》，《探索与争鸣》2015 年第 12 期。

段后则随年龄增长而迅速上升。① 医疗需求往往通过患病率、住院率等指标来间接反映。截取 2015 年国家卫生和计生委员会统计数字可以发现，随着居民步入中老年阶段，两周患病率及慢性病患病率快速上升；住院率也在居民 50 岁以后快速增加（见图 2 - 7）。

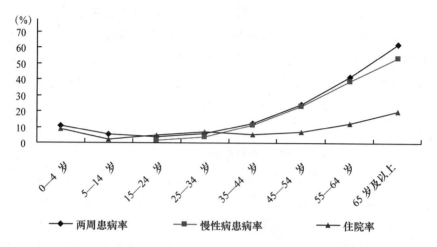

图 2 - 7　2013 年不同年龄阶段两周患病率、慢性病患病率和住院率情况

数据来源：《2015 年中国卫生和计划生育统计年鉴》

因人口老龄化带来的疾病负担并不意味着仅仅依靠增加医疗卫生服务就能应对，而是需要多部门共同参与、采取多样化措施及长期性照护才能有效化解。世界卫生组织发布报告（2015），老年人面临的许多健康问题都与慢性疾病有关，这些疾病中的大多数可以通过采取健康行为而预防或延缓发生；其他健康问题在尽早发现的情况下，也可以得到有效控制。为满足老龄人群的健康需求，卫生系统需要实施以下三种方式：一是建立以老龄人群为中心的整合性的卫生保健服务，并使之易于获取；二是致力于老龄人群内在能力的改善；三是保证医疗卫生人才队伍的充分培训和可持续性。② 为使人

---

　① 郑真真：《中国的健康转变、人口老龄化与医疗和照料需求》，中国社会科学院人口与劳动经济学网，http://iple.cssn.cn/rkxzt/yjyts/rkyjk/201110/t20111015_ 1948643. shtml，2015 年 11 月 27 日。

　② 世界卫生组织：《关于老龄化与健康的全球报告》，世界卫生组织网站，http://www.who.int/ageing/publications/world-report-2015/zh/，2015 年 10 月 12 日。

们保持健康、降低慢性病发病风险，世界银行人类发展部提出实施面向全人群的干预措施：将健康融入所有政策、经济及规制策略、卫生部门和社区行动；它还重向中国推荐了慢性病管理的三条重要经验，即强调初级卫生保健、慢性病患者自我管理、初级卫生保健机构、医院和其他服务机构的有效协作。① 复旦大学《老龄化对医疗卫生的挑战研究报告》（2015）则提出，整合现有资源，探索建立集医疗、康复、养生保健、养老服务等为一体，实现养老机构和医疗机构相结合的新型养老服务模式具有重要意义。② 综合国内外相关研究可以发现，面对人口老龄化和慢性病高发等挑战，以医院和疾病为中心的医疗卫生服务模式难以满足群众对长期、连续健康照顾的需求，而家庭医生签约服务则是新形势下维护和保障群众健康的重要途径。通过建立社区医生和居民签订契约服务关系，可以形成不同医疗卫生机构的纵向协作以及卫生系统和外在资源的横向整合，综合采取健康教育、健康管理、预防、一般诊疗、术后康复、护理照顾、养生保健等多元手段，为老年人提供长期、稳定、连续的健康服务。所以，建立社区医生和居民契约服务关系也是人口老龄化趋势下的应有之义。

二　建立农村社区医生和居民契约服务关系的价值意义

十八届三中全会做出了《关于全面深化改革若干重大问题的决定》（下文简称《决定》），《决定》郑重提出：完善合理分级诊疗模式，建立社区医生和居民契约服务关系。这个纲领性文件为新医改的持续推进和健康发展指明了方向，即要继续深化基层医疗卫生机构综合改革，建立基层医疗卫生服务运行新机制，而分级诊疗和契约服务关系的建立是深化基层医改的重要抓手和关键环节。基层医改是上一层级公立医院改革的基础，也是构建体量庞大、错综复杂的新医改体系的"塔基"。只有抓住了这个

---

① 世界银行人类发展部：《创建健康和谐生活——遏制中国慢病流行》，世界银行网站，http：//www.worldbank.org/content/dam/Worldbank/document/NCD_ report_ cn.pdf.，2011 年 7 月 25 日。

② 李玉：《应对老龄化挑战　我国医疗卫生服务亟待提升》，中国社会科学网，http：//www.cssn.cn/gd/gd_ rwhd/gd_ zxjl_ 1650/201505/t20150505_ 1720679.shtml，2015 年 5 月 5 日。

根本,才有可能纲举目张。为贯彻落实中共中央的战略部署,国务院办公厅于 2015 年 9 月出台了《关于推进分级诊疗制度建设的指导意见》(下文简称《意见》),《意见》提出,到 2020 年逐步形成基层首诊、双向转诊、急慢分治、上下联动的分级诊疗模式,而建立分级诊疗模式的关键则是推进家庭医生签约服务。2016 年 6 月,国务院医改办等七部委联合印发《关于推进家庭医生签约服务的指导意见》,旨在通过提供长期签约式服务转变医疗卫生服务模式、推动医疗卫生服务重心下移、资源下沉,让群众拥有健康守门人。

本书不仅在学术上契合了十八届三中全会关于深化医药卫生体制改革的新思想和新论断,以及十八届五中全会关于建设"健康中国"的国家战略新思路,丰富和深化了初级卫生保健理论体系,而且积极回应了基层医改中备受关注的重大现实问题和关键环节,具有较强的应用和实践价值。

建立农村社区医生和居民契约服务关系的现实意义至少体现在如下几个方面:

1. 它是撬动基层医疗卫生服务模式转变的杠杆。长期以来,中国基层医疗卫生服务模式主要表现为四个方面:一是在服务提供范围上的"重治轻防",基层医务人员更倾向于提供疾病诊断服务,而预防保健等公共卫生服务则遭到冷遇;二是在服务提供方式上采取"坐诊制",医务人员习惯在医疗卫生机构坐等患者上门,缺乏走进千家万户为居民提供主动上门服务的积极性;三是在服务提供内容上仅局限于"看病抓药"单一服务,而预防、保健、康复、健康教育、计划生育技术等社区卫生服务则被相对忽略;四是在服务提供延展性上,医患关系只发生和存在于看病就医的短时期内,医患之间的服务关系表现为短暂性和间断性,医务人员不能为居民提供长期、连续的服务。事实证明,这种传统的医疗卫生服务模式不但不能缓解居民的"看病贵、看病难"问题,而且不利于维护和保障他们的身体健康。

以家庭医生制度为核心的农村社区医生和居民契约服务关系可以有效解决传统服务提供模式存在的弊端,成为撬动服务模式转变的杠杆。首先,由于新制度强调"医卫结合"理念、基本公共卫生服务实行签约医生负责制,加大了公共卫生服务经费投入以及强化了考核标准,基层医务人员会更加青睐公共卫生服务提供,服务提供范围也会由"重治轻防"向

"预防为主"转变；其次，家庭医生团队会主动完善服务模式，按照协议为签约居民提全程服务、上门服务、错时服务、预约服务等多种形式的服务，所以服务提供方式也会实现由"坐等患者"向"主动上门"的转变；再次，家庭医生团队不仅为居民提供基本医疗和公共卫生服务，还会提供约定的健康管理服务及转诊服务等，所以服务内容也将实现由"单一服务"向"综合多元服务"的转变；最后，通过为居民提供长期签约式服务，家庭医生团队成为群众终生的健康守门人，服务提供延展性将大大提升，医患之间的关系也将由短暂性、间断性向长期性、连续性转变。

2. 它是建立分级诊疗制度的基础和关键。建立分级诊疗制度，就是要以提高基层医疗服务能力为重点，以常见病、多发病、慢性病的分级诊疗为突破口，引导优质医疗资源下沉，形成科学合理的就医格局。基层签约服务制度之所以成为分级诊疗制度的基础和关键，原因在于：（1）签约服务制度可以增加患者对基层医疗卫生机构的依从性。由于患者对家庭签约医生产生心理上的依赖感和行为上的重复性，可以预见将会有更多的患者在首诊时选择基层医疗卫生服务机构，患者就医依从性的增强则可以有效实现分级诊疗制度"基层首诊"的目标。（2）家庭签约医生的主要职责不但体现在基本医疗卫生服务的提供上，而且体现在帮助有需求的患者进行转诊服务，帮助缺乏专业知识的患者准确寻找到与病情相契合的专科医疗服务，还与专科医疗机构或专科医生一道为患者提供全程的、长期的、协同的健康照护。这样不仅可以避免患者"高健康需求"与"高技术服务"之间的错位，避免诸多"病急乱投医"现象的发生，还可以有效实现分级诊疗所倡导的"双向转诊"目标。（3）中国的慢性病呈现"井喷"局面，越来越多的慢性病患者不仅需要良好的治疗方案和治疗措施，同时还需要家庭签约医生提供综合性、连续性和个性化的社区干预服务，如高血压、糖尿病患者的健康教育、血压/血糖持续监测、生活方式和行为方式改变等。家庭签约医生可以对病情稳定的慢性病患者开具长期处方，可以根据病情和专科医疗机构医嘱开具处方，而针对急危重症患者可以直接前往二级以上医院就诊。所以，签约服务制度可以有效实现分级诊疗"急慢分治"的目标。（4）签约服务制度强调基层医疗卫生机构与二级及以上医院的纵向协作，鼓励和支持签约居民自愿选择组合式签约服务模式（如上海市实行的由一所基层医疗卫生机构、一所二级医院和一所三级医院构成的"1＋1＋1"模式）。不同级别、不同类别医疗机构建立起目标明确、权责清晰地分工协作机制，可以对家庭医生开展的签约服务提供社区卫生服务中心内部、二、三级医院及区域性医疗资源共享平台等全方位协同支持，从而可以有效实现分级诊疗"上下联动"的目标。总体来看，实行签约服务制度旨在引导医疗卫生资源的"重心下沉"和医疗卫生服务的"关口前移"，其实质是使基层医疗卫生机构真正强起来，所以它是建立分级诊疗的制度保障和重要基础。

3. 它是控制医疗费用快速增长的有效途径。随着居民医疗需求释放、人口老龄化、慢性病患病率上升、医学技术创新等因素的出现，医疗费用和卫生支出快速增长的趋势也日益严重。世界银行研究团队和中国的研究人员共同开发的预测研究显示，如果继续现在的服务提供模式不变，中国的卫生费用从 2015 年到 2020 年间，年增长率将达 9.4％，而同期的 GDP 年均增长预计为 6.5％。如果不进行深化改革，中国的卫生费用将从 2015 年的 3.531 万亿上升至 2035 年的 15.805 万亿，分阶段的年均增长为 8.4％；卫生支出占 GDP 的比重也将从 2014 年的 5.55％上升至 2035 年的 9％以上，这些增长中超过 60％的费用都将来自于住院服务。① 可见，若要控制和扭转医疗费用和卫生支出过快增长的势头，当务之急便是把住院服务的费用增速降下来，同时提高门诊服务的利用水平，这意味着要加强基层卫生服务体系建设，通过建立社区医生和居民契约服务关系引导居民有序就医，使社区居民的常见病、多发病能够在基层医疗卫生机构得到救治。世界卫生组织的研究证实了以上判断，研究表明，以正规、令人信任的保健提供者作为服务初始点并建立持久的医患关系，人们会更少地依赖急诊科，减少住院时间并对保健服务更满意；卫生服务提供者也减少了诊疗时间，减少了实验室检查次数，相应地降低了费用，同时还增加了人们

---

① 世界银行、世界卫生组织、财政部、国家卫生和计划生育委员会、人力资源和社会保障部：《深化中国医药卫生体制改革：建设基于价值的优质服务提供体系》，世界银行网站，http：//www-wds. world bank. org/external/default/WDSC ontent Server/WDSP/IB/2016/07/21/090224b08447d665/1＿，2016 年 7 月 23 日。

对预防保健的使用率。[①] 另一项对高收入国家进行的研究也表明，全科执业者的比例越高，则医疗卫生服务利用更有效，整体卫生费用也越低；反之，拥有较高比例专业医生则会带来较高的卫生费用和较低的服务质量。[②]

建立社区医生和居民契约服务关系对医疗费用的控制作用体现在两个方面：首先，家庭医生团队的"健康守门人"功能把常见病、多发病引导至基层卫生机构就诊，可以通过避免小病大治和过度医疗而减少医疗费用支出，同样的疾病在不同等级的医疗机构就诊所产生的医疗费用差距明显。笔者2014年对河南省夏邑县农村居民就医流向变化及费用负担情况调查结果显示：医保报销之前，县级及县级以上医院分别是乡镇卫生院和村卫生室门诊次均费用的2.32倍和8.63倍以上；县级医院和县级以上医院的次均住院总费用分别是乡镇卫生院的4.10倍和16.75倍。[③] 根据复旦大学和上海市医保局对上海市高血压糖尿病患者用药情况的调查，如果可以将一个长期在二级医院看病的高血压患者引导到社区，一年可节省428元，将三级医院的高血压患者下沉则每年可以节省922元；[④] 另外，家庭医生签约服务强调发挥预防保健和健康管理功能以减少疾病发生，强调了疾病早发现、早治疗、早康复，可以通过维护和保障居民健康水平来降低居民因疾病治疗所产生的医疗费用。应该说，通过这一方面降低的医疗费用是无法用数据精确估算的，但其无疑是巨大的。总之，社区医生和居民契约服务关系的建立可以通过维护和保障居民健康以及避免小病大治和过度医疗的方式实现控制医疗费用的目标。

4. 它是建立和谐医患关系的有力保障。和谐医患关系的建立有赖于医患之间的充分信任，而医患信任关系的构建则有赖于医务人员和社区居民之间能够形成长期、稳定、连续的关系。从图2-8可以看出，家庭医生签约服

① 世界卫生组织：《初级卫生保健：过去重要，现在更重要》，人民卫生出版社2008年版，第54页。

② Katherine Baicker and Amitabh Chandra, "Medical Spending, The Physician Workforce, and Beneficiaries' Quality of Care", *Health Affairs*, 2004, (Suppl. Web Exclusives: W4).

③ 张奎力：《农村居民就医流向变化及费用负担情况调查研究》，《资政参考》（内刊）2015年第28期。

④ 芦炜、张益民、梁鸿等：《家庭医生签约服务与医保支付联动改革的理论基础及政策价值分析》，《中国卫生政策研究》2016年第8期。

务制度有助于医患双方加强了解。如果家庭签约医生对患者的家庭情况、工作和收入状况、患者既往病史、生活方式和行为习惯等方面非常了解，那么就能够做到"对症下药"，扮演患者的健康"守门人"角色，这样就能充分保障和维护居民的身心健康，进而获得居民的信任；如果患者对医生的医术、服务态度、人品等方面非常熟悉，那么就能够信任医生，愿意积极参与有关其自身健康服务的决策过程。患者对家庭医生的信任既包括能力技术信任，也包括人格化的服务态度信任和诚实、正直、乐于助人等人品信任。换句话讲，患者对家庭签约医生信任的预期值高、预期内涵多元化，而这也是形成信任的重点和难点。一旦居民信任家庭签约医生，就可以沿着信任的谱系向外延伸，形成对医疗卫生机构的非人格化信任及对卫生体系的抽象信任。人格化信任、非人格化信任和抽象信任①共同构筑起和谐医患关系的

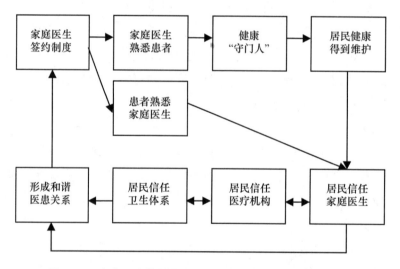

图2-8　家庭医生签约服务制度与和谐医患关系形成流程

①　肯尼斯·纽顿（Kenneth Newton）在《社会资本与现代欧洲民主》一文中提出信任的三种类型，即深度信任（人格化信任）、浅度信任（非人格化信任）和抽象信任。深度信任存在于同一宗族、种群、共同体中，产生于同质性群体间紧密、内聚性、封闭的社会互动网络中；浅度信任存在于同一志愿性社团和共同体组织成员之间，它以更松散的、不定型的、稀疏的社会接触为基础，是弱关系（weak ties）的产物；抽象信任存在于相识的人（acquaintances）之间，它来源于运用诸如信任、公正、平等和普遍主义等抽象原则的教育，以及宣传社会团结等社会价值观的大众媒体（参见［英］肯尼斯·纽顿《社会资本与现代欧洲民主》，转引自李惠斌、杨雪冬主编《社会资本与社会发展》，社会科学文献出版社2000年版，第398—409页）。

基础和路径。如此，良性互动的和谐医患关系便有望能够形成。例如，一项针对上海市家庭医生制度的实施效应研究表明，家庭医生制度有利于改善医患关系，签约家庭医生后，有93.5%的居民认为医患关系有所改善，而医患关系改善的原因很大程度上是出于对家庭医生的信任（比如就医关系稳定、医生熟悉自己病情）。[①]

5. 它是深化医疗卫生体制改革的动力源泉。2009年，国家全面启动医药卫生体制改革。经过六年来的实践，新医改已经取得了显著成就，如实现医保全覆盖，保障水平不断提高；包括慢性病在内的十二大类基本公共卫生服务实现免费提供，基本公共卫生服务均等化程度进一步提高；基层医疗卫生机构基础设施建设和能力建设也大为改观，群众看病就医的可及性不断提高；基本药物制度在基层医疗卫生机构全面实施，"以药养医"运行机制得以破除；等等。这些改革举措带来的显著变化是：儿童和孕产妇死亡率、传染病发病率大幅降低，居民健康水平和预期寿命显著增加。随着新医改持续推进，改革进入"深水区"，所谓"深水区"，是指新医改已经触及改革的攻坚克难阶段，在这个新阶段，原有的一些深层次的体制机制"顽疾"暴露无遗，成为改革绕不过去的"绊脚石"。比如，现有的医疗卫生体系更多是以医院为中心，服务碎片化和注重服务数量，由此诱导服务供方抬高成本及对服务质量关注不足；卫生服务提供体系倾向于疾病治疗而不是注重保障人们的健康，倾向于入院治疗而不是注重基层医疗机构的服务；医疗服务提供者在各层级间（基层医疗服务、二级和三级医疗服务之间）缺乏服务整合或协调，医防分离。[②] 显然，如果不深化现有体制机制改革，中国新医改很可能难以平稳、可持续地渡过"深水区"。

世界银行、世界卫生组织和中国财政部、国家卫生和计划生育委员会、人力资源和社会保障部"三方五家"医改联合报告（2016）特别指出，中

---

① 沈世勇、吴忠、张健明等：《上海市家庭医生制度的实施效应研究》，《中国全科医学》2015年第10期。

② 世界银行、世界卫生组织、财政部、国家卫生和计划生育委员会、人力资源和社会保障部：《深化中国医药卫生体制改革：建设基于价值的优质服务提供体系》，世界银行网站，http://www-wds.worldbank.org/external/default/WDS Content Server/WDSP/IB/2016/07/21/090224b08447d665/1_0/Rendered/PDF/Healthy China sed service delivery.pdf.，2016年7月23日。

国应当继续推进改革，从目前以医院为中心、侧重服务数量和药品销售的模式，转向以健康结果为重点、更加注重提升基层医疗卫生服务质量和建立高价值的医疗卫生服务体系，核心即是全面采用新的服务提供模式——"以人为本的一体化服务"（PCIC）模式。PCIC 模式强调围绕居民及家庭的健康需求，以强有力的基层卫生服务体系为基础，以不同层级医疗卫生机构间上下协作和服务一体化为路径，以居民和医生共同参与健康管理和服务决策为手段，为居民提供包括健康促进、疾病预防、治疗和临终关怀等在内的综合全面服务。可见，PCIC 模式所倡导的价值理念和行为模式与家庭医生签约服务制度理念高度契合。因此，家庭医生签约服务制度是实现新医改健康推进的必然选择，也是新医改可持续发展的强大动力。

三 开展本书研究的理论基础

开展任何一项社会科学研究都离不开相关理论作为支撑和指导。理论对于社会科学研究的意义不仅仅体现在它可以为研究提供特定视野、概念框架和解释维度，还体现在它可以自始至终指引研究的方向，使之不至于沦为漫无目的的"流浪"。正如奥斯特罗姆（Ostrom，2012）所指出的，理论并不只是影响解释框架中所使用的特定假设，还影响问题的设计方式。① 本书研究也不例外，它也需要相关理论作为研究的支撑和指导。然而，与开展本书研究相关的理论至少涉及社区治理理论、社会资本理论、委托代理理论、关系契约理论、交易成本理论、剩余产权理论等诸多理论，这些理论分布于经济学、管理学、社会学、政治学或其交叉边缘领域。纵观国内外学术界有关社区医生和契约服务关系的研究可以发现，其研究视角大都集中在经济学和管理学领域，存在研究视角过于狭窄的不足。本书拟突破传统经济学、管理学研究视角，以社会学研究方法为主进行多视角观察和综合性研究。相应的，我们也将以社会资本理论和社区治理理论作为开展本书研究的理论依据。

----

① ［美］艾莉诺·奥斯特罗姆：《公共事物的治理之道》，余逊达、陈旭东译，上海译文出版社 2012 年版，第 55 页。

（一）社会资本理论

1. 社会资本理论研究的缘起

社会资本（social capital）起源于人们在经济社会发展过程中对资本认识的不断深化。古典经济学家认为，土地、劳动和物质资本是实现经济增长的三个要素；新古典经济学家引入了人力资本的概念，认为受过教育、经过培训的健康工人的社会才能决定生产要素的利用率。20 世纪 70 年代以来，新制度经济学家认识到，随着生产技术的进步，生产成本在不断降低，然而交易成本却随生产专业化程度的提高而不断凸显，但降低交易成本的关键在于制度作用的发挥；同一时期，以布迪厄（Bourdieu）为代表的社会学家认识到文化和制度的重要性，从而提出文化资本的概念，认为文化资本由一系列价值和符号所构成，通过教育投资可以让人们接受某种价值和符号，实现对主流价值的内化和认同；20 世纪 80 年代以来，以布迪厄、科尔曼（Coleman）、帕特南（Putnam）等为代表的社会学家发展和阐释了社会资本理论，提出社会资本是社会网络中嵌入的可以利用的资源，投资于社会网络关系，可以为交易中所需要的人与人之间的信任和合作提供可能。从资本演进的历史过程可以看出，从早期关注物质资本，到后来看重技术资本，再到后来关注人力资本，直到近年来又将目光聚焦于社会资本，这反映了人们对于促进发展的资本要素的认识越来越全面深刻。[①] 社会资本被认为是促进经济发展的新要素，它与文化—制度系统以及经济系统诸要素共同促进了社会经济发展（见图 2 - 9）。

虽然社会资本与其他资本形式存在着一脉相承的关系，并具有一定的相似性，但是它们之间也存在某些关键性差异。奥斯特罗姆（1999）指出，社会资本与物质资本存在四个方面的差异：一是社会资本不会因使用反而会因不使用而枯竭；二是社会资本难以观察和度量；三是社会资本难以通过外部干预而形成；四是国家和地方政府强烈影响着个人追求长期发展目标所需要的社会资本的程度和类型。[②] 同时，奥斯特罗姆认为社会资

---

① 燕继荣：《社会资本与国家治理》，北京大学出版社 2015 年版，第 32 页。

② Elinor Ostrom，"Social Capital：A Fad or a Fundamental Concept？" Partra Dasgupta, Ismail Serageldin, eds., *Social Capital：A Multifaceted Perspective*, Washington DC.：The World Bank, 2000, p. 179.

本是自然资本、物质资本和人力资本的必要补充。

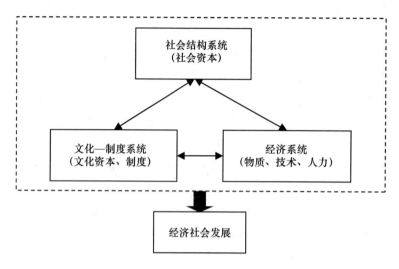

图 2 - 9　经济社会发展的资本要素

社会资本概念自布迪厄正式提出以来，经科尔曼、帕特南等人的进一步阐释和应用，在国际学术界引发了广泛的关注和激烈的争论，多学科的参与、多视角阐释，使这场争论日益激化、更加深入。但是，到底什么是社会资本？社会资本的理论框架是什么？人们至今仍莫衷一是，"不识庐山真面目"的一个主要原因可能在于学者们的立足点和观察视角不同，容易导致"横看成岭侧成峰"的局面。基于这个认识，本章并不追求对社会资本进行多学科、全景式的列举，而是仅仅从社会学的视角来观察社会资本，通过考察试图厘清社会资本的理论来源、社会学意蕴及其理论框架。

波茨（Portes）和塞森布雷纳（Sensenbrenner）认为，社会资本来源于四个理论传统：一是马克思的"有限度的团结"（bounded solidarity），指逆境可以成为团体团结一致的动力；二是齐美尔（Simmel）的"互惠交易"（reciprocity transactions），指在个人化的交换网络中产生的规范和义务；三是迪尔凯姆（Durkheim）的"价值融合"（value introjection），指价值、道德原则和信念先于契约关系和非正式的个人目标而存在，而不是严格工具意义上的；四是韦伯（Weber）的"强制性信任"（enforceable trust），指正式制度和特殊性的团体背景使用不同的机制来保证实现对已经达成的行为规则的遵守，前者（如官僚）使用的是法律、理性机制，后者（如家庭）使用的是实质性/社会机制。①② 正是在上述传统理论的基础上，布迪厄等人开启了当代社会资本的研究。

2. 社会资本概念的社会学界定

布迪厄最早提出社会资本的概念，他认为社会资本是实际或潜在资源的集合，这些资源与由相互默认或认可的关系所组成的或多或少制度化了的持久网络有关。③ 布迪厄的概念是工具性的，他关注的是个人通过参与团体活动不断增加的收益，以及为了创造这种收益而对社会能力的精心建构，重点在于不同资本形式的相互转化以及所有资本形式被简化为经济资本（即积累的人力资源）；④ 科尔曼从社会功能的意义上对社会资本给予了全面的界定：社会资本是根据它们的功能定义的，它具有多重主体，这些主体有两个共同之处——它们都由社会结构的某些方面组成，而且它们都有利于行为者的特定行为；社会资本具有生产性，它使某些目的实现成为可能，而在缺少它的时候，这些目的则不会实现。⑤ 科尔曼认为，社会资本具有公共物品的性质，创立社会资本的行动往往为行动者之外的人带来利益，结果是许多社会资本成为行动者的副产品，多数社会资本的出现或消失都不以人的意志为转移。科尔曼在这里只讲了事实的一个方面：由于

---

① Aleiandro Portes and Julia Sensenbrenner, "Embeddedness and Immigration: Notes on the Social Determinants of Economic Action", *The American Journal of Sociology*, Vol. 98, No. 6, 1993, pp. 1320 – 1350.

② 还有一种可能的社会资本理论传统，即托克维尔（Tocqueville）的"志愿性社团"（voluntary association）模型。该模型认为社会资本产生于志愿性社团内部个体之间的互动，这种社团是推动公民之间信任和合作的关键，这是由帕特南大力倡导的一种基本模型，但是却受到怀特利（Whitely）的质疑。怀特利认为托克维尔模型也许长于解释社会资本是如何从最低限度中创造出来的，却不能解释社会资本是如何从非合作的原始状态中生发出来（参见［美］保罗·怀特利《社会资本的起源》，转引自李惠斌、杨雪冬主编《社会资本与社会发展》，社会科学文献出版社 2000年版，第 52 页）。

③ Pierre Bourdieu and Loic Wacquant, *Invitation to Reflexive Sociology*, Chicago: University of Chicago Press, 1992, p. 119.

④ ［美］亚历山德罗·波茨：《社会资本：在现代社会学中的缘起和应用》，转引自李惠斌、杨雪冬《社会资本与社会发展》，社会科学文献出版社 2000 年版，第 121 页。

⑤ ［美］詹姆斯·科尔曼：《社会理论的基础》（上册），邓方译，社会科学文献出版社 2008年版，第 345 页。

对理性人的基本假设,而忽略了人的社会性的一面,没有把社会因素和心理因素纳入分析框架之中。科尔曼还犯了一个重大的错误,即用社会资本的功能为社会资本下定义。[①] 用结果给社会现象下定义混淆了前项和后项,社会资本不能从其结果来理解,或者说社会资本并不总是导致生产性的结果。波茨扩大了社会资本概念,把社会网络本身的特征也包括进定义当中。波茨认为,社会资本是个人通过其成员资格在网络中或在更宽泛的社会结构中获取短缺资源的能力,当人们是更宽泛网络的一部分时,信任就会由于相互预期而增加,更加宽泛的社群会强制推行各种约束因素,即"可强制推行的信任"。[②] 波茨的定义从自我中心的观点出发向外延展,有助于社会资本概念微观层次和中观层次的联系。受格兰诺维特(Granovetter)"弱关系"(weak ties)理论的启发,伯特(Burt, 1992)提出了关于社会资本的"结构洞"(structural holes)理论。伯特认为,社会资本是指朋友、同事甚至是更普遍的联系,通过它们可以得到使用其他形式资本的机会。[③] 在伯特看来,社会资本是相互关联的所有组织共同拥有的,因而这也是一种结构的观点,这种观点不再关注组成网络的个体自我,而是关注网络结构形成的过程及其分布结果。林南(Lin Nan)从网络资源的角度把社会资本定义为在目的性行动中获取的或被动员的、嵌入在社会结构中的资源。[④] 林南强调,通过社会联系和社会关系来实现目标的重要性,认为社会资本是通过社会联系和社会关系所获取的资源。根据他的解释,资源虽处于社会资本的核心,但是资源嵌入在社会结构之中,每个人在社会结构中的不同位置会形成不同的社会关系,从而导致他们拥有不同的资源。概括来讲,布迪厄和科尔曼的界定是一种微观层面的分析,即嵌入自我的观点(embedded ego perspective),它在方法论上属于个体主义研究方法,关注的焦点是处于社会网络或社会结构中的个体行为者如何最大化其

[①] [美]托马斯·福特·布朗:《社会资本理论综述》,《马克思主义与现实》2000年第2期。

[②] Aleiandro Portes, "Economic Sociology and the Sociology of Immigration: A Conceptual Overview", *The Economic Sociology of Immigration: Essays on Networks, Ethnicity, and Entrepreneurship*, New York: Russell Sage Foundation, 1995, p. 14.

[③] Ronald Burt, *Structural Holes*, Cambridge: Harvard University Press, 1992, p. 9.

[④] [美]林南:《社会资本——关于社会结构与行动的理论》,张磊译,世纪出版集团2005年版,第28页。

实际或潜在利益；波茨、伯特和林南的界定则把关注点从个体自我引向社会网络和社会结构层面，关注的是网络结构化的过程及其分布的影响，因而属于中观（结构）层面的分析。

帕特南把社会资本概念由个体性扩展至集体性。帕特南认为，社会资本是指社会组织的特征，诸如信任、规范以及网络，它们能够通过促进合作行为来提高社会的效率。① 帕特南强调一个组织、一个地区乃至一个国家所拥有的社会资本的数量和质量与该地区的制度绩效密切相关。但是，用特征给社会资本下定义本身也存在问题，特征只能大致反映事物的面貌，却不能体现事物的本质。帕特南定义的另一个更根本的问题在于它的逻辑循环论证，② 那种认为治理良好、经济发展的城市之所以这样做是因为它们有较高的社会资本，而贫困城市则缺乏这种公民美德的看法，事实上这是一种循环论证，在这里，社会资本同时既是原因也是结果。福山（Fukuyama）认为，应该明确区分社会资本的构成要素和社会资本的表现形式，许多关于社会资本的定义实际上并不是指社会资本本身，而是指社会资本的表现形式。福山对社会资本的定义是，社会资本是一种有助于两个或更多的个体之间相互合作、可用事例说明的非正式规范。③ 在这里，福山强调互惠性社会规范是社会资本的本质，但是认为信任、网络、公民社会等事物虽同社会资本相联系，却属于附带现象，它们是社会资本的结果而非社会资本本身。

青木昌彦曾对于"制度"的定义发表过这样的看法：关于制度的定义不涉及谁对谁错的问题，它取决于分析的目的。④ 对于社会资本概念的理解也是如此。以上所列举的社会资本经典定义，无论是布迪厄的网络资源观、科尔曼的社会功能观、波茨的社会网络观、伯特的社会结构观、林南的网络结构观，还是帕特南的社会组织特征观、福山的社会规

---

① ［美］罗伯特·帕特南：《使民主运转起来——现代意大利的公民传统》，王列、赖海榕译，中国人民大学出版社2015年版，第216页。

② ［美］亚历山德罗·波茨：《社会资本：在现代社会学中的缘起和应用》，转引自李惠斌、杨雪冬主编《社会资本与社会发展》，社会科学文献出版社2000年版，第142页。

③ ［美］弗朗西斯·福山：《公民社会与发展》，转引自曹荣湘选编《走出囚徒困境——社会资本与制度分析》，上海三联书店2003年版，第72页。

④ ［日］青木昌彦：《比较制度分析》，周黎安译，上海远东出版社2001年版，第11页。

范观,他们都围绕自身的分析目的,从不同的分析角度赋予社会资本定义,这些定义都从某些方面揭示了社会资本这一概念所涵盖的内容。由此可见,即便仅限于社会学视角,社会资本概念也仍然呈现出斑驳陆离的形态,难以全面系统地窥看社会资本概念的全貌。波茨认为,要想全面系统地界定社会资本概念,需要搞清楚三个问题:一是社会资本的拥有者,二是社会资本的来源,三是资源本身。① 依据波茨的观点,燕继荣尝试对社会资本概念进行一般性的全景式界定,他认为社会资本应包含三个递进的内容:社会资本是一种有用的资源;社会资本是来自社会关系网络的资源;社会资本是个人、团体和社会可以从社会网络关系中获取的有助于实现其行为目标的社会资源。② 不过,需要指出的是,全面系统地界定社会资本概念并非本书研究追求的目标。本书旨在通过梳理社会资本的经典社会学界定,发现社会资本发展演变的规律及其趋势,以引领和应用于本书研究。

3. 社会资本的类型划分

与社会资本概念界定密切相关的是社会资本的类型划分,进行社会资本类型研究的目的是,通过比较分析不同类型的社会资本进一步厘清社会资本的属性和内涵,从而更加清晰地认识社会资本理论框架。不同的分析目的和分析视角往往导致不同的类型划分标准和划分方式。依据主体、作用形态、作用方式、性质和功能进行分类,可以把社会资本划分为五大类:(1)根据主体划分,社会资本可分为个体和团体两个方面。其中,个体社会资本是指个人先天拥有的和后天获取的用以实现个人目标的社会资源。一般认为,个人在关系网络中的位置越重要、个人的社会关系网越广,那么他所拥有的社会资本就越大。团体社会资本是指一个社会组织、社区、社会等所具有的追求团体目标、实现集体合作的组织资源。团体的横向和纵向结构越紧密、成员间越相互信任、共享的文化价值观念越一致,那么它所拥有的社会资本就越大。(2)根据作用形态划分,社会资本

———

　① [美]亚历山德罗·波茨:《社会资本:在现代社会学中的缘起和应用》,转引自李惠斌、杨雪冬主编《社会资本与社会发展》,社会科学文献出版社 2000 年版,第 124—125 页。

　② 燕继荣:《社会资本与国家治理》,北京大学出版社 2015 年版,第 91 页。

可分为制度资本和关系资本。克里希娜（Krishna）在《创造与利用社会资本》一文中正式提出社会资本包括两个相互独立又互为补充的类型：制度资本和关系资本。前者与促进互利集体行动开展的结构要素有关，如作用、规则、程序和组织；后者涉及在与他人合作中影响个人行动的价值观、态度、准则和信念（见表2-2）。①（3）根据作用方式划分，社会资本可分为网状（web-like）和柱状（maypole-like）两种不同网络结构。前者体现为水平（横向）关系，它把具有相同地位和权力的行为者联系在一起；后者体现为垂直（纵向）关系，它将不平等的行为者结合到不对称的等级和依附关系之中。②帕特南认为，水平网络关系越密，公民就越有可能进行为了共同利益的合作；而垂直网络关系，无论多么密集、对参与者多么重要，都无法维系社会信任和合作。③（4）根据性质划分，社会资本可分为积极社会资本和消极社会资本，前者是指能够产生信任、互惠规范、集体合作和共同受益等积极后果的社会资本；后者是指能够带来诸如排斥圈外人、过度要求团体成员、限制个人自由及用规范消除歧义等消极后果的社会资本。④用福山的话说，消极社会资本就是社会资本中出现的"赤字"。（5）根据功能划分，社会资本可分为结构性（structural）社会资本和认知性（cognitive）社会资本。厄普霍夫（Uphoff）认为，社会资本通常被理解为作用或规则上的（结构性的）源泉与精神或态度上的（认知性的）源泉之间的某种组合。结构性社会资本是指外在的、可观察到的角色、

---

① ［美］安妮鲁德·克里希娜：《创造和利用社会资本》，载［印度］帕萨·达斯古普拉、伊斯梅尔·撒拉戈尔丁《社会资本——一个多角度的观点》，张惠东等译，中国人民大学出版社2005年版，第91页。

② ［美］罗伯特·帕特南：《使民主运转起来——现代意大利的公民传统》，王列、赖海榕译，中国人民大学出版社2015年版，第223—224页。

③ 经济合作与发展组织（OECD）也从不同维度描述了紧密型（bonding）、跨越型（bridging）和垂直型（linking）三种不同类型的社区社会资本。紧密型社会资本是指家庭成员及其他具有紧密关系的人之间的强关系；跨越型社会资本是指各类组织成员之间较弱、较松散的一种联系；垂直型社会资本是指不同社会阶层和等级之间的一种联系（参见 OECD, *The Well-being of Nations: The Role of Human and Social Capital*, Paris: OECD Publishing, 2001）。其中，紧密型和跨越型社会资本可以被视为是一种网状网络结构的社会资本；垂直型社会资本可以被视为是一种柱状网络结构的社会资本。

④ ［美］亚历山德罗·波茨：《社会资本：在现代社会学中的缘起和应用》，转引自李惠斌、杨雪冬主编《社会资本与社会发展》，社会科学文献出版社2000年版，第137—140页。

规则、程序、先例以及社会网络;认知性社会资本则是指共享的规范、价值、态度和信仰,它是内在的、更主观和不易观察的①(见表2-3)。

表2-2　　　　　　　　　　**制度资本与关系资本之比较**

	制度资本	关系资本
集体行动的基础	交易	关系
动机来源	任务	信念
	规则和步骤	价值
	制裁	意识形态
动机性质	最佳行为	合适行为
例子	各类市场、法律框架	家庭、伦理、宗教

资料来源:安妮鲁德·克里希娜:《创造与利用社会资本》,第99页。

表2-3　　　　　　**结构型社会资本与认知型社会资本之比较**

	结构型社会资本	认知型社会资本
来源及表现	任务和规则	规范
	网络和其他人际关系	价值
	程序和先例	态度
		信仰
领域	社会组织	公民文化
动力因素	水平联系	信任、团结
	垂直联系	合作、慷慨
一般要素	可以产生互惠的合作期望	可以产生互惠的合作期望

资料来源:Norman Uphoff, "Understanding Social Capital: Learning from the Analysis and Experience of Participation", Ismail Serageldin, eds., *Social Capital: A Multifaceted Perspective*, Partra Dasgupta, Washington DC.: The World Bank, 2000, p. 221.

---

① [美]诺曼·厄普霍夫:《理解社会资本:学习参与分析及参与经验》,载[印度]帕萨·达斯古普拉、伊斯梅尔·撒拉戈尔丁《社会资本——一个多角度的观点》,张惠东等译,中国人民大学出版社2005年版,第304—305页。

必须指出的是，以上对社会资本的划分是为了分析便利而呈现的一个简化格式。社会资本并非泾渭分明、非此即彼地分布于某一类型象限内，也有可能跨类型分布，比如结构型社会资本与认知型社会资本不但可以依据功能来划分，也可以依据来源、存在方式等进行划分。

4. 对社会资本研究的一个基本评析

学术界围绕社会资本的概念和理论而展开的争论从来就没有停止过，林南（2001）把这些争论的问题概括如下：社会资本属于集体物品还是个人物品？社会资本应该是封闭的还是开放的？社会资本的功能是什么？社会资本如何测量？[①]可以肯定的是，关于社会资本的争论包括但又不限于林南的概括，而且随着争论的不断深入和人们认识的不断深化，分歧在逐渐缩小，共识在逐渐扩大，社会资本研究的丰硕成果最起码可以为我们带来如下启示：

（1）它为认识和研究人的行为开启了一扇窗口。传统的理想选择理论以"理性人"和"经济人"假设出发，认为人们的行为完全出于理性衡量、出于自利动机，人们都围绕着确保自身利益最大化而采取行动。然而，人其实并不是传统理论假设中的"理性人"和"经济人"，在实际生活中更多地表现为"直觉人""社会人"和"文化人"。《世界发展报告（2015）》最新研究展示了基于人类决策模式和行为模式的发展视角，即人的决策思维模式实际上表现为自动化思维、社会性思维和心智模式思维。报告指出，人类是深度社会化的动物，人的信念、欲望和行为受到社会偏好、人际关系以及人类赖以生存并做出决策的社会环境的影响，人是"思维群体化的个体"。[②]与理性选择理论范式相比，社会资本理论不仅对原有个人假设进行了修正、从人的"社会学"视角观察和认识各项事物，而且重视政治、经济之外的非制度性因素，关注那些隐藏于社会结构之中的社会关系以及公民参与网络、信任和互惠规范等社

---

① Nan Lin, "Building a Network Theory of Social Capital", Nan Lin, Karen Cook, Ronald Burt, eds., *Social Capital: Theory and Research*, New York: Aldine De Gruyter, 2001, pp. 8 – 12.

② 世界银行：《2015年世界发展报告：思维、社会与行为》，清华大学出版社2015年版，第49页。

会资本形式。[①] 帕特南认为，大力发展社会资本是解决集体行动困境的一条捷径，是使民主得以运转起来的关键因素。[②] 借助社会资本理论这个新的分析视角，人们不但可以理解个体如何合作、如何克服集体行动困境以达到更高程度的经济绩效，而且可以解释不同社区、社会乃至国家的经济、社会和民主发展。实践表明，这个新的分析视角与人类不断深化的认识进程是一脉相承的。

（2）它为相关经验研究提供了一个新的理论分析框架。纵观社会资本理论研究的进展可以发现，随着人们对社会资本的认识越来越深入，社会资本理论对社会实践的解释力也越来越强大。如果说早期的社会资本研究囿于人的个体化和社会网络结构等碎片化、工具性研究领域，那么后来的研究者愈发将目光投向信任、互惠规范、文化认同、公民社会等集体性、认知性领域。这样，社会资本理论的解释力也不再局限于微观的个人选择和个体行为，而是扩展至中观的社会网络结构乃至宏观的社会环境、文化环境和民主环境。社会资本将相互隔离的微观、中观和宏观不同层次贯穿起来，避免了以往一些研究范式中存在的个体和社会之间难以调和的紧张局面，大大增强了理论的解释力。

随着社会资本理论在社会科学研究中的影响力不断扩大，围绕着社会资本的概念及其他的相关争论也日渐激烈。其实，要厘清社会资本理论概念有一种简单可行的切入办法，那就是从厘清社会资本的测量方法入手。[③] 本书并不打算引入社会资本的测量方法，而是意在借由社会资本的测量提出社会资本理论的分析框架。受格鲁特尔特和贝斯特纳尔（Grootaert and Bastelaer, 2002）关于社会资本测量框架的启发，[④] 本章提出社会资本理论的分析框架（见图 2 – 10）。

当前各个层次、不同角度的社会资本理论研究均坐落于图 2 – 10 的四

① 周红云：《社会资本及其在中国的研究与应用》，《经济社会体制比较》2004 年第 2 期。

② ［美］罗伯特·帕特南：《使民主运转起来——现代意大利的公民传统》，王列、赖海榕译，中国人民大学出版社 2015 年版，第 237 页。

③ 马红梅、陈柳钦：《农村社会资本理论及其分析框架》，《经济研究参考》2012 年第 22 期。

④ Grootaert Christiaan, Thierry van Bastelaer, eds., *Understandign and Measuring Social Capital: A Multidisciplinary Tool for Practitioners*, Washington D. C.: The World Bank Working Paper, 2002, pp. 1 – 45.

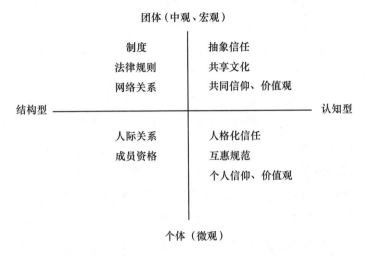

图 2 - 10　社会资本理论的分析框架

个象限之内。传统社会资本研究一般位于象限的左下部，即个体层面的结构型社会资本，它主要分析的是个体所具有的社会关系网（即林南所说的"你认识谁"），个人参与正式社会组织和非正式社会圈子所具有的成员资格；团体层面的结构型社会资本主要涉及国家（地方）制度、法律规则及社会结构网络关系；个体层面的认知型社会资本主要包括人格化信任、非正式互惠规范、个人信仰及价值观；团体层面的认知型社会资本则主要包括抽象信任、公民共享文化、社会共同信仰及价值观。总的来看，关于社会资本的研究大体沿着自下而上（由微观到中观和宏观）、由左到右（由可观察的"硬件"向不可观察的"软件"）的路径发展的。研究者对社会资本的理解不再局限于个人社会网络中嵌入的资源，而是在更为宏观的层面上讨论某一社群拥有的社会网络、信任和规范等社会资本情况。虽然社会资本概念从微观向宏观的拓展带来了一些新的问题，但这种拓展扩大了社会资本理论的研究范围，吸引了不同学科背景的研究者们的关注。[①]

5. 社会资本理论在本项研究中的应用

社会资本是社会科学研究领域的一个"热点"。有关社会资本的研究

---

① 赵延东：《社会资本理论的新进展》，《国外社会科学》2003 年第 3 期。

主要集中在劳动就业与移民、教育与家庭、社会分层与社会转型、经济与社会发展、社会参与和民主政治、科学发展与技术创新等领域。① 近些年一个明显的迹象是,社会资本的研究仍在不断地"开疆拓土",延伸至诸如社区(社会)治理、国家治理、社会组织、卫生保健等领域。

从研究方向来看,农村社区医生和居民契约服务关系应属于社区卫生治理的范畴,其研究目的在于,揭示农村社区医生和居民如何通过建立起契约服务关系实现医患关系的健康、良好互动,进而实现医疗卫生服务的"重心下沉"和"关口前移"。当前,各地纷纷探索以"家庭医生签约服务"为载体的地方性实践,力求实现和谐的社区医患关系、实现人人享有基本医疗卫生服务的目标。然而,这些尝试能否成功不仅仅取决于制度设计是否科学合理以及政府的强力推动,更重要的是,它必须围绕着农村居民的基本需求,立足于农村社区传统文化资源和各种社会关系网络,努力实现国家正式制度与农村非正式规范的有效衔接乃至融合。事实上,现代与传统、正式制度与非正式规范的衔接极其关键,但是又往往被国家政权所忽略。正如杜赞奇(Duara,2010)所说:"'现代化'过程中的国家政权完全忽视了文化网络中的各种资源,却企图在文化网络之外建立新的政治体系。在'现代化'意识形态偏见的影响下,国家政权力图斩断其传统的甚至被认为是'落后的'文化网络的联系。其结果必然是,尽管乡村精英领导有与国家利益结为一体的雄心,但文化网络在国家范围内赋予乡村精英领导的能力却在消失。"② 如果国家正式制度缺乏本土资源的有力支撑,即吉尔兹(Geertz)所称的地方性知识(local knowledge),那么其实施的效果必将大打折扣或变得不可持续。

契约是西方工业社会的产物和西方文明的基石,各方一致同意的协议(Cconsensual agreement)是契约的本质。而在中国,契约精神普遍缺失,换句话讲,契约是个"舶来品"。中国社会科学院发布的《社会心态蓝皮书:中国社会心态研究报告(2014)》指出,在市场化进程中人们对于契

---

① 赵延东:《社会资本理论的新进展》,《国外社会科学》2003 年第 3 期。

② 杜赞奇:《文化、权力与国家:1900—1942 年的华北农村》,凤凰出版传媒集团、江苏人民出版社 2010 年版,第 53 页。

约观念的认同程度正在逐渐提高，但是，契约观念的认同度提高是以陌生人社会为前提和基础的。而中国广大的农村地区仍然表现为熟人社会或"半熟人社会"，人与人之间的关系也是以熟人之间的经验和关系联结为主。如何使契约能在中国农村地区落地生根，这是制度所面临的一个重大挑战。如果单纯依靠行政手段强制推行农村社区医生和居民契约服务关系制度，可以预见，其实施效果必然不尽如人意，制度目标也必然难以实现。只有在推行"显性"改革的同时辅之以"隐性"改革，即对违背现代契约精神的农村礼俗人情等传统文化、观念和行为加以改造，培育人们的诚实守约、互惠规范、信任、合作偏好、共同价值观等积极社会资本，才有可能实现制度设计者的初衷。

很多从事制度研究的学者都认为制度具有层次性，需要对制度进行多层次分析。尼（Nee，2005）根据威廉姆森（Willianson）等人的制度分层思想，提出制度环境与公共治理制度分析框架，把这一框架划分为三个相互嵌套、相互影响的层次：制度环境、治理制度及个人。[1] 奥斯特罗姆（2012）也提出制度分析可划分为宪法、集体选择和操作三个层面，制定制度规则需要兼顾上位层面的宪法选择和下位层面的操作选择。[2] 借鉴尼和奥斯特罗姆的制度多层次分析模式，本章提出制度与制度环境各因素之间作用的分析框架（见图 2－11）。诺斯（North，2005）认为，制度环境主要包括三个方面：一是政治结构，它界定了人们建立和加总政治选择的方式；二是产权结构，它确立了正式的经济激励；三是社会结构，它确定了经济中的非正式激励。[3] 诺斯是在更加抽象的意义上界定社会结构的，用来指独立于个体并对个体有制约的非正式的外部环境。由于社会结构这个概念的非精确性，并且它相对忽略了风俗习惯等文化因素，所以本书拟用社会资本替代社会结构。总体来看，制度环境主要通过以下两个机制影

---

[1]　Victor Nee，"New Institutionalisms in Economics and Sociology"，*CSES Working Paper Series*，2005，p. 56.

[2]　［美］艾莉诺·奥斯特罗姆：《公共事物的治理之道》，余逊达、陈旭东译，上海译文出版社 2012 年版，第 59—65 页。

[3]　Douglass North，*Understanding the Process of Economic Change*，Princeton：Princeton University Press，2005.

响制度安排:一是影响制度安排可供选择的制度空间;二是对不同制度安排的成本产生差异化的激励。① 具体而言,社会资本与其他制度环境(政治结构和产权结构)发挥的作用不尽相同:政治结构和产权结构都会对制度空间产生影响,也会对制度主体产生不同的约束和激励,降低或提高不同制度的制度成本,进而对制度安排产生影响;而社会资本则可以通过有效社会参与降低去等级化制度安排的成本,通过有效沟通确保规则和契约的有效执行,降低去官僚化制度安排的成本,进而促进制度的有效运行;② 反之,如果社会资本具有较强排斥性和封闭性,那么它会对制度产生消极的阻碍作用,从而导致制度运转艰难或难以为继。打一个比方,如果把制度视为一棵树,那么政治结构和产权结构就像是阳光、空气和雨露,可以

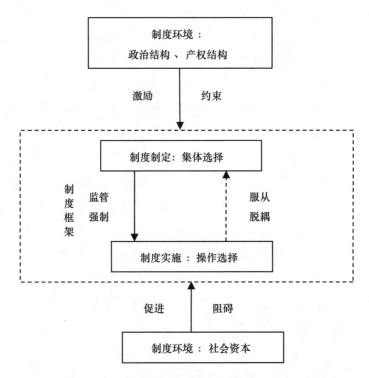

图 2-11　制度与制度环境各因素之间作用的分析框架

---

① 李文钊、蔡长昆:《政治制度结构、社会资本与公共治理制度》,《管理世界》2012 年第 8 期。
② 同上。

为树提供生长空间和成长环境；而社会资本则像是树根植的土壤，为树的成长和发育输送不可或缺的养分。土壤的贫瘠或肥沃，决定了这棵树能否茁壮成长。同样，社会资本的丰富度与适合度也决定了制度能否健康、可持续地发展。

由此观之，把社会资本理论引入本书，不但可以实现理论与实践的紧密结合与高度相融，而且通过使社会资本与家庭医生签约服务制度相互匹配，从而为制度的有效运行和发展提供坚实的保障。所以，社会资本对于本书研究具有较强解释力，同时也是不可或缺的理论工具。

（二）社区治理理论

与社会资本理论密切相关的另一个理论是社区治理理论。近年来，不少学者致力于把社会资本引入社区领域，与社区治理理论相结合共同解释社区发生的治道变革。针对帕特南的自下而上的单向度社会资本研究方法，伯勒斯和基提斯（Bowles and Gintis，2000）指出，社会资本指的是信任、对自身所属团体的关心，以及遵守社区规则，并对那些违反者予以惩罚的意愿，社会资本是善治的关键因素；而社区能够较好地反映善治的特征，这些特征则可以解释社会资本何以流行，因为它集中关注人们在"做"什么而不是人们"拥有"什么。[1] 苏利文（Sullivan，2001）指出，英国新工党地方治理政策围绕着三个主题而开展：社区领导力、完善公共物品管理和构建社会资本。[2] 青木昌彦进一步指出，社区中产生的自愿组织，最重要的意义不在于提供公共产品本身，而是创造社会资本。[3] 孙立平认为，就社区层面而言，社会资本的创造意味着一种更为和谐的人际关系，意味着社区的一种更好的人文环境，同时也意味着社区发展的一种更为有利的条件；而社区又是培育基本的社会信任甚至是培养公民精神的重

---

① Samuel Bowles and Herbert Gintis, "Social Capital and Community Governance", *The Economic Journal*, Vol. 112, No. 483, 2000.

② Helen Sullivan, "Modernisation, Democratisation and Community Governance", *Local Governance Studies*, Vol. 27, No. 3, 2001.

③ ［日］青木昌彦：《比较制度分析》，上海远东出版社 2001 年版，第 56 页。

要场所。① 潘泽泉也认为，社区的建设和营造在于社会资本的培育和创造，能否推动以建造社会资本为主要战略，是考察现代社区是否可能存在的核心构件；同时，社区可以说是社会资本的孕育生成处所，社区是社会资本的"子宫"，没有社区就没有社会资本，社区和社会资本两者密切关联。② 郎友兴、周文针对农村社区建设提出，中国农村社区建设的可持续性发展之关键在于必须有良好的内在发展机制，而这个机制就是农村社区中社会资本的重构与开拓。③ 从上述社会资本与社区治理关系的研究中可以看出，社区是培育和创造社会资本的"温床"，离开社区，社会资本就成为"无源之水"；社会资本是社区治理的核心内涵和精髓，离开社会资本，社区就沦为一具了无生机的空壳。把社会资本引入社区治理研究，就好像把鱼投放于水中，两者不但须臾不可分离，而且可以形成完美的互动与融合。基于这个认识，下面我们将关注的重点移向社区治理。在探讨社区治理之前，有必要先了解治理理论的缘起、概念界定及基本理论模式。

1. 治理的一般理论——缘起、界定及基本治理模式

（1）治理的缘起。20 世纪 90 年代以来，治理（governance）一词逐渐在政治学、公共行政学、经济学、社会学等领域流行开来。治理得以流行的首要现实原因表现在各国政府（尤其是西方国家）出现的民主赤字（democratic deficit）及其带来的治理危机。研究显示，由英联邦基金会对 40 个国家的研究发现，民众对他们的政府日益产生一种幻灭感，理由是政府腐败、对贫困者的需求缺乏反应，以及与普通大众生活的疏离。一项对英国的研究显示，地方政府和民众之间的关系是疏远和冷漠的，并且存在一种深深的隐忧——地方民主正逐渐式微或缺乏公共参与。④ 帕特南的研究也显示，美国社区的公民参与在衰落，公民与政府机构之间的距离在扩大。⑤ 那么，该如

---

① 孙立平：《社区、社会资本与社区发育》，《学海》2001 年第 4 期。

② 潘泽泉：《社会资本与社区建设》，《社会科学》2008 年第 7 期。

③ 郎友兴、周文：《社会资本与农村社区建设的可持续性》，《浙江社会科学》2008 年第 11 期。

④ Michael Clarke and John Stewart, *Community Governance, Community Leadership, and the New Local Government*, London: Joseph Rowntree Foundation, 1998.

⑤ ［美］罗伯特·帕特南：《独自打保龄——美国社区的衰落与复兴》，刘波等译，北京大学出版社 2011 年版，第 41—60 页。

何应对各国普遍发生的"民主赤字"呢？有学者认为应强化公民参与进程，也有学者认为应增强政府机构的可负责性和政策的反应性。两种途径殊途同归，都强调有效应对"民主赤字"的药方是实现从政府管理向治理的转变。

治理流行的另一个现实原因是公民社会（civil society）的崛起及日益壮大。公民社会的定义可以分为两类：一类是政治学意义上的，一类是社会学意义上的。前者强调"民间性"，即公民社会是保护公民权利和公民政治参与的民间组织和机构；后者强调"中间性"，即公民社会是介于国家和家庭、企业之间的中间领域。① 从广义上看，公民社会可以被视为国家或政府之外的所有民间组织或民间关系的总和；从狭义上看，公民社会是指民间组织或社会组织。为了解决政府失灵、市场失灵和全球化带来的世界性问题，各国的非政府组织、非营利组织、公民社团以及非政府组织迅猛发展，并以其具有的灵活性、多样性、回应性优势，或是独立承担社会的某一些职能，或是与政府机构合作，共同行使某些社会管理职能，在国际舞台和国内经济社会生活中发挥了无可替代的作用。② 公民社会作为西方社会历史发展中一种独特的社会组织方式，既体现为某些特定的组织或制度，又体现为某种独特的价值和信仰。公民社会最重要的精神之一在于鼓励社会共同体成员参与公共政治生活。③ 治理的本质特征是公民社会组织对社会公共事务的独立管理或与政府的合作管理，公民社会的发展必然直接或间接地影响治理的变迁。④ 结合以上两个方面的分析，"民主赤字"及其治理危机可以被看作传统政府管理或统治变得难以为继，从而不得不向治理模式转变；而公民社会的兴起则为治理模式的转变提供了可能，为新的治理模式提供了积极的动力来源和社会基础。

治理受到关注的理论原因是理论家们认识到政府和市场在治理中所发挥作用的局限性。亚当斯和赫斯（Adams and Hess，2001）认为，无论是政府还是市场都无法充分反映真正的公共利益；那种认为科层制有能力有意愿代表公众利益的韦伯式论断是站不住脚的；那种认为开放市场能为大

---

① 俞可平：《治理与善治》，社会科学文献出版社 2000 年版，第 327 页。
② 夏建中：《中国城市社区治理结构研究》，中国人民大学出版社 2012 年版，第 31—32 页。
③ 李友梅：《社区治理：公民社会的微观基础》，《社会》2007 年第 2 期。
④ 俞可平：《治理与善治》，社会科学文献出版社 2000 年版，第 329 页。

众带来最优福利的新自由经济学也饱受诟病。① 奥斯特罗姆（2012）指出，
当前公共事物的治理"工具"过于单一，以"利维坦"（国家理论）或者
"私有化"（企业理论）为唯一解决方案；虽然国家理论和企业理论分别
能对集体行动的途径做出解释，但是它们都要求由一个局外人对合作活动
所必需的制度规则的供给承担首要责任，所以对于一群相互依赖的委托人
（无外部组织力量）如何进行自主组织和自主治理便缺乏解释力。② 以罗兹
（Rhodes，1997）为代表的众多学者认为，传统依赖于自上而下层级体制
的统治方式已经过时，而通过网络方式的治理越来越多，网络方式治理成
为一种新的治理方式。③ 亚当斯和赫斯（2001）指出，国家、市场和社区
的侧重点各有不同：国家强调合法主权，市场强调自愿货币契约，而社区
则强调共享价值观。④ 政府、市场和网络在治理过程中发挥着不同的作用：
政府通过命令和控制机制协调社会行为，市场通过自治行为者之间的自我
协调形成自发秩序，网络则是由基于资源和信任相互交换的非层级协作发
挥作用。⑤ 鲍威尔（Powell，1991）列出了三种不同治理模式各自的特点
（见表 2 - 4），他指出了网络化治理相对于市场治理和层级制治理的优势。
可见，市场、层级制和网络三种治理模式功能迥异，它们分别适合并作用
于不同的集体行动情景，它们之间是相互补充而非相互替代的关系。而网
络化治理在现代社会之所以格外引人注目，原因在于它在新时代背景下显
示出政府和市场都无可取代的巨大潜力，换句话讲，面对复杂多变的新形
势，单凭政府或市场的力量显得无能为力，以网络化为核心的新型治理模
式应运而生。

---

① David Adams and Michael Hess，"Community in Public Policy：Fad or Foundation?" *Australian Journal of Public Administration*，Vol. 60，No. 2，2001.

② ［美］艾莉诺·奥斯特罗姆：《公共事物的治理之道》，余逊达、陈旭东译，上海译文出版社 2012 年版，第 11—67 页。

③ R. A. W. Rhodes，*Understanding Governance*，Buckingham：Open University Press，1997，pp. 8 - 25.

④ David Adams and Michael Hess，"Community in Public Policy：Fad or Foundation?" *Australian Journal of Public Administration*，Vol. 60，No. 2，2001.

⑤ Tanja A. Börzel，"Networks：Reified Metaphor or Governance Panacea?" *Public Administration*，Vol. 89，No. 1，2011.

表 2 - 4　　　　　　　　　　　**三种治理模式主要特点之比较**

	市场	层级制	网络
规范基础	契约、产权	雇佣关系	能力互补
交流手段	价格	例行公事	相互关系
冲突解决方法	讨价还价、诉诸法庭	行政命令、监管	互惠规范、声誉
灵活度	高	低	中
成员忠诚度	低	中高	中高
基调或氛围	精确和（或）怀疑	正式化、层级	开放、互惠
行为者偏好或选择	独立	依赖	相互依赖

资料来源：Walter W. Powell，"Neither Market nor Hoerarchy：Networks forms of Organization"，*Research in Organizational Behavior*，Vol. 12，No. 1，1991.

（2）治理概念的界定。迄今，学术界尚未形成一个公认的能被大家普遍接受的定义，以至于有学者把治理理论称为"学术迷雾"（academic fog）。由于治理受政治文化的限制，在不同国家和区域背景下呈现出不同的制度形态，所以人们难以准确理解和辨析，但总的来看，现有关于治理的研究可以归纳为国家中心（state-centric）和社会中心（society-centric）两种不同路径。[①] 国家中心论者认为，治理是政府通过伙伴关系把社会中其他行动者吸纳到公共事务管理中来；社会中心论者则认为，治理依靠的是社会各行动者的自主协商，政府应该与其他非政府部门一样，是一个普通的参与者，而不应该依靠权力对这种公私关系进行主导。公私部门各种正式或非正式的互动关系；促成了不同的网络治理形态。[②]

显然，把所有的治理定义都列举出来实际上是一项难以完成的任务，本书仅仅对其中的一些认可度较高的经典定义进行辨析。需要说明的是，每一种界定都意味着不同学者在不同政治、社会和文化背景下的选择性使用，而非"四海皆准"的定律。首先，治理理论的创始人之一罗西瑙（Rosenau，1995）将治理定义为一系列活动领域中的管理机制，它们虽未

[①]　John Pierre，"Introduction：Understanding Governance"，John Pierre，eds.，*Debating Governance：Authority，Steering，and Democracy*，Oxford：Oxford University Press，2000，pp. 2 - 6.

[②]　田凯、黄金：《国外治理理论研究：进程与争鸣》，《政治学研究》2015 年第 6 期。

得到正式授权，却能有效发挥作用。与统治不同，治理是指一种由共同目标支持的活动，活动的主体未必是政府，也无须依靠国家的强制力量来实现。① 与罗西瑙的定义类似，库伊曼和弗利艾特（Kooiman and Vliet，1993）也指出，治理的概念是它所要创造的结构或秩序，不能由外部强加，而是要依靠多种进行统治的以及相互发生影响的行动者的互动。② 斯托克（Stoker，1998）也认为，治理的本质在于它不仅仅依赖于政府的权力进行治理。他提出了五个关于治理的著名论点：治理意味着包括政府而又不仅仅局限于政府的一系列复杂机构和行动者；治理意味着在为社会和经济问题寻找解决方案的过程中存在着界限和责任两方面的模糊性；治理明确肯定涉及集体行为的各社会公共机构之间存在权力依赖；治理是网络中各个行动者的自主自治；治理理论认为，政府办好事情并不依赖于自身的命令或权威，而是运用新的工具和技术来掌控和引导。③ 斯托克的五个论点在本质上即是治理理论的五大特征，即多元性、模糊性、相互依赖性、自主（自治）性和非权力强制性。如果说上述定义中仍依稀可见政府的影子，隐约地指出政府在多元合作伙伴关系中具有不可替代的作用，那么在以下的定义中政府的角色则隐而不见，甚至有不少学者倡导"没有政府的治理"（governance without government）。例如，治理理论的代表性人物罗兹（2007）则更加强调网络化治理，他认为治理就是与网络一起并通过网络进行管理（governing with and through networks），他认为治理具有四个特征：组织间相互依赖、网络成员间的持续性互动、博弈性互动、网络具有高度的自主权。④ 施密特（Schmitter，2002）也认为，治理是一种解决问题与冲突的方法或机制，其中各行动者借助相互协商与合作达成政策的制定与执行。治理的结构安排是水平的，各行动者在地位上是平等的，

---

① 参见俞可平《治理与善治》，社会科学文献出版社 2000 年版，第 2 页。

② Jan Kooiman and Martijn Van Vliet，"Governance and Public Management"，Kjell A. Eliassen and Jan Kooiman，eds.，*Managing Public Organizations*（2nd eds.），London：Sage，1993，p. 64.

③ Gerry Stoker，"Governance as Theory：Five Propositions"，*International Social Science Journal*，Vol. 50，No. 155，1998.

④ R. A. W. Rhodes，"Understanding Governance：Ten Years on"，*Organization Studies*，Vol. 28，No. 8，2007.

该治理网络具有较强的可进入性。① 在治理的各种定义中，全球治理委员会的定义最具代表性和权威性。在《我们的全球伙伴关系》研究报告中，全球治理委员会对治理做出了如下界定：治理是各种公共的或私人的个人和机构管理其共同事务的诸多方式的总和，它使相互冲突或不同的利益得以调和并且采取联合行动的持续过程。该项定义有四个特征：治理不是一整套规划，也不是一种活动，而是一个过程；治理过程的基础不是控制，而是协调；治理既涉及公共部门，也包括私人部门；治理不是一种正式的制度，而是持续的互动。② 概言之，治理就是多元主体为了共同目标，互动、协商解决公共事物的持续过程。

不可否认，关于治理概念的界定仍然充满了分歧与争论。其中，一个核心的争论是政府在治理中的角色定位问题，政府继续在治理中发挥主导作用还是政府与治理网络中的其他行动者一样居于平等地位，抑或是忽视或漠视政府参与，学术界围绕这个问题的争论仍在继续。虽然治理的基本概念还十分模糊，但它打破了社会科学中长期存在的两分法传统思维模式——市场与计划、公共部门与私人部门、国家与公民社会、民族国家与国际社会，它把有效的管理看作是两者的合作过程。③ 治理理论认为，由选举赋予的政府权力并非合法性的唯一源泉，公民在日常互动过程中自发产生的威望、声誉、领导力等也是重要的合法性来源。治理理论强调公共部门、私人部门、非营利部门和公民之间的协作互动，共同致力于为社会（社区）居民提供公共服务、建立和发展社会资本、培育社会领导力，乃至推动民主的进程。治理理论与实践中所蕴含的平等、参与、协商、合作、信任、团结、互相尊重、文化规范等现代价值理念，对于治国理政与社会发展都具有积极的意义。

（3）基本治理模式。在治理理论丛林中，学者们从不同的制度环境和价值诉求出发，构建出自主治理、公民治理、网络治理、多中心治理、协

① Philippe C. Schmitter, "Participation in Governance Arrangements", Jurgen R. Grote and Bernard Gbikpi, eds., *Participatory Governance: Political and Societal Implications*, Opladen: Leske and Burdrich, 2002, p. 52.

② 俞可平：《治理与善治》，社会科学文献出版社 2000 年版，第 4—5 页。

③ 同上书，第 14 页。

作(协同)治理、合作治理、整体治理等理论模式。① 每一种理论模式的侧重点都有所不同,尤其体现在与政府权力的作用强度上,但是它们在本质上都强调在治理过程中多元行为主体之间的互动与合作。

自主治理(self-governance)是指社会成员自主管理自身的能力,它是现代社会中社会管理的一种重要模式。艾莉诺·奥斯特罗姆在大量实证案例研究的基础上开发了自主治理理论。根据奥斯特罗姆的观点,资源情境中还存在一种自主组织和自主治理的制度方法,它提供了政府和市场既无法涉足也解决不了的第三种解决方案——制度供给、可信承诺和相互监督问题。大量成功实践表明,相互依存的个体能够通过自我组织、自我管理和自我监督开展合作解决集体行动难题。② 库伊曼和弗利艾特(2000)提出了理解自主治理的三种理论视角,即系统取向、行动者取向和互动取向。系统取向从自生系统论出发,强调社会系统的自我指认(self-referential)倾向与闭合循环特征,社会系统几乎完全依赖于自我管理而无须外界干预;行动者取向强调社会子系统的动力特征以及诸如行动者网络、利益聚集、组织结构等社会和政治变量,认为治理所依赖的各种因素都是非既定的,而是被不同场景下的变量所影响;互动取向则试图对系统取向和行动者取向进行调和,它既关注社会系统的结构方面,也关注社会系统内行为者的意向方面,强调不同因素、行动者、结构和过程的相互关系。③ 在

---

① 也有学者将新公共管理理论和新公共服务理论视为治理理论模式。我们之所以没有把它们纳入治理理论模式范围,理由如下:一是两者尤其是新公共管理在本质上与治理理论存在重大差别:①治理将民主制度置于核心地位而新公共管理则受意识形态驱使;②治理关注过程而新公共管理注重结果;③治理是组织间治道变革而新公共管理是组织内项目管理改革;④治理将公共部门资源置于政治可控范围之内并保持政府行动能力,而新公共管理则是为了改变公共部门;⑤治理并不需要转变公共服务的文化价值观而新公共管理却需要(参见 B. Guy Peters and John Pierre, "Governance without Government? Rethinking Public Administration", *Journal of Public Administration Research and Theory*, Vol. 8, No. 2, 1998)。二是新公共管理理论在不断发展演变,最终被网络化治理在批判的基础上加以吸收,形成了以新公共管理理论和治理理论为基础的网络化治理模式;同样,新公共服务理论也发展演变为整体性治理,形成了以新公共服务和整体主义为基础的整体性治理模式。

② 奥斯特罗姆还指出了保证公共池塘资源自主治理成功应遵循的八项原则:清晰界定边界,占用和供应规则与当地条件保持一致,集体选择的安排,监督,分级制裁,冲突解决机制,对组织权的最低限度的认可,嵌套式企业(详见[美]艾莉诺·奥斯特罗姆《公共事物的治理之道》,余逊达、陈旭东译,上海译文出版社 2012 年版,第 109—122 页)。

③ Jan Kooiman and Martijn Van Vliet, "Self-Goovernance as a Mode of Societal Governance", *Public Management*, Vol. 2, No. 3, 2000.

自主治理的这三个理论视角中，库伊曼和弗利艾特格外强调互动取向的重要性，认为互动是理解和洞察系统复杂性、动态性和多样性的关键。

公民治理（citizen governance）是由博克斯（Box）在《公民治理：引领 21 世纪的美国社区》一书中提出的一个重要概念。在博克斯的公民治理模型中，社区治理中公民、政府代议者和公共服务职业者三方互动关系中各自的角色定位和作用发生了明显变化：公民具有积极、能动的公民资格，他们不仅仅是公共服务的消费者，更是社区公共事务的治理者（citizen governor）；代议者的作用在于通过引入公民的"社区协调委员会""社区公民协商委员会"等组织形式，协调公民参与治理而非替他们做出决策；公共服务职业者的任务则是帮助公民实现其社区发展目标，而不是着力于控制公共权威机构。通过公民、代议者和公共服务职业者三者之间角色和作用的转变，社区治理旨在回归往昔的三大价值，即地方控制、小而富有回应性的政府、作为顾问而不是控制者的公共服务职业者。① 为了能让公民治理模式有效运转起来，博克斯认为社区治理应当遵循四项原则：一是规模原则，与好政策相一致的行动应在"最基层"展开；二是民主原则，通过自由和开放的对话来实践决策；三是责任原则，从公民到公共项目决策和执行之间的直接责任链清晰；四是理性原则，公共决策是一项极其重要的事情，需要经过深思熟虑。② 概言之，博克斯认为 21 世纪的社区治理是塑造积极的公民（activist），创建一个以公民为中心的治理结构（citizen-centered governance）。

网络治理（network governance）是戈德史密斯和埃格斯（Goldsmith and Eggers）在《网络治理：公共部门的新形态》一书中提出的网络治理的概念：它是指一种全新的通过公私部门合作、非营利组织、营利组织等多主体广泛参与提供公共服务的治理模式。③ 网络治理包含四个要义：一是治理主体多元化，涵盖政府、市场和社会三个领域以及政府、企业、非

---

① ［美］理查德·C. 博克斯：《公民社会：引领 21 世纪的美国社区》，孙柏瑛等译，中国人民大学出版社 2014 年版，第 4—9 页。

② 同上书，第 119 页。

③ Steven Goldsmith and William D. Eggers, *Governing by Network：The New Shape of the Public Sector*, New York：Brookings Institution Press, 2004, pp. 3 - 5.

政府组织、公民等多种参与主体；二是治理手段多样化，表现为行政、市场和社会手段的综合运用；三是治理结构网络化，政府与其他社会主体更多以平等合作的方式组成服务网络；四是治理目标明确化，网络治理旨在提高公共服务的质量和效率，增进公共利益，满足公众需求。① 网络治理存在工具主义、互动主义和制度主义三种理论分析视角。其中，工具主义视角的核心是"掌舵"，它关注的是在网络中各行为主体均具备掌舵能力的前提下，一个行动者如何才能对其他行动者施加影响；互动主义视角的核心是"集体行动"，它关注的是网络中的各行为主体如何相互调整与互动，以促成集体行动的实现；制度主义视角将政府与其他行动者的关系视为网络治理的核心，它既强调网络中的行动者、关系、资源、组织等结构性因素，也强调规范、认知、制度等文化性因素。②

多中心治理（polycentric governance）。文森特·奥斯特罗姆以美国大都市地区的公共服务提供为例，率先提出了多中心治理理论。多中心治理指的是在治理中包含多个在权力和责任方面相互重叠的单元，每个单元都保留相当程度的自治权。③ 在多中心治理体制下，多个自治单位的管辖权相互重叠，它们通过多种制度安排进行协调，包括互利性交易和协议、竞争性对抗、裁定冲突以及有限的命令权。④ 由于存在多个权威机构，每个机构的权力和能力都有限，同时又存在可能利用其他机构的权能，结果是，"协作生产"成为公共服务供给的一种制度安排。⑤ 多中心治理可以增强治理主体在复杂环境下对问题的反应性，所以被认为比集权或分权体制更能够提供有效的治理。马歇尔（Marshall，2009）列举出了多中心治理的诸多优势：促进地方性知识的可及性、增强分散决策绩效反馈的能力、

---

① 刘波、王力立、姚引良：《整体性治理与网络治理的比较研究》，《马克思主义与现实》2011年第5期。

② Walter J. M. Kickert，"Public Governance in the Netherlands：An Alternative to Anglo-Americanm Managerialism"，*Public Administration*，Vol. 75，No. 4，1997.

③ Elinor Ostrom，"Coping with Tragedies of the Commons"，*Annual Review of Political Science*，Vol. 2，1999.

④ Vincent Ostrom，*The Meaning of American Federalism：Constituting a Self-Governing Society*，Sanfrancisco：Institute for Contemporary Studies Press，1991，p. 225.

⑤ ［美］文森特·奥斯特罗姆：《美国公共行政的思想危机》，毛寿龙译，上海三联书店1999年版，第78页。

减少制度整体失败的可能性、增加治理制度安排的多样性、增加管理机构的重叠性以及增强灵活性管理的能力等。马歇尔尤其强调，多中心治理可以通过自愿合作产生、保持互惠和信任。①

关于协作治理（collaborative governance）与合作治理（cooperate governance），之所以将二者放在一起论述，是由于国内一些学者对二者不加区分地理解和运用，也有一些学者将二者明确区分开来。到底应该混合使用，还是截然分开？首要的一点是必须认识到它们在中西方不同语境下具有不同的意蕴。在西方语境下，协作治理是多元主体参与下的国内公共事务管理模式，而合作治理则是国际社会的治理模式；在中国语境下，合作治理更强调参与主体的平等地位，而协作治理则强调多元主体按照一定的规则发挥各自的特定作用。② 可见，在不同语境下，协作治理与合作治理的侧重点明显不同。除此之外，它们还在主体关系、动力基础和存在状态等方面表现出显著差别（见表2-5）。基于以上认识，本章主张应该把两者明确区分开来，由于本书关注的是国家内部（社区）的治理，而合作治理主要体现在国际社会生活中，所以这里不打算对合作治理进行探讨。

表2-5　　　　　　　　　协作治理与合作治理的特征差别

	合作治理	协作治理
主体地位	平等	不平等
主体关系	短暂、非正式	长期、正式
动力基础	利益导向	超越利益的跨边界行为
存在状态	普遍存在	更为高级、复杂
作用领域	国际社会	国内社会

伍德和格雷（Wood and Gray，1991）提出了协作治理的含义：针对某一问题领域，自主利益相关者运用共享规则、规范和结构进行互动的过

---

① Graham Roy Marshall, "Polycentric, Reciprocity, and Farmer Adoption of Conservation Practices under Community-based Governance", *Ecological Economics*, Vol. 68, No. 5, 2009.

② 郭道久：《协作治理是适合中国现实需求的治理模式》，《政治学研究》2015年第6期。

程，目的是围绕该领域相关事务展开行动或做出决策。[①] 安舍尔和盖什（Ansell and Gash, 2008）对协作治理进行了更为严格的界定，为制定或执行公共政策或管理公共项目，一个或多个公共机构与非国家利益相关者一道进行正式的、共识导向的、审慎的共同决策的过程，该定义包括六个要义：协作论坛由公共机构或组织发起；论坛参与者包括非国家行为主体；参与者能直接从事决策活动而不仅仅是作为"被咨询对象"；论坛是正式组织且各方共同参与；论坛是在一致同意的基础上做出决策（即使这种一致同意在实践中难以实现）；协作关注的是公共政策或公共管理。[②] 从以上定义中可以看出，作为一种新的治理模式，协作治理具有以下特征：协作治理各主体地位并不是平等的，公共机构明显在其中扮演领导者角色；非国家行为主体不再是被动的参与者，而是直接参与决策过程；公共机构与非国家行为主体之间是一种双向交流和相互影响的关系；它是共识导向的，强调各方主体在共同决策过程中努力取得最大程度的共识；它强调可以深化相互信任、参与意愿和共享价值观的"小赢"（small wins），认为协作治理就是一个不断实现"小赢"的过程，而非单纯的由结果或利益驱动。

安舍尔和盖什还概括出了影响协作治理进程的外部和内部因素：外部因素包括冲突或合作的历史状况、利益相关者参与激励因素、权力和资源不平衡状况、领导力和制度设计；内部因素包括面对面对话、构建信任、参与意愿和共享价值观，换句话讲，能否成功进行协作治理取决于一系列的内外部影响因素。基于此，安舍尔和盖什设计出协作治理权变模型（Contingency Model）。[③] 更进一步讲，菲什曼（Fishman, 2001）针对社区联合体提出四项保证协作治理成功的能力要素，即建立技术和知识、态度和意愿等社区成员能力，积极工作环境、共同愿景、权力共享、价值多元等关系能力，有效领导力、正式化程序、有效沟通充足资源等组织能力，以及清晰、现实的目

① Donna C. Wood and Barbara Gray, "Toward a Comprehensive Theory of Collaboration", *Journal of Applied Behavioral Science*, Vol. 27, No. 2, 1991.

② Chris Ansell and Alison Gash, "Collaborative Governance in Theory and Practice", *Journal of Public Administration Research and Theory*, Vol. 18, No. 4, 2008.

③ Ibid. .

标、创新、社区生态有效性等项目能力。① 瑞英等人（Ring et al., 1994）从组织间协作关系的演进视角，提出协作治理进程一般包括谈判阶段、承诺阶段、实施阶段和评估阶段。② 总之，协作治理可以被视为一种非对称性网络治理（asymmetrical network governance）模式，也是一种相对切合许多国家（包括中国）现实而更具有适用性的治理模式。

整体治理（holistic governance）是在对传统公共行政和新公共管理进行批判反思的基础上，回应行政部门碎片化和分散化造成应对复杂问题效率低下、探寻公共部门整合机制而提出的一种理论建构。整体治理着眼于政府内部机构和部门的整体性运作，主张管理从分散走向集中，从部分走向整体，从破碎走向整合。③ 整体治理的核心思想在于，借助数字化时代信息技术的发展，立足于整体主义思维方式，通过网络治理结构的培育和落实协调、整合以及信任机制，充分发挥多元化、异质化的公共管理主体的专有资源和比较优势所形成的强大合力，更快、更好、成本更低地为公众提供满足其需要的无缝隙的公共产品和服务。④ 希克斯认为，整体治理涉及三个层面：一是对不同层级的治理或同一层级的治理进行整合；二是对不同治理功能内部进行协调；三是对公共部门、志愿组织或私人公司进行整合。⑤ 总的来看，整体治理就是通过对各政府部门功能和机构进行整合与重塑，为满足公众的需要提供"一站式"服务。它虽然也提及政府与市场和社会之间的关系，但是其关注点却聚焦于政府内部，因而在治理谱系中政府权力作用强度体现得最为突出。

应该认识到，除上述介绍的治理模式外，在治理理论的丛林中还包括其他众多治理模式或政策工具，但活跃度和影响力较强的是上述几种治理

① Pennie G. Foster-Fishman, Shelby L. Berkowitz, David W. Lounsbury, et al., "Building Collaborative Capacity in Cmmubity Coalitions: A Review and Integrative Framework", *American Journal of Community Psychology*, Vol. 29, No. 2, 2001.

② Peter Smith Ring and Andrew H. Van de Ven, "Developmental Processes of Cooperative Inter-organizational Relational Relationships", *Academy of Management Review*, Vol. 19, No. 1, 1994.

③ 竺乾威：《从新公共管理到整体性治理》，《中国行政管理》2008 年第 10 期。

④ 胡象明、唐波勇：《整体性治理：公共管理的新范式》，《华中师范大学学报》（人文社会科学版）2010 年第 1 期。

⑤ Diana Leat, Kimberly Seltzer and Gerry Stoker, *Towards Holistic Governance: The New Reform Agenda*, New York: Palgrave, 2002, p. 29.

模式。以政府权力作用强度作为观察维度,可以看出它们在治理谱系中的分布状况(见图 2 – 12)。

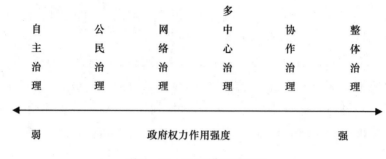

图 2 – 12　治理模式谱系图

2. 社区治理——界定、结构与过程、能力构建

从研究视角和研究对象来看,治理理论体系和实践涵盖全球治理、国家治理、地方治理及社区治理等。由于社区是一个介于初级群体和次级群体的组织,对于居民有着情感性和易接近性的功能意义,是每一个人从家庭走向社会的第一个空间,所以社区治理应当是全部治理系统的基础。①

20 世纪末,西方发达国家发起新一轮的"社区复兴"运动,旨在通过自下而上的方式落实社群主义(Communitarianism),带动社区居民参与基层治理,建设政府与社区的合作伙伴关系,以此恢复社区活力、推动政府改革和社会发展。在"第三条道路"理论指引下,借由新自由主义与社群主义的调和,社区被重新发现,社区治理成为西方国家治理理论与实践转轨的重要"节点"。② 社区被重新发现的理论基础是新自由主义和社群主义汇合在一起,形成国家、市场和市民社会之间关系的基础。各方力量,包括政治左翼势力和右翼势力都不约而同地采取社区取向:左翼把它当作公共政策集体行动复兴的途径,新自由主义者则把它视为

---

① 夏建中:《治理理论的特点与社区治理研究》,《黑龙江社会科学》2010 年第 2 期。
② 吴晓林、郝丽娜:《"社区复兴运动"以来国外社区治理研究的理论考察》,《政治学研究》2015 年第 1 期。

通过运用社区自愿行动解决市场失灵的药方。社区被重新发现的关键是因为它能够解决国家和市场无法应付的问题。与国家和市场相比，社区能更有效地培育和利用人们传统上形成的规范自己行为的激励机制，如信任、团结、互惠、声誉、自尊、尊敬、报复和惩罚等，因而是国家和市场的必要补充。[①] 伯勒斯和基提斯（1998）还提出社区解决合作困境的三种机制，即声誉效应（reputation effect）、报复效应（retaliation effect）和分割效应（segmentation effect）。其中，声誉效应是指社区成员间的高互动频率不但降低了信息搜集成本，而且增加了与互动对象特征相关的收益；报复效应是指由于社区内成员为了避免未来遭到报复，存在一种有益于合作伙伴的方式行为的激励；分割效应是指与随机遇见的人们相比，社区内成员之间互动的可能性很大，所以社区成员的亲社会行为也很可能得到其他成员的回报。由于社区具有较高进入与退出成本特征，受到限制的社区成员的流动性强化了以上这三种机制的效果。[②] 正是由于社区成员拥有关于其他成员行为、能力和需求的重要信息，社区成员能利用这些信息维持社区行为规范，并能够利用不会被道德风险和逆向选择问题所困扰的有效制度安排，所以社区能做到政府和市场不能做到的事情。

（1）社区治理的概念界定。与治理概念的模糊性一样，对社区治理进行界定也是一件艰难的任务，但是一些社区治理研究专家仍尝试着从不同的分析视角加以界定。例如，克拉克和斯图尔特（Clarke and Stewart，1994）开发出社区治理的规范性研究，并把社区治理界定为：在不确定和复杂性的世界中，地方政府为公众提供社区福利，结成伙伴关系以满足公众需求，寻找与公民沟通的新方式，为践行"集体选择"识别出社区需求。[③] 斯图尔特（1995）指出，为应对复杂性和不确定性带来的挑战，最适宜的办法就是扩

①　Samuel Bowles and Herbert Gintis, "Social Capital and Community Governance", *The Economic Journal*, Vol. 112, No. 483, 2000.

②　Samuel Bowles and Herbert Gintis, "The Moral Economy of Communities: Structured Populations and the Evolution of Pro-Social Norms", *Evolution and Human Behavior*, Vol. 19, No. 1, 1998.

③　Michael Clarke and John Stewart, "The Local Authority and the New Community Governance", *Regional Studies*, Vol. 28, 1994.

张地方政府的权力，尤其是给予地方政府普遍竞争力的权力，将地方政府的关注点从提供公共服务导向转变为满足不同社区的需求。① 伍兹等人（Woods et al.，2001）认为，社区治理指的是在超越地方社区议事会的参与场所，从事包括社区内公共服务提供和社区利益代表在内的一系列行为。② 麦金利等人（Mckinlay et al.，2011）认为，社区治理是决定一个社区未来偏好、规划和执行方案并实现之的协作途径，在实践中它可能涉及一个或多个政府、公民社会组织和私人部门利益等不同层次。③ 受社群主义的影响，阿特金森（Atkinson，1994）从公民治理的视角来界定社区治理，认为社区治理是邻里治理（neighbourhood governance），它是基于责任、互惠和开放理念，由家庭、学校等构成的邻里网络，为满足公众需求而提供的包括教育、社会福利服务、娱乐和监督等在内的活动，它也是参与式民主的一种新形式。④ 博克斯（1998）则认为，社区治理包含参与社区公共政策制定和执行的公民、选任代议者和公共服务职业者的全部活动；在社区治理模型中，公民成为决策者，而代议者能回应社区所有居民的需求，公共服务职业者成为专家式咨询者。⑤ 国内社会学者夏建中对社区治理的界定更具概括性，也更贴近中国现实。他认为，社区治理就是在接近居民生活的多层次复合的社区内，依托政府组织、民营组织、社会组织和居民自治组织以及个人等各种网络体系，来应对社区内的公共问题，共同完成和实现社区社会事务管理和公共服务的过程。⑥

尽管学者们对于地方政府在社区治理中的角色，以及其他利益相关主

---

① John Stewart，"A Future for Local Authorities as Community Government"，John Stewart and Gerry Stoker，eds.，*Local Governance in the 1990s*，London：Macmillan，1995，p. 266.

② Michael Woods，Bill Edwards，Jon Anderson，et al.，*Participation，Power and Rural Community Governance*，Paper Presented at the Workshop on Democracy，Participation and Political Involvement，Manchester University，2001，p. 3.

③ Peter Mckinlay，Stefanie Pillora，Su Fei Tan，et al.，"Evolution in Community Governance：Building on What Works，Australian Centre of Excellence for Local Government"，*University of Technology Sydney*，http：//www. acelg. org. au/upload/program1/1334208484_ Vol1_ Community_ Governance. pdf.，2011.

④ Dick Atkinson，*The Common Sense of Community*，London：DEMOS，1994，pp. 49 – 51.

⑤ ［美］理查德·C. 博克斯：《公民社会：引领21世纪的美国社区》，孙柏瑛等译，中国人民大学出版社2014年版，序第1页。

⑥ 夏建中：《中国城市社区治理结构研究》，中国人民大学出版社2012年版，第97页。

体的参与性质和程度等方面仍存在分歧，但他们还是在社区治理的一些关键因素上取得了共识，如地方政府的影响力下降、越来越多的行为主体参与地方决策、各方行为主体需要与公民重新建立联系等。苏利文（2001）在关于社区治理不同观点的基础上，从地方政府角色和价值视角归纳出社区治理的三种模式：一是社区管理（community government）模式，地方政府是社区治理体系的根本；二是地方治理（local governance）模式，地方政府是地方层面许多重要行为主体之一，成功的社区治理体系建立在这些行为主体合理的布局上，地方政府并不居于优势地位；三是公民治理（citizen governance）模式，地方政府可能会有损于社区治理，应利用社群主义原则增强公民权利并通过限制地方政府权力加以矫正。① 这三种模式之间的关系见表 2－6。

表 2－6　　　　　　　　社区治理三种模式的比较分析

	地方政府角色	代表性还是参与性	自上而下还是自下而上
社区管理	完整性：领导和规划行动的权力	基于参与的代表性	自上而下：控制框架
地方治理	工具性：启动集体行动的责任	由代表性支撑的参与	自上而下：排他的和分割的网络
公民治理	能促性：优势取决于邻里行为能力	参与深度增强代表性	自下而上：弱战略角度

资料来源：Helen Sullivan. Modernisation，"Democratisation and Community Governance"，*Local Governance Studies*，Vol. 27，No. 3，2001.

（2）社区治理结构与过程。社区治理结构是指社区内外各治理主体相互作用所形成的动态的权力配置态势；社区治理过程则是通过治理结构的调整和运行产生相应的治理结果。治理结构与过程相互影响、互为因果，一方面，既定的治理结构影响治理主体的参与程度和互动方式；另一方面，治理网络、主体特征和偏好是在动态关系中形成，治理权力

---

① Helen Sullivan，"Modernisation，Democratisation and Community Governance"，*Local Governance Studies*，Vol. 27，No. 3，2001.

关系和资源配置状态又受到参与和互动方式的影响。基于此，治理研究往往把整体性的组织结构、资源配置和协作与动态性的治理主体互动关系联系起来。

学者们普遍认为网络是多组织治理的一种重要形式，或者说，网络是治理赖以开展的结构载体。以往关于组织网络的研究常采取两种基本方法，即网络分析法（network analytical approach）和作为治理形式的网络法（network as a form of governance approach）。前者关注的对象是某个组织或机构单元，后者则把网络作为一个整体进行分析。普罗文和凯尼斯（Provan and Kenis，2007）结合以上两种分析方法，提出网络治理的三种模式，即参与者治理网络（Participant-Governed Networks）、领导者组织治理网络（Lead Organization-Governed Networks）和网络管理组织（Network Administrative Organization）。[①] 在参与者治理网络中，缺乏独立的和独特的治理主体，网络成员通过正式的或非正式的方式负责网络关系内部和外部的管理；在领导者组织治理网络中，所有的网络行为和重要决策都由一个参与成员（经纪人）进行协调和管理，网络治理变得高度集权，非对称性权力特征突出；在网络管理组织中，成立一个独立的管理主体来对网络行为进行管理，尽管网络成员之间仍可以互动，但是网络经纪人在协调和维持网络运转中发挥关键作用。[②] 至于采取哪种网络治理模式更加行之有效，普罗文和凯尼斯认为这取决于四个关键结构和关系因素：信任、参与规模（成员数量）、目标共识和任务性质（网络层次的竞争需要）。也就是说，当网络间缺乏信任、参与成员数量增加、网络目标共识衰减、网络层次的竞争需要增加时，采取领导者组织治理网络和网络管理组织模式就比参与者治理网络模式更加有效（见表2-7）。总之，不同的网络治理结构模式会导致不同的治理效果，社区应采取何种结构类型受制于其信任度、网络成员参与人数、目标共识和竞争程度等现实制约条件。

---

① Keith G. Provan and Patrick Kenis, "Modes of Network Governance: Structure, Management and Effectiveness", *Journal of Public Administration Research and Theory*, Vol. 18, No. 2, 2007.

② Ibid. .

表2-7　　　　　　　网络治理模式与治理有效性的关键因素

	信任	参与规模	目标共识	竞争需要
参与者治理网络	高度	小	高	低
领导者组织治理网络	低度	中等	中低	中等
网络管理组织	中度	中等偏大	中高	高

资料来源：Keith G. Provan and Patrick Kenis, "Modes of Network Governance: Structure, Management, and Effectiveness", *Journal of Public Administration Research and Theory*, Vol. 18, No. 2, 2007.

博塞尔（Börzel）同样把网络当作一种治理形式来看待，借鉴"罗兹模式"（Rhodes Model），根据网络成员的一体化程度，博塞尔（2011）提出了五种类型的网络谱系，高度一体化的政策网络与松散聚合的网络分别位于谱系的两个极端，其间分布的是职业网络、政府间网络和生产者网络。[①] 虽然这些网络结构在强度、正规化程度和互动频率等方面存在差异，但是它们在决定行动主体间资源交换、形成共同利益和战略方面发挥作用，也就是说，网络结构可以通过影响成员互动逻辑进而影响政策过程和结果。[②] 更进一步，博塞尔认为网络虽被视为政府和市场失灵状态下能够提供公共物品和服务的唯一治理形式，但是它在有效性、可负责性和合法性等方面饱受质疑，所以需要探索政府、市场和网络的结合与互动方式。

社区治理结构的重点在于社区网络权力结构，所以学者们对于社区治理的领导者角色和领导力格外重视。斯托克（2004）在社区治理结构视野下审视社区领导这一关键角色，他认为，社区领导的行为是影响社区结构的主要因素，它在社区治理结构中起统筹安排的作用，精英治理有利于推动社区发展及建立合理的社区结构。[③] 普渡（Purdue, 2001）认为，社区领导者是英国政府社区再生倡议与基层社区居民之间的关键连接点，他提出关于领导者角色的三种理论模式：一是社会实业家或转化型领导（social entrepreneur/transformational leadership）模式，它强调社区领导者通过个人

---

① Tanja A. Börzel, "Networks: Reified Metaphor or Governance Panacea?" *Public Administration*, Vol. 89, No. 1, 2011.

② Ibid. .

③ Gerry Stoker, *New Localism*, *Participation and Networked Community Governance*, Manchester: University of Manchester, 2004.

魅力和资源动员技巧以获取社区成员的信任;二是社会资本或交易型领导 (social capital/transactional leadership)模式,它更加强调社区成员角色的重要性,社区领导者与社区成员相互依赖,领导者由于其代表性和负责性获得成员的信任;三是权变(contingency)模式,它强调制度环境对于领导者的要求以及领导者在任务中塑造领导类型的方式,其中国家政策、地方政府结构和文化对于社区领导者行为具有重要的影响。① 马奥尼和费拉罗(Mahony and Ferraro,2007)提出,为了使社区治理能有效运转,社区成员需要在达成共识基础上创立正式的权威主体,同时该权威主体又要受到民主机制的制约,② 这种治理机制实际上是官僚层级制与民主价值的混合体。创立权威主体就是要界定领导者地位和相关权利,通过赋予某个(些)人权威来领导社区居民实现社区需求。社区领导者的功能是对社区成员的非正式协调,以及依据社区目标把社区成员连接起来,而不仅仅体现在技术层面。③ 通过对澳大利亚南部小城镇的考察分析,比尔(Beer,2014)认为领导者角色与治理之间存在很强的互动,当政府支配性倾向强烈时,社区领导者会持与之对立的立场;但在多数情况下,社区领导者也会为了社区发展在政府议程内协调不同关系。社区领导者角色与外部领导环境密切相关,政府的集权程度、社区成员的能力和意愿都会对领导者承担的角色类型产生影响。社区领导者可以在规划未来愿景、塑造社区认同和归属感等方面扮演关键性角色。④ 索伦森和埃普斯(Sorenson and Epps,1996)针对农村社区提出,有效领导者应发挥四个核心功能,制订社区经济和社会发展的现实愿景、围绕愿景取得社区最大程度的认同、动员关键人物和组织实现愿景、领导者能以身作则。⑤ 那么,应该如何发展有效的

① Derrick Purdue, "Neighbourhood Governance: Leadership, Trust and Social Capital", *Urban Studies*, Vol. 38, No. 12, 2001.

② Siobhan O'Mahony and Fabrizio Ferraro, "The Emergence of Governance in an Open Source Community", *Academy of Management Journal*, Vol. 50, No. 5, 2007.

③ Ibid..

④ Andrew Beer, "Leadership and the Governance of Rural Communities", *Journal of Rural Studies*, Vol. 34, No. 2, 2014.

⑤ Tony Sorenson and Roger Epps, "Leadership and Local Development: Dimensions of Leadership in Four Central Queensland Towns", *Journal of Rural Studies*, Vol. 12, No. 2, 1996.

社区领导者角色呢？普渡认为，社区领导角色的有效发展有赖于社区内部和外部协作两种社会资本的累积，而社会资本的累积则有赖于通过社区网络及公私部门的伙伴关系再造来增加相互信任。① 加文塔（Gaventa，2004）提出有效社区领导角色的发展寓于社区构建的过程中，而不仅仅是支持个体领导者的过程，也就是说，需要同时从个体技巧和知识（即领导能力）层面以及社区能力建设层面发展有效的社区领导角色。② 其中，发展领导能力需要了解和掌握新环境下合法权利、程序、角色和责任等方面的知识，谈判协商和冲突解决技巧、代表性技巧（如何倾听社区的呼声、如何回应社区以及如何对社区负责），如何实践领导者民主和协作模式；构建社区能力则需要发展强有力的民主社区组织，地方性知识、地方性主体的不同角色和功能、社区参与的机会和过程、公民参与的权利和责任，以及信息共享和交流过程。③ 总之，通过民主选举和地方议会选举，或者通过社区内部群体提名、自选等方式选择出的社区领导，虽然在代表性、负责性和合法性等方面受到质疑，但是仍被普遍认为是社区治理网络中的重要角色，从而成为社区治理研究中备受关注的焦点之一。

　　学界对于社区治理所达成的另一个共识是：治理是一种互动过程，它涉及社区与政府（包括中央和地方政府）的互动，也涉及社区内部各行为主体的互动过程。为了实现协作（或合作）共治，许多学者关注并试图厘清社区与政府这些不同治理主体如何在互动过程中形成权职关系。默多克和艾布拉姆（Murdoch and Abram，1998）认为，在从政府走向治理的过程中，政府一方面可能会逃避、推脱理应承担的责任；另一方面也很可能会通过主导型战略规划，把自身的主观愿望凌驾于社区居民的期望之上，继续维持中央与地方之间的层级制关系，因此社区和居民应与政府规划体系建立起双向互动的协商谈判机制。④ 麦肯尼（MacKinnon，2002）引入福柯

　　① Derrick Purdue，"Neighbourhood Governance：Leadership，Trust and Social Capital"，*Urban Studies*，Vol. 38，No. 12，2001.

　　② John Gaventa，*Representation*，*Community Leadership and Participation*：*Citizen Involvement in Neighbourhood Renewal and Local Governance*，London：Neighbourhood Renewal Unit/ODPM，2004，p. 26.

　　③ Ibid. .

　　④ Jonathan Murdoch and Simone Abram，"Defining the Limits of Community Governance"，*Journal of Rural Studies*，Vol. 14，No. 1，1998.

（Foucault）的"治理术"（governmentality）概念，研究苏格兰高地农村社区治理中地方政府机构与社区组织之间的关系。研究表明，虽然地方政府机构在农村社区发展中的地位不可或缺，但是社区机构和社区组织也具有影响政策发展进程的能力。[1] 爱德华兹（Edwards，2001）也认为，社区需要在提出议题、决策、实施和评估的整个决策过程中发挥作用，政府需要从以前的干预者和服务提供者角色转变为帮助者和促进者角色。政府与社区利益相关方之间不仅需要建立和维持紧密联系，而且还需要形成"咨询矩形"（consultation rectangle），即社区各行为主体应多次而不仅仅是一次性地参与正式咨询过程。[2]

国内学者对于中国社区治理的研究也显示出从宏观（或中观）体系向微观机制、从静态结构向动态过程发展的趋势。例如，徐勇和朱国云（2013）针对社区治理主体间关系指出，从基层政权组织与民间组织的权力配置角度来看，某些地区体现出的特征为"此消彼长"，而其他地区则为"相互促进"；从纵向来看，两者之间的权力关系正由以消长型为主逐步向互促型转变。[3] 曹海林（2009）认为，中国农村社区治理的可为进路应是"契约性整合"，即构建以政府政策为指导、村民自治为核心、农村自组织广泛参与的多元治理机制。[4] 上述社区研究者虽然就"社区共治"的可能性达成共识，但是他们是基于静态的"国家与社会"两分法之上达成的共识。而在"社区共治"的格局内，主体是多元的，社会性力量则是在多变的制约中发挥作用的。如果不善于制定有效的行动对策，不能借助于有效的谈判、沟通、妥协，那么社会性力量就难以在公共事务决策中对相关规则起关键的影响作用。李友梅（2007）认为，在"社区共治"的前提下，培育公民社会不仅要看到体制和制度的宏观、中观层面的问题，而且还要看到使"社区共治"有效运转的协调与治理机制。[5] 在"社区共治"过程中产生的治理结构是脱

---

① Danny MacKinnon, "Rural Governance and Local Involvement：Assessing State-community Relations in the Scottish Highlands", *Journal of Rural Studies*, Vol. 18, No. 3, 2002.

② Meredith Edwards, "Participatory Governance into the Future：Roles of the Government and Community Sectors", *Australian Journal of Public Administration*, Vol. 60, No. 3, 2001.

③ 徐勇、朱国云：《农村社区治理主体及其权力关系分析》，《理论月刊》2013 年第 1 期。

④ 曹海林：《农村社区治理：何以可能与何以可为？》，《人文杂志》2009 年第 4 期。

⑤ 李友梅：《社区治理：公民社会的微观基础》，《社会》2007 年第 2 期。

离了地域化情境和既定的组织框架的，其秩序生成具有不确定性，或曰偶然性的特征，这种治理结构的任何主体都不能仅仅通过形式授权而获得主导地位，还必须通过策略性的交互作用再造新的权力资源，所以，这是一个始终处于过程中的治理结构。由此而论，"社区共治"结构的协调机制是以这种治理结构的权力协调机制为基础的，更进一步地说，前者是受后者支配的。[①]可见，理解社区治理的过程既要关注国家（政府）与社区的权力变化与配置关系，还要关注社区内部各行为主体之间的动态的横向协商情景。相较于前者，后者更强调在不同情境下，不同的行为主体如何通过相互作用形成"权力的平行四边形"。

（3）社区治理的能力构建。与政府和市场相同，作为治理手段的社区也会失灵。社区失灵主要表现在同质化的局限、社区的封闭与排外、责任能力匮乏、代表的合法性等方面。针对社区失灵，社区研究者或从综合性的治理框架或从具体性的能力构建方面提出解决之道。苏利文（2001）提出，有效的社区治理框架应包含六个相互关联的因素，它们分别是结构上的本土化、决策过程中的分权、管理重点上的一体化、治理模式上的合作伙伴关系、技巧上的整体性以及文化上的学习性；其中，社区治理能力建设是发展各利益相关方（包括公民、社区组织、专家、政府等）的技能、知识、价值和文化以适应社区治理目标的过程。[②] 科斯金（Chaskin，2001）认为社区能力是指共存于特定社区的人力资本、组织资源和社会资本之间的互动，旨在解决集体问题，以及提升和维持社区的福利，它通过非正式社会过程和（或）组织化的行为来运行。社区能力的理论框架包括六个维度，分别是社区能力自身的基本特征、社会行为主体和特定功能、提升社区能力的战略、起支撑或阻碍作用的外在影响因素，以及社区所实现的结果。[③] 马尔和韦伯（Marre and Weber，2007）认为，社区能力关注的是个人和组织如何投身于其居住地的战略

① 李友梅：《社区治理：公民社会的微观基础》，《社会》2007 年第 2 期。

② Helen Sullivan, "Maximising the Contribution of Neighbourhoods: The Role of Community Governance", *Public Policy and Administration*, Vol. 16, No. 2, 2001.

③ Robert J. Chaskin, "Building Community Capacity: A Definitional Framework and Case Studies from a Comprehensive Community Initiative", *Urban Affairs Review*, Vol. 36, No. 3, 2001.

性思考和规划性行为，他们提出判断社区治理成功与否的框架，该框架把社区视为能产生特定结果或实现特定目标的生产单位。在这里，社区能力类似于技术过程，也就是说每个社区都拥有知晓如何协调社区资源来实现社区目标的知识。① 海因茨（Hinds，2008）在界定社区能力的基础上提出社区能力模式，它包括三个相互依赖的能力因素，即社区环境、社区结构和基于目标的行为。其中，社区环境能力是指界定社区、描绘和理解社区的独特环境、为社区事务和公共目标承担责任的能力；社区结构能力是指创造、管理和维持合适的社区结构以解决社区事务和实现社区目标的能力；基于目标的行为能力是指采取合适的行动以解决社区事务及实现社区目标的能力。② 费世曼（Fishman，2001）认为，社区能力建设就是通过加强社区组织和成员的知识和技能增强其竞争力、建立积极的内外部关系、提升设计和执行社区规划的能力，从而获得有效治理所必备的能力的过程；社区的协作治理能力需要从成员能力、关系能力、组织能力和项目能力四个层面及多重维度进行构建。③ 以上所有关于社区能力的界定和构建，都把社区能力看作一个动态的过程而非静态的既定状态，同时，也强调社区能力构建应内置于社区治理的框架之内而非单纯的技术层面。由于它强调社区各方行为主体通过调动、利用、改变内外部资源的组合方式以实现社区目标，所以社区能力构建的过程也可以被视为社区治理的过程。

3. 社区治理理论在本书中的应用

长期以来，研究者们一直认为治理在医疗卫生体系的理论和框架中发挥着核心功能，这一判断的理论预设是良好的治理将最终形成更好的健康结果。世界卫生组织在 2000 年的世界卫生报告中首次提出治理（steward-

---

① Alexander W. Marre and Bruce A. Weber, "Assessing Community Capacity in Rural America: Some Lessons from Two Rural Observatories", *Working Paper Series: RPRC Working Paper No.* 06 – 08, Missouri: Rural Poverty Research Center, 2007, p. 7.

② David G. Hinds, *Building Community Capacity: Environment, Structure and Action to Achieve Community Purposes*, Cooperative Extension Publishing, 2008, p. 27.

③ Pennie G. Foster-Fishman, Shelby L. Berkowitz, David W. Lounsbury, et al., "Building Collaborative Capacity In Community Coalitions: A Review and Integrative Framework", *American Journal of Community Psychology*, Vol. 29, No. 2, 2001.

ship）概念，将治理定义为对人口福祉的精心、负责的管理。① 由此，卫生治理作为一个独立研究领域被确立并不断得以演化。巴尔巴扎和特洛（Barbazza and Tello，2014）对纷繁庞杂的卫生治理定义进行了归纳，他们把卫生治理定义划分为治理价值取向（强调治理应该是什么）和治理类型取向（强调治理的各种结构安排）。② 当前，针对初级卫生保健的研究大都在协作治理的理论框架下开展，在这里，协作治理主要探讨交流人力资源网络如何在组织规划实践中替代传统的管理单位，它强调直率、自由决定权、忠诚和互惠等个人特性，同时也强调外在环境决定因素。根据卫生协作治理的功能分类，米茨等人（Meads et al.，2016）提出初级卫生保健的社区治理（作为协作治理的一种形式）理想类型（Ideal Type）框架。他们指出，初级卫生保健的治理包括五个要素：（1）信息共享，即一体化的软件智能和科学数据系统，适应当地文化的社会事业；（2）咨询，即个人隐私保护，多重公共信任；（3）参与，即来自慈善的收入和投资，公共服务决策过程；（4）合作伙伴，即涉及诊疗机构资源和管理优先权设置的公共参与，以及非政府组织的适当地位；（5）授权，即社区利益相关者所有权，社区机构融入卫生服务提供过程。③ 可见，初级卫生保健的社区治理不仅意味着在服务提供上，还意味着在服务规划、服务决策、服务监督等

---

① Stewardship 和 Governance 在卫生领域常常被视为同义词而不加区分地使用。实际上，Stewardship 和 Governance 虽然密切相关，但却存在微妙的区别：Governance 是指日益复杂的卫生体系的管理制度安排，Stewardship 则是指卫生体系功能及人口健康的较广范围的责任，也即是说，Stewardship 更加强调由政府，尤其是卫生行政部门承担的代表居民利益的责任，这些责任包括：（1）制定卫生政策（规划蓝图和方向）；（2）通过管制实施影响力；（3）搜集、利用卫生知识和信息。WHO（2002）建立的科学同行评议团队进一步指出，Stewardship 更强调"智能"（即在规划和管理上更具有前瞻性），而 Governance 更具有结构性特征（即不得不采取行动）或更强调程序性（Arturo Alvarez-Rosete，Ben Hawkins and Justin Parkhurst，"Health system stewardship and evidence informed health policy"，*Working Paper 1*，http：//www. lshtm. ac. uk/groups/griphealth/resources/health_ system_ stewardship_ and_ evidence，2013；WHO Scientific Peer Review Group，*Report of the Scientific Peer Review Group on the Health System Performance Assessment*，http：//www. who. int/health-systems-performance/sprg/report_ of_ sprg_ on_ hspa. htm，2002）。

② Erica Barbazza and Juan E. Tello，"A Review of Health Governance：Definitions，Dimensions and Tools to Govern"，*Health Policy*，Vol. 116，2014.

③ Geoffrey Meads，Grant Russell and Amanda Lees，"Community Governance in Primary Health Care：Towards an International Ideal Type"，*The International Journal of Health Planning and Management*，Published online in Wiley Online Library，2016.

过程领域全方位发挥治理作用。

　　社区医生和居民契约服务关系的构建属于初级卫生保健制度变革范畴，也是初级卫生保健社区治理的重要组成部分。构建契约服务关系旨在通过为社区居民提供长期、连续、协调、综合的卫生服务最终实现良好的健康结果，它凸显了"以人为中心"（people-centred）的卫生服务理念。"以人为中心"的卫生服务就是让患者、家属和所在社区共同参与到诊疗服务中，他们作为卫生服务的受益人，同时也是参与者；他们对服务体系充满信任，同时服务体系也能够以人性化、一体化的方式，根据他们的需要和偏好提供服务。①"以人为中心"的卫生服务理念不仅强调跨学科团体通过纵向整合与横向整合为社区居民提供满足其需求的一体化服务，而且还强调社区居民作为积极的合作伙伴参与健康服务的提供、形成医患共同决策局面。公民参与的重要性体现在 WHO 的相关论述中："从根本上说，公众要依靠自己来应对和解决自身的健康需求，同时做出有关自身健康行为、提升自我和家人健康的选择。由于公众更了解这些健康行为的动机是什么，因此要实施以人为中心的医疗服务模式，就必须鼓励公众个体参与。"② 由此可以看出，构建社区医生和居民契约服务关系、创建"以人为中心"的卫生服务，是社区治理的基本内容与本质要求。

　　社区治理理论包含一系列宝贵的思想和理念，例如，它突破传统的"国家与社会"两分法，强调中央政府、地方政府、社区公共机构、社区企业、社区社会组织、社区成员及其他利益相关者围绕设定议题而进行协商、谈判、妥协等内外部互动过程；它强调社区多元主体在具体的情景下形成特定的权力协调机制和社会合作网络；它也把培育和发展以信任、互惠为基本内容的社会资本作为社区发展的手段和目的，强调社会资本与社区治理之间的良性互促关系；等等。可以认为，社区治理不仅是对政府与市场治理方式的一种补充，还是对以往治理理论和治理机制的深化或超越。以社会治理为理论视角和解释维度来观察和分析本书研究，那么社区

---

　　① World Health Organization, *WHO Global Strategy on People-Centred and Integrated Health Services*, Geneva: World Health Organization, 2015, p. 10.

　　② Ibid., p. 22.

医生和居民契约服务关系理想类型的构建就不能仅仅停留在社区参与层面，还需要结合中国农村社区的具体特征，考量多元主体所形成的权力协调形态和互动过程，培育和发展适应本土文化的社会资本，以及构建乡土中国特有的社区治理模式。这也要求在制度模式构建中不得不认真思考以下问题：单纯依靠强制性的契约是否就会形成长期、稳定、连续、协调的服务关系？农村社区居民的信任、规范、网络、习俗和文化是否也对契约服务关系构成影响？农村社区中的社会志愿者、社会工作者、社会福利组织、慈善机构、教会组织等可以对签约服务团体乃至居民健康发挥什么样的影响？生活环境、公共服务、社会保障、收入分配、教育和就业等社会因素对于契约服务关系和农村居民健康会造成什么样的影响？国家的政治、经济、社会、文化、生态等领域的宏观政策对于契约服务关系构建具有哪些促进或制约效应？所以，如果以社区治理为理论指引，就不能仅仅把构建契约服务关系看作初级卫生保健或者医疗卫生服务领域的治理，而应该理解为社区内外各利益相关者在制度环境影响下的微观互动中所展现出的生动过程。

第三章　农村社区医生和居民服务
关系发展演变脉络

　　任何一项制度设计，它或者是通过本国本地区的实践沿着历史长河发展演变的结果，或者来源于国外相关制度设计的经验借鉴，或者两者兼而有之。作为一项制度设计和制度安排，农村社区医生和居民契约服务关系构建兼具本土历史经验与国外制度"移植"的特征。回顾历史的目的是"以史为鉴"，既要借鉴成功的经验，也要反思失败的教训。如果我们沿着农村社区医生和居民服务关系发展演变的轨迹不断追溯，可以发现一条清晰的发展演变脉络——从"赤脚医生"形式到"自由择医"格局，再从"全科医生团队"到家庭医生制度。其中，"赤脚医生"形式是埋藏在中国历史资源中的宝贵"遗产"，"自由择医"格局应是值得认真反思之处，而"全科医生团队"及家庭医生制度试点则可被视为在反思的基础上进行的制度变革尝试。

一　从"赤脚医生"形式到自由择医格局

　　赤脚医生是指在中国农村"人民公社"时期，生产大队中不脱产的初级卫生保健人员。他们是受过一定时期培训，掌握简单医疗卫生常识和技能、仍持农村户口的基层卫生工作者。[①] 赤脚医生是当时旧的合作医疗的一个子系统，是合作医疗制度的实际执行者。其特征被认为是非集中的、非职业化的、扎根基层的、平等主义的、技术较低的、经济上可行的和文

[①] 李德成：《赤脚医生研究述评》，《中国初级卫生保健》2007 年第 1 期。

化上适宜的。① 赤脚医生、合作医疗与农村三级卫生保健曾一度被称为我国农村卫生工作的"三大法宝"。这种以最小投入获得了最大健康收益的"中国模式"启发了世界卫生组织在 1978 年阿拉木图国际会议上制订的初级卫生保健倡议，被世界卫生组织盛赞为是解决广大发展中国家缺医少药状况的一个成功典范。

　　在"赤脚医生"时期，农村社区医生和居民的服务关系体现在赤脚医生为村民提供医疗保健服务的过程中，具体而言包括医技层面和非医技层面的医疗服务。据首都医科大学课题组在北京农村的调查发现，在医疗环境相对艰苦的赤脚医生时期，虽然赤脚医生医技水平有限，但是他们却以良好的服务态度和医疗作风赢得了村民对其服务的认可；医患之间表现出平等性、相互性、可信性，形成了比较和谐的医患关系。② 陶海燕同样认为，赤脚医生与病人之间形成了良好互动和沟通的医患关系：赤脚医生对病人尽心尽力，按病人实际需要给予治疗，让病人以最低的费用得到了较好恢复；病人对于赤脚医生也是尊重和信任的，他们认同赤脚医生的贡献，理解赤脚医生的工作。③ 王胜认为，赤脚医生群体获得广泛的社会认同主要是通过和谐、融洽的医患关系以及医患之间的良性互动体现出来，这种社会认同形成的根本原因除了对其"本地人"身份认同外，更深层次的原因在于赤脚医生获取报酬的方式、个人的经历与价值观念、"文化大革命"时期的思想政治教育等方面的因素。④ 无一例外，几乎所有的研究者都对赤脚医生时期的医患关系持肯定的、正面的、积极的评价。晏雪鸣、郑平安曾把医患关系以夫妻关系作类比，并认为医患关系也会经历夫妻关系的蜜月期、磨合期、平淡期和纠纷期四个演变阶段（这四个阶段在某一地区或某一历史时期并非互不相容，而是可以共存的，并且它们的发

　　① Sydney D. White, "From 'Barefoot Doctor' to 'Village Doctor' in Tiger Springs Village: A Case Study of Rural Health Care Tansformations in Socialist China", *Human Organization*, Vol. 57, No. 4, 1998, pp. 480 – 490.

　　② 梁立智、吕兆丰、王晓燕等：《赤脚医生时期北京村落医患关系内容及特点调查研究》，《中国医学伦理学》2012 年第 1 期。

　　③ 陶海燕：《论赤脚医生时期的医患关系》，《社区医学杂志》2007 年第 1 期。

　　④ 王胜：《赤脚医生群体的社会认同及原因分析——以河北省深泽县为个案》，《中共党史研究》2011 年第 1 期。

展也并非必须依次经历，而是可以跳跃的，甚至是可逆的）。① 按照这个比喻，赤脚医生时期的医患关系应该处于"蜜月期"，两者之间表现得如此"温情脉脉"——赤脚医生以一种高度的社会责任感和历史使命感全心全意地呵护着村民的健康，不计得失、不辞劳苦；村民则以一种近乎无原则的态度理解、认同、宽容和支持赤脚医生的服务。此外，赤脚医生和村民相互了解、彼此熟悉，他们之间的关系表现在时间维度上是长期的、稳固的，表现在空间维度上是联系紧密、互动频繁的。

赤脚医生和村民为何会形成如此和谐的医患关系呢？众多研究者从政治因素、经济因素、社会文化因素及亲情网络因素等不同方面予以解读②。虽然这些解读在一定程度上揭示了赤脚医生和村民和谐医患关系的原因，但是由于以上研究视角过于宽泛且研究对象指向性不强，所以有必要通过一种具有较强解释力的理论视角，把研究对象聚焦于赤脚医生和农村居民之间的服务关系上。社会资本是一个具有高度概括力的新解释范式，根据本书研究的旨趣和内容，我们选择和利用帕特南（1993）关于社会资本的经典定义。帕特南的定义强调集体行为或组织行为的重要性，强调信任、规范和网络的重要性，其中，社会资本以信任为核心，以规范为内容，以网络为载体，三者相互联系、相互加强，共同构成社会资本理论体系。通过把以信任、规范和网络为三大基本要素的社会资本理论范式纳入到农村社区医生和居民服务关系的研究之中，我们试图从该理论视角探索赤脚医生时代和谐医患关系的原因。

（一）信任因素

福山（Fukuyama，1996）指出，所谓信任，是在一个社团之中成员

---

① 晏雪鸣、郑平安：《医患关系及纠纷的社会学轨迹寻绎》，《医学与社会》2006年第7期。

② 相关文献资料大都是从探讨赤脚医生产生和存在的原因这一视角进行研究的，而赤脚医生产生和存在的原因从侧面揭示了赤脚医生和村民和谐医患关系的原因。这方面较有代表性的文献资料包括，温益群：《"赤脚医生"产生和存在的社会文化因素》，《云南民族大学学报》（哲学社会科学版）2005年第2期；杨念群：《再造"病人"——中西医冲突下的空间政治（1832—1985）》，中国人民大学出版社2006年版；李德成：《合作医疗与赤脚医生研究（1955—1983）》，博士学位论文，浙江大学，2007年；王胜：《赤脚医生群体的社会认同及原因分析——以河北省深泽县为个案》，《中共党史研究》2011年第1期；梁立智、吕兆丰、王晓燕等：《赤脚医生时期北京村落维系医患关系的道德规范体系研究》，《中国医学伦理学》2012年第1期；等等。

对彼此常态、诚实、合作行为的期待，基础是社团成员共同拥有的规范，以及个体隶属于那个社团的角色。在一个成员之间相互信任程度较高的社会里，经济运行的交易成本将大大降低，正式制度的缺陷也可以得到有效弥补，这些都为社会经济的繁荣提供了必要条件。① 福山提出，与具有高社会资本和高信任度的美国、日本和德国等国家相对，在"低社会资本"的国家（如中国、韩国等），信任无法扩展到家庭以外的社会范围，因此这些国家的经济组织职能以家庭或家族企业为主，无法自发地产生大型经济组织，从而也就难以进一步提升经济效率。帕特南（Putnam，1993）指出，在社会资本的三个基本构成要素中，信任是社会资本的最关键因素，而互惠规范、公民参与网络能够促进社会信任。社会信任、互惠规范以及公民参与网络是相互加强的，它们对于自愿合作的形成以及集体行动困境的解决都是必不可少的。② 纽顿（Newton，1999）进一步分析认为，通过互惠和信任，社会资本把个人从缺乏社会良心和社会责任感的、自利的和自我中心主义的算计者，转变成为具有共同利益的、对社会关系有共同假设和共同利益感的共同体的一员从而构成了将社会捆绑在一起的黏合剂。③ 可见，高信任度会使人们产生对未来良好的心理预期，使人们基于互惠、互助基础之上的社会团结与合作成为可能，进而创造出一种无障碍的、润滑的、和谐的社会环境。自然，内嵌于该社会环境之下的社会关系也应该是和谐的，包括赤脚医生和村民契约服务关系。

　　相关研究成果证实了这一判断。据梁立智等（2012）在北京农村所做的问卷调查显示，在村民对赤脚医生的态度中，信任排在第一位；88.2%的管理者、96%的赤脚医生和95.2%的受益人群认为"村民比较信任或很信任赤脚医生"，其中73.1%的受益人群很信任赤脚医生；当进一步问及

————————

　　① ［美］弗兰西斯·福山：《信任——社会道德与繁荣的创造》，李宛蓉译，远方出版社1998年版，第55页。

　　② ［美］罗伯特·帕特南：《使民主运转起来：现代意大利的公民传统》，王列、赖海榕译，中国人民大学出版社2015年版，第195页。

　　③ ［英］肯尼斯·纽顿：《社会资本与现代欧洲民主》，冯仕政编译，转引自李惠斌、杨雪冬主编《社会资本与社会发展》，社会科学文献出版社2000年版，第152页。

"赤脚医生为村民治疗的效果不好（或有人亡故）时，村民通常会怎样"时，61.9%的管理者、65.1%的受益人群表示"赤脚医生已经尽力了，我能理解"，排在众多选项的第一位。① 同时，该项调查也揭示出相对于赤脚医生的技术，村民对赤脚医生的人品更为信任。由此可见，村民对赤脚医生的信任不仅取决于治疗效果的彰显，还取决于对医生本土资格的认定，以及由此引发的口碑和评价。②

村民对赤脚医生的信任表现为政治信任、"本地人"身份信任以及文化技术等方面的信任。在政治信任方面，当时对赤脚医生的选拔条件要求是家庭出身好、政治思想好，尤其优先选拔具备上述条件的贫下中农子女，村民特别是贫下中农对赤脚医生在思想感情上非常信任；在"本地人"身份信任方面，除了医患关系之外，赤脚医生和病人之间还具有其他在共同生活的村落中所形成的多重关系，如乡亲关系、邻居关系、亲戚关系、熟人朋友关系等。可见，赤脚医生和病人的交往已经远远超出了医患关系的范畴，形成了复杂深厚的人情网络。在这网络中，从己向外推构成的社会范围是一根根私人联系，每根绳子被一种道德要素维持着。③ 基于乡土人情网络，村民形成了对赤脚医生传统角色和身份的习惯性认同。在文化技术方面，赤脚医生时代的很多农村群众由于自己没有进过学校，没有读过书，不识字，对医生非常信任，对"公家"选派培训出来的从医者的能力毫不怀疑。当时农村普通老百姓对医生（哪怕是只受过很短时间的培训、医术极为低级的人）的信任几乎近于盲目。④ 根据厄普霍夫对集体社会资本的类型划分，由于农村群众对于赤脚医生多重维度和极高程度的信任属于认知性社会资本重要组成部分，所以它能够把广大村民和赤脚医生引向平等的合作与和谐的服务关系。

---

① 梁立智、吕兆丰、王晓燕等：《赤脚医生时期北京村落医患关系内容及特点调查研究》，《中国医学伦理学》2012年第1期。

② 杨念群：《再造"病人"——中西医冲突下的空间政治（1832—1985）》，中国人民大学出版社2006年版，第361页。

③ 费孝通：《乡土中国 生育制度 乡土重建》，商务印书馆2011年版，第35页。

④ 温益群：《"赤脚医生"产生和存在的社会文化因素》，《云南民族大学学报》（哲学社会科学版）2005年第2期。

（二）规范因素

规范是人们创造的、用以约束人们相互交流行为的框架。从其构成来看，它包括正式的约束或制度（如政策、规则、法律和宪法），以及非正式的约束或制度（如价值观念、伦理规范、道德观念、风俗习惯和行为方式）。早期关于社会资本的内涵往往被限定在关系和关系网络层面，随着研究的深入，一些学者认为社会资本还应该包括制度、规则等，于是把正式制度也纳入社会资本范畴之中。关系网络到制度规范是社会资本研究内涵的一种拓展，也是人们对社会资本认识的一种深化和发展。由于社会资本研究内涵的扩展，有学者就把社会资本分为关系型社会资本和制度型社会资本，把规范分为道德性规范（如舆论、习俗、道德）、契约性规范（如组织规则）和行政性规范（如法律）三种形式。

当人们从规范的视角对社会资本进行观察时，就会发现"互惠"与之社会资本的核心价值和意义，以至于许多人用"互惠规范"代替"规范"来进行表述。西美尔（Simmel）在关于人际互动具有互惠特征的基础上，提出"互惠的规范"，认为这是一种"内化的规则"。这种内化的规则使人类承认应当有相互报偿的义务，构成了人们团结合作的基础。纽顿认为，就社会资本而言，互惠是最重要的形式，是一个恩惠风水轮流转的社会及其公民的一个一般化的特征，即个体为他人提供便利并不是因为他希望立即并且以对方曾经受益的方式得到报答，也就是说，他将在必要的时候，在不固定的时间被一个不固定的人（很可能完全是一个陌生人）在将来的某个时候报之以好处。因此，一般化的互惠，包含着一定程度的不确定性、风险和自愿。① 埃里克森（Erikson）也认为，社区内部成员通过长期重复的博弈互动，会产生互惠合作的规范：关系紧密的群体内的成员们开发并保持了一些规范，其内容在于使成员们在相互之间的日常事务中获取的总体福利得以最大化。② 由此可见，这种互惠规范相当于"恩惠银

---

① ［英］肯尼斯·纽顿：《社会资本与现代欧洲民主》，冯仕政编译，转引自李惠斌、杨雪冬主编《社会资本与社会发展》，社会科学文献出版社 2000 年版。
② ［美］罗伯特·C. 埃里克森：《无需法律的秩序：邻人如何解决纠纷》，中国政法大学出版社 2003 年版，第 204 页。

行"，它意味着在建立了长期互惠关系的人们中存在某种程度的对称性，这种对称性的人际关系不仅有利于抑制人们的利己主义和机会主义的动机和行为，克服社会中的各种社会困境和集体行动问题，更为重要的是，它是人际关系运作中信任产生的社会基础，可以促进"普遍主义信任"观念，遏制和抵消各种狭隘的、封闭的"特殊主义信任"观念。这种道德规范的力量迫使人们把自身的社会行动纳入规范的轨道，促使人们之间普遍信任的形成，最终使得集体行动成为可能。正如科尔曼（Coleman）所言：在某些自治体的村庄、公社以及部落社会中……通过人们共同遵守的规范，限制某些行动，鼓励其他活动。……规范的功能相当于法治社会中法律的作用，社区实施的惩罚相当于在政府职能完善的社会中，由政府实施的合法惩戒行动。①

如果按照之前的划分（即把规范划分为道德性规范、契约性规范和行政性规范三种形式）与赤脚医生时期的社区医生和村民服务关系加以比照，就不难发现在赤脚医生时期呈现出的是一种强道德性规范、弱行政性规范，以及契约性规范阙如的规范格局。首先，除了人民公社和生产大队这一类行政型组织外，该时期几乎不存在任何形式的经济型和社会型组织，更别说由后两类组织制订的规则和与服务对象达成的契约。另外，赤脚医生是中国在社会经济不发达情况下主要依靠政治动员来解决农村基本卫生保健问题的一次尝试。②受政治观念和政治动员的影响，行政性规范主要体现为：一是按照政治观念选拔和培养赤脚医生；二是通过媒体宣传和社会表彰来鼓励和制约赤脚医生，使其按照社会对自己的要求来塑造、表现和发展自身行为。除此之外，缺乏对赤脚医生行医条件和行医职责的专门管理规范。与之形成鲜明对比的是，赤脚医生和村民之间由于受到血缘、地缘关系的影响而表现为熟人社会下复杂的藤蔓关系，这种藤蔓关系网中的社会道德制约因素表现得尤为突出。在这种熟人社会中，赤脚医生的服务不仅获得一种天然的支持系统（即村民的配合与理解、大队和家人

---

① ［美］詹姆斯·科尔曼：《社会理论的基础》（上），社会科学文献出版社1999年版，第380页。

② Daqing Zhang and Paul U. Unschuld, "China's Barefoot Doctor: Past, Present, and Future", *The Lancet*, Vol. 372, 2008, p. 1865.

的支持），还受到相应的监督与社会道德制约。[①] 由于赤脚医生和村民之间很可能存在某种亲戚关系，二者之间自然也具备了某种相互的亲情与家庭道德情感，这样赤脚医生一方面易于得到亲戚的配合与支持；另一方面其行为也会受到亲戚的监督和大家庭内部道德的约束。由于赤脚医生和村民是基于村落地缘的乡亲关系，两者具有共同的语境、文化和道德背景，这样既易于形成建立在具体人格、品性、修养认可基础上的信任关系，同时也易于受到村落内道德舆论及文化习俗的约束。

赤脚医生和村民之间的道德性规范不仅呈现向度上的相互性特征，而且具有身份上的平等性特征。这种道德性规范既是天然存在于村落社会的，也是在赤脚医生和村民之间平等的医患交往、频繁的社会互动过程中内生而来的。同样是农民出身、半农半医的赤脚医生身份在心理上弱化了与村民之间不平等的劳作地位，同时赤脚医生并不完全支配着病人、治疗方式也不完全是由医生决定后命令或强加给病人，而是通过谈话让病人知情，与病人取得了一致性，所以病人对医生给自己的建议都比较乐意采纳并服从，对治疗一般疾病较为满意。在选择治疗方案和用药时，赤脚医生不仅仅依据"必要"，往往还会考虑"可行"，所以病人感到很"贴心"。[②]

（三）网络因素

一般认为，布迪厄（Bourdieu，1986）是最早从社会网络的角度来研究社会资本的，他指出，社会资本就是实际的或潜在的资源的集合体，那些资源是同对某些持久网络的占有密不可分的；这一网络是一种体制化的网络，是同某团体的会员制相联系的，它从集体性拥有资本的角度为每个会员提供支持，提供为他们赢得声望的凭证。[③] 科尔曼也是延续这个思路，

---

① 梁立智、吕兆丰、王晓燕等：《赤脚医生时期北京村落维系医患关系的道德规范体系研究》，《中国医学伦理学》2012 年第 1 期。

② 温益群：《"赤脚医生"产生和存在的社会文化因素》，《云南民族大学学报》（哲学社会科学版）2005 年第 2 期。

③ Pierre Bourdieu, "The Forms of Social Capital", John G. Richardson, eds., *Handbook of Theory and Research for the Sociology of Education*, Westport, CT: Greenwood Press, 1986, p. 248.

把关系网络作为社会资本的基本内涵进行研究,其后的许多学者在研究社会资本时,也都强调关系网络的意义,只不过有的学者强调正式关系,而有些学者更加强调非正式关系。正式关系是指通过一定的程序、契约等正式的形式在个人或者组织间形成的一种相对稳定的、具有一定约束力的相互联系;非正式关系则是指个人或组织通过一些亲缘、地缘等因素形成的一种相对稳定、不具备强约束力的相互联系。前者是人们为了某些共同的目标、利益和期望自觉构建而成的,而后者则是在人们在生活中自发形成的。但无论是正式关系网络还是非正式关系网络,它们都具有以下特征:互惠交换、强制信任、价值内化与动态团结,正是这种受到理性驱动、文化驱动、规范驱动而形成的不同特征,使得嵌入于关系网络中的社会资本形成具有了特定的基础。①

帕特南把关系网络划分为横向为主的关系网络和垂直为主的关系网络。其中,横向关系网络把具有相同地位和权力的行为者联系在一起,而垂直关系网络将不平等的行为者结合到不对称的等级和依附关系之中,帕特南尤其强调横向关系网络的重要性。受帕特南的影响,伍尔考克(Woolcock,2004)将社会资本分成紧密型、跨越型和垂直型三种类型。他认为,贫困群体的特征是具有很强的紧密型社会资本,较少的跨越型社会资本,但是基本没有垂直型社会资本,而后两者恰是促进社区经济发展的关键性因素,因而也是社区发展所关注的重点。② 布朗从系统主义本体论视角出发,把社会资本划分为微观、中观和宏观三个层面。微观层面上的社会资本是一种嵌入自我的观点,是个人融入网络的产物,它以关系的形式而存在;中观层面上的社会资本是一种结构的观点,以非正式制度、组织惯例、习俗规则而存在,强调个人、企业、社区、团体等在社会结构中所处的特定位置引起的对资源的可获得性;宏观层面上的社会资本是一种嵌入结构的观点,关注的是外在文化、政治和宏观经济对网络中社会联系的性质、网络结构的影响,以及对网络构建、变化和转移的动力影响。

---

① 姜振华:《论"社会资本"的核心构成要素》,《首都师范大学学报》(社会科学版)2008年第5期。

② Michael Woolcock, "Why and How Planners Should Take Social Capital Seriously", *Journal of the American Planning Association*, Vol. 2, 2004, pp. 183 - 189.

这三个层面并不相互排斥，它们相互作用，根据讨论问题的不同而各有侧重，任何给定的问题都需要在这三个层面上进行分析。① 与布朗的三个层面相对应，奥斯特罗姆也提出了三类社会资本的含义，即狭义的社会资本、过渡的社会资本和扩展的社会资本。狭义的社会资本也就是微观层面的社会资本，指的是社会资本作为个人的"联系"；过渡的社会资本即是中观层面的社会资本，它强调社会资本的公共产品性质；扩展的社会资本即宏观层面的社会资本，指的是将社会资本与集体行动和公共政策联系起来。

　　以上虽然对社会资本划分的角度各不相同，但是都强调把关系网络作为社会资本类型划分的关键要素与核心指标，所不同的是把社会资本仅仅限定于个人关系网或利益群体，还是进一步扩展为在更广阔的社会背景下研究这种网络结构如何促进了普遍信任和互惠规范的形成。当我们从关系网络这一视角观察赤脚医生时期的医生和村民服务关系时，就会发现该时期这种关系是一种自发形成的、以横向参与网络为主的非正式关系。首先，赤脚医生和村民之间的多重关系——除了医患关系，还有乡亲关系、邻居关系、亲戚关系、熟人朋友关系等——具有先在性，并非人们有意、自觉地建构起来。同时，这种通过一些亲缘、地缘等因素自然形成的稳定、约束力较弱的关系也属于非正式关系。从社会资本层次划分来看，这种关系应属于个体社会资本，是一种以个人为中心的社会关系网络。费孝通先生提出的"差序格局"理论②，深刻地揭示了我国传统社会关系网络的特征。中国差序格局社会所形成的农村社会网络是一种基于传统血缘、地缘、业缘等初级社会关系的网络体系，主要通过血缘、地缘、家缘、姻亲、宗族、家族等网络进行沟通和互动，中国人能动用的社会资本其实也就是这诸多按亲疏排列的关系集合。③ 赤脚医生和村民在这种基于血缘和

---

　　① ［美］托马斯·福特·布朗：《社会资本理论综述》，《马克思主义与现实》2000 年第 2 期。

　　② 费孝通先生在《乡土中国》一书中提出了中国传统社会结构特点是"差序格局"，用来描述亲疏远近的人际格局，"好像把一块石头丢在水面上所发生的一圈圈推出去的波纹。每个人都是受他影响所推出的圈子的中心。被圈子的波纹所推及就发生联系。每个人在某一时间每一地点所动用的圈子是不一定相同的"。在差序格局中，"社会关系是逐渐从一个一个人推出去的，是私人联系增加，社会范围是一根根私人联系所构成的网络"。

　　③ 马红梅、陈柳钦：《农村社会资本理论及其分析框架》，《经济研究参考》2012 年第 22 期。

地缘等编织而成的藤蔓关系网中，易于形成医患间的相互信任、包容与协作，从而促进医患关系的和谐、共识与共荣。此外，由于赤脚医生和村民在身份地位上的相对平等性，他们之间就构成了一种横向关系网络。横向关系网络越紧密，人们就越有可能进行为了共同利益的合作，就解决集体行动困境而言，横向网络要比垂直网络的作用更大。① 因此，这种具有强同质性的横向关系网络为赤脚医生和村民提供了信任和互惠的基础，便于网络内部的合作与协调。

用信任、互惠规范和关系网络三个因素来阐释和分析我国赤脚医生时期的社区医生和居民服务关系，可以发现这不仅仅是一个独特的理论视角，而且是一个具有强解释力的理论体系。具体来讲，在社会资本理论视角下，以社会相似性信任为核心、以互惠性社会道德规范为基本内容、以同质性横向关系网络为支撑，三者相互依赖、共同塑造出赤脚医生和农村居民健康、和谐的医患关系。虽然这种社会资本具有封闭性、单一性和同质性，是一种较低水平的社会资本形式，但是它在特定的历史时期为稳定、持久、和谐的医患关系做出了一个合理的注脚。

20 世纪 80 年代后，由于家庭联产承包责任制的推行，导致农村合作医疗制度瓦解。到 1989 年，继续实行农村合作医疗制度的行政村仅占全国的 4.8%。与此同时，赤脚医生也失去了赖以生存和发展的经济依托，部分赤脚医生开始转变成为个体执业者。而导致赤脚医生彻底消亡的是 1985 年卫生部宣布取消"赤脚医生"这个名称，考核合格者转为乡村医生。这一改变不仅是名称上的，而且也是实质上的。② 由于乡村医生被置于市场经济的格局中，他们更多地注重疾病治疗，而原来属于赤脚医生职责范围的计划免疫、爱国卫生、改水改厕等工作遭到严重削弱，作为合作医疗和赤脚医生载体的农村三级卫生网络服务基本瓦解。居于市场转型期的乡村医生表现出典型的个体性特征：首先，村医在医疗服务上更多考虑自身收益，疏远了与村民的乡情关系；其次，村医之间的竞争体现了优胜

---

① ［美］罗伯特·帕特南：《使民主运转起来：现代意大利的公民传统》，王列、赖海榕译，中国人民大学出版社 2015 年版，第 205 页。

② Daqing Zhang and Paul U. Unschuld, "China's barefoot doctor: past, present, and future", *The Lancet*, Vol. 372, 2008, p. 1865.

劣汰的市场原则，疏远了村医之间的网络连接；最后，村医与政府卫生组织以及村镇相关组织的疏远，也增强了村医的个体行为特征。[①]

合作医疗制度的瓦解和赤脚医生角色的转变，导致农村初级卫生保健陷入困境。从1985年到2003年近20年间，农村居民失去了基本的医疗保障，致使大量农村患者有病不敢医、因病致贫和因病返贫；另一个同样显著却容易被人们所忽视的变化是，农村居民从此失去了赤脚医生对他们身体健康状况的庇护，乡村医生和村民之间的服务关系演变为短暂性、间断性和脆弱性。短暂性表现在医生和村民互动的时间宽度上，即在业务范围上剥离了健康促进、卫生宣传等公共卫生服务，村民只有在身体生病的情况下才去看医生，而医生也只有在给村民治疗疾病这一段时间内才与村民发生联系，并且医生为了多看病多挣钱，更倾向于多开药多打针，无暇再通过谈话这种"人文关怀"方式安抚病人的情绪、深入了解病情的来龙去脉以及想方设法消除病人的各种疑虑；间断性表现在医生和村民互动的时空密度上，即在患者两次生病的时间段内两者几乎处于交往空白期，两次生病之间有何因果关联医生往往也不得而知，更何况当村民患了较难医治的疾病后一般选择到别的村庄、乡镇或县城四处求医，他们面对的往往都是陌生的医生，接受的往往也是不连贯的治疗；脆弱性表现在医患关系的性质上，由于医生的角色已沦为纯粹的谋利者，医生和村民之间的关系已不仅仅是过去那种温情脉脉的乡土亲情关系，而主要是一种赤裸裸的利益关系，过去的那种信任、互惠、合作、宽容、友爱等价值观逐渐弱化和消失，两者也由过去的合作者、共同体演变成为利益的潜在或显在冲突者，连接医患两头的那根纤细的线绳已然无法承受起各种意外或风吹草动，面临随时可能断裂的风险。从此，农村居民步入了一个漫长而艰辛的盲目自由择医时代。

二　从全科医生团队到家庭医生制度

2009年4月，中国拉开了新一轮医药卫生体制改革的帷幕。随着中央

---

①　李斌：《村医行为、农合制度与中国经验》，《湖南师范大学社会科学学报》2011年第5期。

和地方政府以及社会各界对新医改的持续关注和热烈讨论,尤其是近年来随着医患关系的持续紧张与不断恶化,伤医案例时有发生,人们开始反思如何让医患关系回归正常以及如何重塑健康、和谐的医患关系。为了保障和改善城乡居民健康状况、提高基层医疗卫生服务水平、促进医疗卫生服务模式的转变,2011 年国务院出台《关于建立全科医生制度的指导意见》,"全科医生"概念开始进入公众视野。根据中国的具体国情,我们认为所谓全科医生,是指立足于城乡基层社区,主动为社区居民承担预防保健、常见病及多发病诊疗和转诊、病人康复和慢性病管理、健康管理等综合性、连续性、协调型及一体化服务,他们被称为居民的健康"守门人"。①

事实上,早在 2004 年前后,我国各地已陆续开展全科医生团队服务的实践。上海市 2004 年在"社区健康促进行动计划"中提出"实行团队式服务",由"社区卫生服务中心组建团队,社区居民选择团队",随后总结出"社区卫生服务平台 + 全科团队"为核心的新型社区卫生服务模式,由全科医生、社区护士、公卫医师等组成"全科服务团队",通过居住地管理形式,以建立家庭健康档案为抓手,为社区居民提供"六位一体"的卫生综合服务。② 2006 年上海开始推行全科团队服务模式,各社区卫生服务中心结合该社区的实际情况进行不断探索,产生了四种不同的模式——"三元一体"服务模式、"四元一体"服务模式、"链式"服务模式和"户籍医生"服务模式。③ 北京市东城区也从 2006 年开始实行以社区卫生服务信息平台为依托,以社区卫生服务网格化管理为基础的全科医生团队服务

---

① 在国外,私人医生通常也被称为全科医生(general practitioner,GP)。但是,国外所指的全科医生概念显然不同于中国语境下的全科医生,它是指正规医学院毕业、全面掌握临床各种常见疾病,且经过社会学、心理学、运动学、营养学、康复训练学等全科知识的系统培训,专门为客户提供上门服务的日常健康管理与维护的私人保健医生。他们掌握每一个会员一生的健康状况,为其提供全程医疗服务。其核心工作是为客户上门提供个性化的健康咨询与指导、定期对客户的健康状况做出综合性评价与疾病预警、必要时还要向客户提供疾病诊治的医疗服务。世界全科医学会组织(WONCA)指出,全科医生应扮演四个角色:一是处理病人目前表现出来的健康问题;二是使病人养成正确的就医行为;三是注意并处理慢性或不活动性的健康问题;四是推动建立健康的预防保健措施。

② 孙秀云:《社区卫生服务团队运行模式探讨》,《卫生软科学》2011 年第 7 期。

③ 玄泽亮:《上海市社区全科服务团队模式的比较分析》,《中国全科医学》2011 年第 34 期。

模式，基本形成以"集成化团队、网格化管理、信息化支撑、责任制服务"为特色的全科医生团队服务模式。此外，天津市、杭州市、武汉市等地也陆续进行了全科医生团队服务模式的积极探索。

全科医生团队，即由全科医生、公共卫生医师和护士等组成，以社区卫生服务中心（站）为平台，通过成员间的优势互补、相互支持与合作，为特定片区和一定数量的居民提供基本医疗和公共卫生服务。推行全科医生团队制度，不仅可以提高医疗卫生服务的整体质量和效率，还能提升服务的连续性和协调性，促进社区卫生服务模式的进一步转变。由于全科医生团队是由不同知识背景、技术、技能、信息和专长的成员构成，他（她）们的组合可以增进彼此之间伙伴式的协作、支持和信赖，可以汇集解决实际问题所需的各种智慧、经验和创造力，可以快速解决具有复杂性特征的各种实际问题；同时，全科医生团队的建立，能够改变传统的坐堂式工作模式，真正把社区卫生服务融入社区、贴近居民，为居民提供近距离的、高质量的服务，提高社区卫生服务的工作效率和效果。①

但是，全国各地全科医生团队服务模式的开展情况效果不一，有运行良好真正使社区居民受益的，也有流于形式的。归纳研究者们的观点，可以发现，全科医生团队存在的原因无外乎服务理念、人力资源、团队组织和配套制度建设等方面。因此，众多的研究者几乎无一例外地认为，只要对当前的全科医生团队制度继续进行建设并加以完善，那么这个充满旺盛生命力的制度模式将会迅速在全国各地开花结果。

自2010年开始，上海、北京、深圳、青岛、武汉等城市在社区卫生服务发展中先后提出了"家庭医生"服务的概念，并且在原有的全科医生团队服务模式的基础上，探索开展深化家庭医生服务模式改革的试点工作。这些地区以常住或户籍居民为范围，建立与居民签约的机制，通过政策手段引导居民自愿在社区首诊，通过预约提供基本医疗、公共卫生和指导转诊等服务。②

---

① 朱荣、李士雪：《社区全科医生团队服务模式探讨》，《中国卫生事业管理》2008年第8期。
② 许岩丽、刘志军、杨辉：《对中国卫生守门人问题的再思考》，《中国医院管理》2007年第8期。

1991 年世界全科医学会组织对全科医生的称谓曾有一项声明:全科医生一词与家庭医生一词完全同义,只是顾及各国家的习惯叫法而不同。如欧美一些国家称为家庭医生,或称通科医生;在中国,全科医生和家庭医生的称谓也完全同义,只是在不同的场合和语言环境下叫法不同而已。这就带来了一个新的问题,既然全科医生和家庭医生这两个概念的内涵一致,那各地为什么放弃全科医生团队制度,转而提出由家庭医生制度取而代之呢?

许多研究者一致认为,家庭医生制度是现有全科医生团队制度模式的深化和发展。贺小林、梁鸿指出,家庭医生制度较之全科医生服务团队更为深化,主要体现在以下三个方面:一是全科医生团队服务的场所主要在社区卫生服务机构,是一种针对社区层面上的服务,而家庭医生制度的服务则从社区细化到家庭,为居民提供个性化、连续性的服务;二是全科医生团队总体上是一种团队负责制,对社区群众承担面上的责任,而家庭医生制度主要是以家庭医生的责任为基础,强调综合服务,由家庭医生承担签约服务对象的健康责任,强调的是点对点的责任;三是较之全科医生团队服务,家庭医生服务更加强调以全科团队为基础的、通过纵向资源的联络和整合的协同服务。除了不同主体责任的变化,同样重要的一个变化体现在组织管理方面,即全科医生团体模式下社区卫生服务的提供主要依靠的是自上而下的行政指令,体现为一种任务的执行;而在家庭医生制度下,家庭医生承担的是自下而上的居民需求所激发的服务形式,服务内容也不再完全依据行政指令来确定。自下而上的服务需求变化必将改变以往自上而下的行政化服务提供方式,从而引发社区卫生组织管理关系的制度创新和变革。① 概括来讲,全科医生团队服务是自上而下的行政动员式的"面对面"服务,而家庭医生服务强调的是自下而上的居民需求激发式的"点对点"服务。

除了上述原因外,既是家庭医生制度和全科医生团队制度的不同侧重点,又是前者取代后者的理由:一是与全科医生团队制度相比,家庭医生制

① 贺小林、梁鸿:《推进家庭责任医生制度改革的理论探讨与政策建议》,《中国卫生政策研究》2012 年第 6 期。

度设计上更加强调建立签约机制，使社区居民在充分了解家庭医生服务的有关信息和在自愿选择的基础上，形成家庭医生与社区居民的签约服务机制；二是家庭医生制度设计上更加强调社区首诊和双向转诊制度，由于家庭医生服务更加注重与二级、三级医院和专家的纵向协同服务，这就有可能使签约居民首诊在社区、转诊至上级医疗机构、康复回社区的设想成为现实。

可以看出，家庭医生制度建设的核心目标是试图为社区居民提供更加个体化的、连续性的、有价值的服务。然而，由于家庭医生制度目前还处于试点阶段和探索时期，距离真正意义上的居民健康"守门人"角色有不小的差距。如现有家庭医生数量不足、质量难以满足居民的期望，自由就医的就诊模式短时期难以改变、致使社区首诊无法实现，双向转诊渠道不通畅、社区与二级、三级医院间的双向转诊难以实现，医保支付方式改革不到位、社区医生缺乏维护居民健康的激励，居民对签约的家庭医生顾虑重重、有效签约率较低，等等。①

家庭医生制度在设计的过程中也受到不少质疑：第一，家庭医生制度服务供给的主体是公立医疗卫生机构，因而不可能形成有效的竞争机制。竞争是卫生服务提供者改进服务方式、提高服务质量的最有效手段，如果社区医疗机构以公立为主体，那就意味着政府在一个社区不可能建立足够数量的能够形成竞争的公立医疗机构，也就意味着在一个社区内垄断性提供服务的公立医疗机构即使服务水平再低、服务质量再差也不会关门倒闭。没有竞争压力，也就没有了提高服务水平、改进医疗质量的动力，没有足以吸引社区居民的医疗服务技术和质量，社区居民又怎么可能接受社区首诊制？② 第二，家庭医生制度下的社区医生不是自由执业者，而仍然是事业单位序列内的固定执业者或多点执业者，这就表明当前的社区医生没有医疗机构的剩余控制权和剩余索取权，换句话讲，即没有收入分配自主权和用人自主权。如果没有收入自主权和用人自主权，社区医生何来积极性去控制成本、同时努力做好服务以争取更多的社区居民签约首诊？③

---

① 杜学礼、鲍勇：《家庭医生制度：走向有序的"第二次革命"》，《东方早报》2012 年 7 月 31 日第 4 版。

② 朱恒鹏：《对社区医生的激励从何而来？》，《中国卫生》2013 年第 4 期。

③ 同上。

第三，在家庭医生制度设计的全过程中，作为被服务对象的社区居民始终处于一个被动接受式的状态——被宣传签约、被代表意愿诉求、被选择服务，完全没有体现出公民参与性和主动性。脱离了社区的社会资本"软环境"和居民实际服务愿望需求的制度又怎么能调动起居民参与的积极性，签约服务对居民又怎么会有很强的吸引力？基于以上制度设计和制度运行中的弊端，有理由认为现行家庭医生制度试点仍需继续完善和发展，才能建立起一种更适合中国国情、更具科学合理、连续协调性的社区医生和居民新契约服务关系模式。

　　需要指出的是，上海等地的家庭医生制度试点大都局限于城市社区，而广大农村地区开展家庭医生签约服务的积极性尚未激发出来。鉴于此，为规范乡村医生服务内容、转变乡村医生服务模式，国家卫生和计划生育委员会于2013年发布了《关于开展乡村医生签约服务试点的指导意见》。《关于开展乡村医生签约服务试点的指导意见》要求农村居民在自愿的前提下与乡村医生签订服务协议，乡村医生为签约农村居民提供包括基本医疗、基本公共卫生服务、预防保健、转诊、健康管理在内的综合性服务。2015年，国务院办公厅印发《关于推进分级诊疗制度建设的指导意见》，提出要到2020年逐步形成基层首诊、双向转诊、急慢分治、上下联动的分级诊疗模式。作为分级诊疗制度的保障机制，《关于推进分级诊疗制度建设的指导意见》再次强调要推进居民或家庭自愿与家庭医生团队签订服务协议，建立基层签约服务制度。正是由于认识到家庭医生签约服务是推进分级诊疗制度建设的基础和关键着力点，在总结各地城乡社区签约服务的基础上，2016年国务院医改办等七部委重磅推出《关于推进家庭医生签约服务的指导意见》，该《意见》要求到2020年，力争将签约服务扩大到全人群，形成长期稳定的契约服务关系，基本实现家庭医生签约服务制度的全覆盖。不可否认，这些政策文件充分体现出国家在深化医药卫生体制改革、推进"健康中国"建设上的雄心和决心。这也需要研究者们从学理上探索家庭医生签约服务模式的可为进路。基于此，在对中国的历史经验和国外初级卫生保健服务提供模式考察的基础上，本书探索提出"健康守护人"制度模式，以此作为农村社区医生和居民契约服务关系的未来去向。

第四章　欧洲初级卫生保健体制改革及其启示

若要探索一种更加适合中国国情、更具服务连续性和协调性的契约服务关系新模式，不但要从中国丰富的历史资源中挖掘"宝藏"，还要从国际社会的相关制度模式中寻求可资借鉴的经验。其中，欧洲国家初级卫生保健服务模式，尤其是内嵌于初级卫生保健中的守门人制度改革，对于中国社区医生和居民契约服务关系的建立具有重要的参考价值和借鉴意义。本章的任务是考察欧洲初级卫生保健制度改革的丰富样态，以及它们对于中国初级卫生保健改革具有哪些重要启发。

国际社会对于初级卫生保健（Primary health care，PHC）的探索由来已久，但是首次系统地阐述初级卫生保健的战略架构是在 1978 年的《阿拉木图宣言》上。《阿拉木图宣言》指出，初级卫生保健是一种基本的卫生保健，其含义包括：（1）是由社区通过个人和家庭的积极参与，依靠科学的、又受社会欢迎的方法和技术，费用也是社区或国家在各个发展时期依靠自力更生和自觉精神能够负担得起的、普遍能够享受的卫生保健；（2）是国家卫生系统的中心职能和主要要素；（3）是国家卫生系统和社区经济发展的组成部分；（4）是个人、家庭和社区同国家系统保持接触、使卫生保健深入居民生活与劳动的第一环节。它关注保健的互助性和公平可及性，关注健康保护和健康促进而非疾病治疗，关注卫生保健对人群的影响，而非卫生行业自身的发展，强调在解决社区卫生问题时应开展更广泛的部门合作。[①]

---

① WHO, *Declaration of Alma-Ata. International Conference on Primary Health Care*, Alma-Ata, USSR, http：//www. who. int/publications/almaata_ declaration_ en. pdf. .

另一个被人们视为初级卫生保健的同义词并与之混为一谈的关键词是基本保健（Primary care，PC）。基本保健的概念可以界定为介于非规范的保健服务和规范的医院服务之间的一类服务，它为人们提供能解决宽范畴健康问题的场所，是卫生体系用以引导病人的中心，它所提供的服务既包括诊断，也包括治疗、康复和缓和护理。相对于专注宏观社会政策、需要跨部门合作的初级卫生保健来讲，基本保健这一概念更强调在卫生保健系统框架内提供一系列更具针对性的服务。然而相对于由全科医生（家庭医生）提供的服务对基本保健的概念来说，这一概念则更加宽泛（如图4 - 1）。这一"中间状态"是欧洲国家基本保健的核心，也是改善卫生保健服务供给连续性和协作性的关键。①

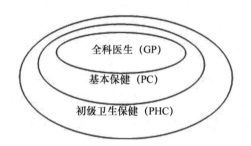

图4 - 1　基本保健与初级卫生保健概念的关系

厘清这两个似是而非却又有着千丝万缕联系的概念是展开本书研究的前提。世界卫生组织健康问题社会决定因素委员会（Commission on the Social Determinants of Health）在报告中涉及了这两个概念：《阿拉木图宣言》把促进初级卫生保健作为通往平等、良好的全球健康的重要手段，不仅仅指的是在初级层面的卫生服务，而是更加关注社会、经济和政治等导致不良健康结果的卫生系统模式。② 饶有趣味的是，西方学者在本领域的研究

---

① Wienke G. W. Boerma, "Coordination and Integration in European Primary Care", Richard B. Saltman, Ana Rico and Wienke Boerma, eds, *Primary Care in the Driver's Seat? Organizational Reform in European Primary Care*, Buckingham：Open University Press, 2006, pp. 5 - 6.

② Commission on the Social Determinants of Health, *Closing the gap in a generation：Health equity through action on the social determinants of health*, Geneva：World Health Organization, 2008, p. 33.

对象大量集中于基本保健而非初级卫生保健，这或许是由于对基本保健的研究在理论上更成体系、更具有可操作性，并且基本保健是初级卫生保健的核心，研究基本保健其实是抓住了初级卫生保健的"牛耳"；或许是由于不少学者仍然对这两个概念无意识、未加区分地使用，致使对基本保健的研究和对初级卫生保健的研究重叠交织在一起。延续西方学者的研究范式，本书研究对于初级卫生保健服务模式的考察，在很大程度上是基于对基本保健服务的考察，不同的是，又在一定程度上突破了传统研究的局限，放大到更为宏观的经济、社会、文化、生态环境等政策视野中加以观察和研究。

本章的研究拟从以下几个方面展开：首先是对初级卫生保健的发展演变历程做一回顾，旨在了解初级卫生保健的革命性意义，"综合性初级卫生保健"为何在实践中沦为"选择性初级卫生保健"，到 2008 年 WHO 在《世界卫生报告》中为何提出重振初级卫生保健？接下来以初级卫生保健的强弱程度为观察视角，来分析欧洲初级卫生保健体制的多元化模式及改革举措；在此基础上归纳出欧洲初级卫生保健体制改革的发展趋势，它们从某种程度上代表了全球范围内初级卫生保健改革的大趋势；最后的落脚点是从国际视野来审视中国的初级卫生保健体制改革，以及对于建立社区医生和居民契约服务关系所具有的重要启示。

一　初级卫生保健体制的演变历程

《阿拉木图宣言》被认为是世界卫生事业发展史上的一次革命，其革命性体现在它所倡导的初级卫生保健是作为一条"替代性"的卫生保健发展道路被探索、提出和倡导的。人们意识到，要实现《阿拉木图宣言》所倡导的价值观——社会公正和人人享有更加健康的权利、参与及团结——卫生保健系统的运作模式及利用其他部门潜能的方式必须发生根本性变革。它要替代的卫生保健发展道路是在当时占统治地位的、以生物医学为基础和核心的卫生发展道路。通过对两种截然不同的卫生发展路径进行对比，可以更加全面、清晰地认识到初级卫生保健的革命性特征（见表 4-1）。

表4-1　　　　　初级卫生保健与传统卫生保健发展路径的比较

特征	传统卫生保健路径	初级卫生保健路径
健康观	疾病与体虚的匿迹	身心健康社会幸福的总体状态
影响健康的原因	生物学因素起决定性作用	社会因素起决定作用
健康责任主体	家庭、个人	政府、社区、家庭和个人
维护健康的方法	生物医学技术	生物医学技术和社会、经济、文化的整体综合发展
卫生保健的重点	疾病治疗	健康促进和疾病预防
服务的提供	医疗专业人员提供服务	全社会共同参与服务提供
服务的特征	可靠性	可靠、可及、可负担
服务的对象	部分付得起费的人	所有有需要的人
服务的使用	付费	免费或支付少量费用
决策相关人	医学专业人员	所有相关者共同协商
系统评价	疾病控制指标的改善	人口健康指标的改善

资料来源：周业勤：《初级卫生保健：我国社区卫生服务治理化改革研究》，科学出版社2014年版，第8页。

　　与之相应，基本卫生保健服务在关注点、内容、组织和责任主体方面也需要发生根本性转变——关注点从传统的疾病和治疗转变为健康、预防、护理和治疗；在内容上从诊断、短暂性、针对特定问题服务转变到健康促进、连续性和综合性服务；在组织上从专科、内科医生和单独执业转变到全科医生及其他领域人员组成的团体，在责任主体上从卫生部门、医学专业主导和被动反应转变为部门间合作、社区参与及自我负责。①

　　但是，初级卫生保健若要实现上述变革并非易事，它需要各国在以下方面同时发生变化：社会经济地位和资源配置变化、以卫生体系发展为核心，以及强调基本卫生服务。由于实现大规模变革显得过于理想化并且代价昂贵，初级卫生保健最终被一种以疾病为核心、选择性的模式所取代，

---

　　① Barbara Starfield, *Primary care: Balancing Health Needs, Services and Technology*, New York: Oxford University Press, 1998, p. 12.

这种模式就是"选择性初级卫生保健"。从《阿拉木图宣言》倡导综合性的初级卫生保健，到被迅速抛弃转而接受选择性初级卫生保健，其时间之短、变化之大令人愕然，也令人深思。斯塔菲尔德（1998）认为，在许多国家，初级卫生保健所强调的"贴近人群"（nearness to the people）理念与基于医院的专科医生控制下的以技术、专业化、医院优先和医学教程为基础的卫生体系格格不入；卫生服务的"需求关联"（needs-related）原则在那些信息体系（能够系统记录卫生需求或者评估卫生服务的影响）尚未建立的国家中很难被人理解；另外，"社区导向"（community orientation）在大多数工业化国家的卫生体制中毫无历史基础。[1] 世界卫生组织（2000）列举出部分原因：资金不足；工作人员在预防或涉及社区以外范围的事务上费时较少；培训和设备不足难以应付遇到的问题；保健质量常常很差；转诊系统被实践证明难以正确操作。[2] 周业勤则从更为宏观的因素入手，把其原因归纳为：（1）结构调整摧毁了综合性初级卫生保健的基础；（2）政府维护国民健康权利的意愿不足；（3）卫生保健系统实施综合性初级卫生保健的意愿和动力不足；（4）初级卫生保健本身缺乏明确性以及必要的支撑条件；（5）选择性初级卫生保健具有多方面的优势。[3] 总的来看，选择性初级卫生保健取代综合性初级卫生保健的原因是多方面的，其中既有初级卫生保健倡导的核心理念在现实世界的"水土不服"，也有各国卫生体系存在的弊端导致其实施意愿和能力不足，还包括政治、经济、社会、文化等各种外部制约因素。

（一）选择性初级卫生保健及其局限性

所谓选择性初级卫生保健，就是把《阿拉木图宣言》中提出的初级卫生保健概念狭义化，以垂直项目的形式针对一些较为突出、紧迫又具备成

---

① Barbara Starfield, *Primary care*: *Balancing Health Needs*, *Services and Technology*, New York: Oxford University Press, 1998, p. 11.

② 世界卫生组织：《2000 年世界卫生发展报告——卫生系统改进业绩》，人民卫生出版社2000 年版，第 14 页。

③ 周业勤：《初级卫生保健：我国社区卫生服务治理化改革研究》，科学出版社 2014 年版，第 11—14 页。

107

本效益的健康问题加以干预，旨在通过一系列项目的完成逐步提高人们的健康水平。它没有像"宣言"中所设想的那样强调卫生体系的发展、可持续以及基础设施建设以改善人们健康，而是最初在发展中国家把卫生保健项目集中于发育监测、口服补液治疗、母乳喂养和接种疫苗上（这4个项目简称 GOBI），后来一些机构又增加了计划生育、母亲教育和食品补充项目（简称 FFF）。上述两个阶段的项目通常被简称为 GOBI-FFF，目标人群被限定在 15—45 岁的育龄妇女和 5 岁以下的儿童。①

　　通过对以上两种初级卫生保健模式加以对比，可以更加直观地看出它们之间迥然不同的本质特征（见表 4-2）。

表 4-2　　　　选择性初级卫生保健与综合性初级卫生保健的比较

特征	选择性初级卫生保健	综合性初级卫生保健
健康观	不患病	身心健康和社会幸福
平等观	针对部分人群的疾病控制	卫生服务向所有人平等供给
合作观	局限于卫生专业部门	强调跨部门合作
参与观	被动接受医学专家提供的服务	社区参与是初级卫生保健的本质

　　资料来源：Susan B. Rifkin and Gill Walt，"Why Health Improves：Defining the Issues Concerning 'Comprehensive Primary Health Care' and 'Selective Primary Health Care'"，*Social Science & Medicine*，Vol. 23，No. 6，1986，pp. 561 - 563.

　　从上表可以看出，选择性初级卫生保健在本质上是重新退回到依赖生物医学技术解决健康问题的传统初级卫生保健的老路上来。虽然在实施初期选择性初级卫生保健起到了快速降低疾病的发病率、死亡率的作用，但随之各种弊端暴露无遗：（1）选择性初级卫生保健致力于运用技术性手段消除影响目标人群健康的表面原因，却无视其社会经济、文化等深层次的原因。在发展中国家的贫困人口中，婴儿死亡与母亲的怀孕间隔时间、是否文盲或缺少某种营养元素固然存在统计学上的相关关系，但这不能反映

---

　　① Lesley Magnussen，John Ehiri and Pauline Jolly，"Comprehensive Versus Selective Primary Health Care：Lessons for Global Health Policy"，*Health Affairs*，Vol. 23，No. 3，2004，p. 169.

两者之间本质的、必然的联系。[①] 贫困才是导致婴儿死亡的内在原因。因此，这种脱离社会、经济、文化环境，丝毫不触动疾病社会根源的项目被学者讥讽为在真空中谈健康问题。[②]（2）同样重要的一点是，由于这种项目方式关注的领域往往是妇女、儿童及贫困人口，对于其他人口的基本卫生服务需求缺乏响应，它违背了《阿拉木图宣言》中所关注的社会公平及卫生体系发展原则。（3）这种方式往往由出资人和技术精英排他性地决定优先选择项目，忽视了普通大众对于持续性卫生保健的实际需求。（4）与之相关，由于各个垂直项目之间缺乏协调与合作，导致项目间常常出现冗余、重叠和浪费现象。（5）一些发展中国家过于依赖这些外援项目，相对忽略了国内卫生体系和基础设施建设，使得项目所在国家的卫生服务体系持续支离破碎。事实上自选择性初级卫生保健提出之日起，批评的声音一直就不绝于耳，如吉什（Gish，1982）就一针见血地指出选择性初级卫生保健其实就是"新瓶装旧酒"，它忽视了现存的卫生基础设施及其对疾病控制和服务提供的影响等关键因素。[③] 博曼（Berman，1982）批评它所采用的成本效益分析方法过于简化，因而不足以分析非常复杂的公共卫生问题。[④] 班纳吉（Banerji，1984）质疑这些疾病控制项目的证据，指出它们存在忽视社区参与、对象过于局限、强化专家主义、科学依据脆弱、道德和伦理价值观可疑等问题。[⑤] 纽厄尔（Newell，1988）则干脆直接斥之为"反革命的选择性初级卫生保健"。[⑥] 事实上，这场关于综合性还是选择性的争论是充斥于 20 世纪 80 年代至 90 年代的主要议题。直至 21 世纪初，种

---

①　周业勤、钱东福：《国际初级卫生保健的曲折历程及启示》，《中国全科医学》2013 年第 11B 期。

②　Lesley Magnussen, John Ehiri and Pauline Jolly, "Comprehensive Versus Selective Primary Health Care: Lessons for Global Health Policy", *Health Affairs*, Vol. 23, No. 3, 2004, p. 171.

③　Gish Oscar, "Selective Primary Care: Old Wine in New Bottle", *Social Science & Medicine*, Vol. 16, No. 10, 1982, pp. 1049 – 1054.

④　Peter A. Berman, "Selective Primary Health Care: Is Efficient Sufficient?", *Social Science & Medicine*, Vol. 16, Issue 10, 1982, p. 1054.

⑤　Banerji D. , *Can there be a selective primary health care?*, Unpublished paper, Consultation on Operational Issues in the Transition from Vertical Programmes Toward Integrated Primary Health Care, New Delhi, 4 – 12, June, 1984.

⑥　Newell Kenneth, "Selective Primary Health Care: The Counter Revolution", *Social Science & Medicine*, Vol. 26, No. 9. 1988, p. 903.

种令人鼓舞的迹象表明，这场世纪之争由之前的剑拔弩张、势不两立转变为取长补短、和睦相处，即利用选择性项目的技术之长逐渐强化卫生体系以提供更多的、综合性的服务，包括更具综合性的卫生干预"菜单"以及更具综合性的卫生体系建设。[①] 在《阿拉木图宣言》发布 30 周年之际，世界卫生组织在阿拉木图发布了主题为"初级卫生保健：过去重要，现在更重要"的《2008 年世界卫生报告》，号召全体成员国重振初级卫生保健战略。

（二）重振初级卫生保健的缘由及改革举措

为何要重振初级卫生保健，为何现在比以往任何时候都更需要重振？《2008 年世界卫生报告》的回答是：各成员国明确要求重振初级卫生保健。由于卫生保健服务无法实现全国范围内的各层级覆盖以满足人们特定的和不断变化的需求，加之服务提供方式未能满足人们的期望，使得人们对卫生系统愈加失去耐心。面对不断变化的世界所带来的挑战，卫生系统必须更好更快地去应对，初级卫生保健即可实现这个目标。[②] 显然，重振初级卫生保健的原因并非仅仅是选择性初级卫生保健项目在改善人口健康状况方面的失败，或者是由于少数国家（如莫桑比克、古巴、尼加拉瓜等）坚持综合性初级卫生保健取得了令人瞩目的成就，而是源于强大的需求驱动，这种需求驱动是建立在人们对传统生物医学发展路径的反思和对新健康观认识的基础上。

《2008 年世界卫生报告》总结出生物医学保健体系常见的 5 大缺陷和 3 种令人担忧的趋势。其中 5 大缺陷包括：（1）颠倒的保健。富人往往对卫生保健的需求较小，但却享受了更多的保健服务；反之，那些最贫穷的、存在健康问题最多的人享有的保健服务却最少。（2）致贫的保健。在任何国家，缺乏社会保障和保健支付能力方面的人在接受保健服务时常常因面对灾难性的巨额卫生费用而最终沦为贫困人口。（3）支离破碎的保健。卫生保健服务提供者过度专业化以及对许多疾病控制项目的狭义关注使之对服务提供对象

---

① Joy E. Lawn, Jon Rohde, Susan Rifkin, et al., "Alma-Ata 30 years on: revolutionary, relevant, and time to revitalize", *The Lancet*, Vol. 372, 2008, pp. 921 – 924.

② 世界卫生组织：《初级卫生保健：过去重要，现在更重要》，人民卫生出版社 2008 年版，第 xiii 页。

不愿或无力采取整体分析的疗法，致使患者接受的服务高度支离破碎、缺乏可持续性。（4）不安全的保健。有缺陷的卫生系统设计将无法保证卫生安全和符合卫生标准，导致医院获得性感染的高发生率，用药失误及其他一些可避免的、被低估的不良反应。（5）被误导的保健。资源配置高度集中于高额的治疗服务费用，却忽略了初级预防及健康教育可预防高达70%的疾病。[1]雪上加霜的是，目前以生物医学模式为主导的卫生体系发展方向不是朝着《阿拉木图宣言》所倡导的"人人享有卫生保健"的目标迈进，而是出现了令人担忧的趋势：一是卫生系统专注于狭义的专业性治疗保健服务的提供，且比例失衡；二是卫生系统中对疾病控制的方法仅关注短期效果，使得卫生服务的提供失去了完整性；三是卫生系统中放任的管理方式使得不规范的卫生服务商业化现象泛滥。[2]如果认真思索就会发现，卫生体系的市场化和政府的缺位不是导致问题发生的根源，根源在于人们对生物医学模式技术决定论的迷信，这种迷信决定了它只关注疾病和疾病的生物学原理而无视健康和健康的社会决定因素，这种"头疼医头、脚痛医脚"的方式就决定了它在改善人们健康水平的效果方面差强人意。

　　为纪念《阿拉木图宣言》发布30周年，英国医学名刊《柳叶刀》专门刊发了一系列评论性文章。其中一文指出，为了实现基本卫生服务在最贫困家庭人人可及的目标，需要重振阿拉木图最初提出的革命性原则，严格遵循卫生服务的普遍可及、公平、社区参与、部门间协作、资源合理利用核心价值。[3]《2008年世界卫生报告》再次确认了《宣言》所遵寻的价值观，并把它具体化为初级卫生保健的四套改革措施：（1）全民覆盖的改革。该措施旨在消减排斥和社会差距，提高卫生公平性和社会公正，向普遍获得卫生保健和社会健康保障的方向迈进。（2）服务提供的改革。重新组织卫生服务的提供，即以人们的需求和期望为中心，使改革措施更符合和更好地应对社会的变迁，同时取得更佳产出。（3）公共政策的改革。通过整合公共卫生行动和

---

　　① 世界卫生组织：《初级卫生保健：过去重要，现在更重要》，人民卫生出版社2008年版，第xv页。

　　② 同上书，第xvi页。

　　③ Joy E. Lawn, Jon Rohde, Susan Rifkin, et al., "Alma-Ata 30 years on: revolutionary, relevant, and time to revitalize", *The Lancet*, Vol. 372, 2008, p. 916.

初级卫生保健,以及探寻促进各部门发展的良好公共政策来保证社区更加健康。(4)领导力的改革。用复杂的现代卫生系统所要求的全面性、参与式及基于谈判的领导风格代替一方面政府过度指挥与控制,另一方面又放任自由的领导状态。① 《报告》同时强调,这些改革措施虽然普遍适用,但并不是一个现成的行动蓝图或行动宣言,各国都需要根据本国国情和所获得的最佳证据来制定详细方案,赋予这些改革措施活力。

更进一步,巴蒂亚和里夫金(Bhatia and Rifkin, 2010)认为在三十余年后的现代社会,全球已发生了剧烈的变化,仅仅复兴初级卫生保健而不发展促进健康具体措施的框架则显得远远不够。基于健康和卫生服务领域发生的如下变化,他们提出初级卫生保健需要的是重塑(reframe)而不是重振(revitalize)②:(1)人们从主要关注传染性疾病到慢性病的变化,即从纯粹卫生干预到关注环境、生活方式和行为;(2)意识形态的变化(由新自由主义经济学和新公共管理所引领的)加上布雷顿森林体系对于联合国组织的主导权,导致发展中国家普遍接受市场取向的卫生改革;(3)在卫生决策和资源配置上,从医学专家垄断扩展到更广范围的非专业人员。以上这些变化也对初级卫生保健的未来发展提出了严峻的挑战,这些挑战体现为:(1)从狭窄的生物医学技术范式向更宽泛的社会决定因素途径转变的挑战,以及区别初级卫生保健(PHC)和基本保健(PC)概念的必要性;(2)确保市场取向改革的公平性,以及在福利服务提供上国家角色不至于进一步弱化;(3)寻找发展地方社区参与,尤其是赋权的途径。

一般来讲,从纵向的发展历程看,初级卫生保健经历了选择性、选择性和综合性之间的过渡期,以及综合性三个阶段,但是并非所有的国家都必须依次经历这三个阶段。③ 在有些国家(如中东地区的部分国

---

① 世界卫生组织:《初级卫生保健:过去重要,现在更重要》,人民卫生出版社 2008 年版,第 xviii 页。

② Mrigesh Bhatia and Susan Rifkin, "A renewed focus on primary health care: revitalize or reframe?", *Globalization and Health*, Vol. 6. No. 13, 2010, pp. 2 –5.

③ Jon Rohde, Simon Cousens, Michey Chopra, et al., "Alma-Ata 30 Years on: Revolutionary, Relevant, and Time to Revitalize?" *The Lancet*, Vol. 372, 2008, p. 958.

家），通过医疗机构和医务人员建设实现卫生服务供给的大跳跃是完全可能的，这反映出初级卫生保健在各国发展的不平衡，以及通往综合性初级卫生保健之路并非坦途。虽然综合性初级卫生保健实施起来费用可能不菲，但是由于它致力于从整体观看待个体健康，同时强调预防和治疗、提升卫生基础设施发展和社区参与，进而能够促进整个社区健康更加可持续的发展①，因而它也是初级卫生保健乃至整个卫生体系发展的必由之路。

二 欧洲初级卫生保健体制改革的基本状况

欧洲卫生体系正面临着诸多挑战，而'强'初级卫生保健"被认为是应对这些挑战的关键。当前，强化初级卫生保健服务在欧洲卫生改革中处于优先地位，但改革的背景和原因各不相同：在西欧，强调初级卫生保健是出于对高涨的卫生费用，以及来自人口学和流行病学发展变化需求的响应；而在中东欧的一些国家，初级卫生保健则致力于提高整个卫生体系的绩效和成本效益。如果以初级卫生保健的强弱程度作为参照，欧洲国家可以划分为两大类，即"强"初级卫生保健国家和"弱"初级卫生保健国家，而后者又可以再进一步细分为两类国家，即实行社会保险体制的西欧国家（如德国、法国和比利时等），以及从基于国营联合机构体制向基于全科医学体制转变中的中东欧转型国家。

那么应该如何评估各国初级卫生保健的强弱程度呢？多纳伯迪安（Donabedian）在1988年开发出测量卫生体系的绩效指标框架，他认为卫生保健体制包括三个相互关联的因素，即结构（structure）、过程（process）和效果（outcome），这些因素是衡量卫生保健质量的关键。② 具体到初级卫生保健体制，每个因素又包括若干维度（见图4－2）。其中初级卫生保健体制的结构因素包括治理（governance）、经济状况（economic conditions）和劳动

① Obimbo E. M. Primary Health Care, "Selective or Comprehensive, Which Way to Go?", *East African Medical Journal*, Vol. 80, No. 1, 2003, pp. 7 - 10.

② Donabedian A., "The Quality of Care: How Can It Be Assessed?", *Journal of the American Medical Association*, Vol. 260, No. 12, 1988, pp. 1743 - 1748.

力开发(workforce development)三个维度;过程因素包括卫生服务的可及性(access)、连续性(continuity)、协调性(coordination)和综合性(comprehensiveness)四个维度;效果因素包括服务质量、服务效率和卫生公平三个维度。① 此后,世界卫生组织欧洲区域委员会也开发出一套初级卫生保健评估工具(Primary Care Evaluation Tool,PCET),该评估工具包括卫生体系的四个功能以及初级卫生保健服务的四个关键特征,前者包括管理(stewardship)、筹资(financing)、资源生产(resource generation)和服务供给(service delivery),后者包括服务可及性、连续性、综合性与协调性(见图4-3)。通过与多纳伯迪安的指标框架比较能够看出,世界卫生组织的评估框架实际上分别代表了初级卫生保健体制的结构和过程两个层次。本书拟借鉴世界卫生组织的评估框架,分别从结构和过程两个层次来观察欧洲初级卫生保健体制改革的基本状况。由于研究目标的不同,本章内容并非利用该框架对欧洲初级卫生保健进行严格的系统评估,而是利用较新数据和资料大体呈现当前欧洲初级卫生保健体制改革的基本轮廓。本书的分析视角是初级卫生保健的强弱程度,分析层次为初级卫生保健的结构和过程。

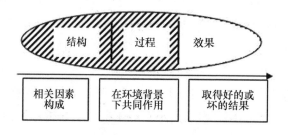

图4-2 结构、过程和效果框架图

Dionne S Kringos, Wienke GW Boerma, Allen Hutchinson, et al., "The Breadth of Primary Care: A Systematic Literature Review of Its Core Dimensions", *BMC Health Services Research*, Vol. 10, No. 65, 2010, p. 5.

---

① Dionne S Kringos, Wienke GW Boerma, Allen Hutchinson, et al., "The Breadth of Primary Care: A Systematic Literature Review of Its Core Dimensions", *BMC Health Services Research*, Vol. 10, No. 65, 2010, p. 3.

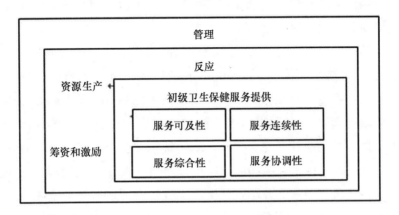

图4-3 初级卫生保健评估框架

WHO/Europe，*Primary Care Evaluation Tool*（*PCET*），http：//www. euro. who. int/_ _ data/as-sets/pdf_ file/0004/107851/Primary Care Eval Tool. pdf. ，2010.

（一）欧洲初级卫生保健"结构"层面改革的基本状况

借鉴世界卫生组织的评估框架，初级卫生保健的结构层次可划分为管理、筹资和资源生产三个方面。（1）管理的任务主要有界定卫生政策的蓝图和方向、通过管制和支持施加影响、搜集和利用信息等。它主要涵盖三点：一是制定、实施和监督卫生体系的规则制度；二是确保服务购买者、提供者和病人拥有平等的互动平台；三是从整体上规划卫生体系的战略走势。管理又可以再进一步细分为六个方面的子功能：整体体系设计、绩效评估、优先程序设定、管制、部门间支持和消费者保护。[①] 简而言之，管理涉及的是卫生体系各个层面的治理、信息传播、协调和管制。（2）筹资涉及卫生体系中覆盖卫生需求人群的基金筹集、基金积累和基金分配方面的功能。基金筹集是基金从何处动员而来，基金积累是为了分担和减少卫生风险，基金分配是指以何种方式购买服务。（3）保持卫生服务可持续提供需要各种资源平衡利用，包括物质资产、可消耗物品、人力资源和知识（信息）。其中人力资源数量和质量的均衡配置是满足各个层面卫生服务需

---

① Christopher Murray and Julio Frenk，"World health report 2000：a step towards evidence-based health policy"，*The Lancet*，Vol. 357，2001，pp. 1698 – 1700.

求的决定性因素。自然,为确保服务质量,卫生服务提供者的知识技能需要不断更新并与科技和循证医学的发展保持同步。①

1. "管理"维度的改革状况。欧洲国家的卫生保健体系差异巨大,大致可分为3种类型:第一种类型是西北欧国家,它们拥有先进的医学技术,私人开业者占相对优势,卫生体系包括税收制或保险制;第二种类型是相对贫困的南部边缘地带国家,在这些国家,社会保险体制占主导地位;第三种类型是前社会主义国家,它们属于完全由国家所有和控制的卫生体制。在改革方向上,第一类国家的改革旨在赋予中间层或地方更多的管理权限,后两类国家的改革则逐渐趋于减少管理层级并建立更加自治的卫生服务组织。在大多数欧洲国家,致力于增强初级卫生保健的管理结构得到相对较好发展。相比缺乏守门人制度的国家,拥有守门人制度的国家在管理上往往也具有"强"初级卫生保健导向。②

WHO 欧洲成员国为卫生部门开发出用以评价卫生体系管理功能彻底性和连续性的框架,其战略举措包括三个方面:(1)为实施卫生体系管理功能而发展各成员国的竞争力;(2)在可问责性、透明性和多样性背景下,为评价管理功能的有效性,促进相关评估工具和绩效指标更进一步发展;(3)促进各成员国在卫生体系管理实践中的成功合作,以及在各成员国间促进来自欧洲区域内外案例的分享。欧洲各国在卫生体系管理维度的改革措施见表4-3。

表4-3　　　　　　　　卫生体系管理维度的改革措施及国别

改革措施	国别
为获得更好的健康而制定蓝图和战略	波黑、葡萄牙、摩尔多瓦共和国
评估卫生体系绩效	亚美尼亚、阿塞拜疆、爱沙尼亚、格鲁吉亚、葡萄牙、乌克兰
加强对政策改进目标进行分析	立陶宛

① WHO/Europe, *Primary care evaluation tool*(*PCET*), http://www. euro. who. int/data/assets/pdf_ file/0004/107851/PrimaryCareEvalTool. pdf. , 2010.

② Dionne S. Kringos, Wienke G. W. Boerma, Allen Hutchinson, et al., eds., *Building primary care in a changing Europe*, European Observatory on Health Systems and Policies, 2015, p. 47.

续表

改革措施	国别
以基于价值和伦理的方式治理卫生体系	爱沙尼亚、葡萄牙
动用法律和管制权力以实现目标	阿尔巴尼亚、亚美尼亚、摩尔多瓦共和国
以能够适应需求变化的方式设计卫生体系	葡萄牙
超越卫生部门施加影响力、促进更佳健康	立陶宛、斯洛文尼亚

　　资料来源：WHO/Europe，*Progress report on resolution WHA*62.12，http：//www.euro.who.int/en/health-topics/Health-systems/primary-health-care/policy/progress-report-on-resolution 62.12，2009. 本表在原报告基础上有所改动。

　　2. "筹资"维度的改革状况。欧洲国家的卫生改革平衡了初级和二级卫生保健之间的关系，改革加强了前者的地位而削弱了后者的地位。初级卫生保健在管理出入二级卫生保健方面发挥着日益重要的作用，在所有卫生行为中约占90%的份额。但是，大量的卫生支出仍然花费在了住院服务上，而同时分配到初级卫生保健的资源在过去的 20 多年间并未发生较大改变（见表4-4）。

　　虽然也有一些例外，但是以自雇形式（self-employed）的合同制全科医生在欧洲仍居于显著地位。当前，尽管中东欧国家实行的工资制（salary）正逐渐被其他支付形式所取代，但在葡萄牙、瑞典、挪威、丹麦、冰岛和西班牙仍广泛采用这种支付方式。按项目付费（fee-for-service）在欧洲仍被广泛使用，不过只有比利时、法国和卢森堡等少数几个国家完全使用这种方式，在其他国家则往往只针对某一类病人使用。按人头支付（capitation）是一种重要的费用支付方式（一般需要对年龄等因素调节），它常常同按项目付费混合使用。欧洲国家一个明显的趋势是更倾向于使用混合支付制度（mixed payment system），当前大部分欧洲国家采用这种方式。

　　为了影响医生的行为，欧洲初级卫生保健的薪酬制度往往辅之以各种与绩效相关的经济激励措施，它们被称为绩效支付制度（pay for performance system）。例如，英国在 2004 年引入质量和效果框架（Quality and

表 4-4　部分欧洲国家卫生资源和支出变化的比较

	病床/10万人（张）		平均住院时间（天）		内科医生/10万人		全科医生/10万人		护士/10万人		医院服务所占支出%		非卧床服务所占支出%	
	1994	2010	1994	2010	1994	2010	1994	2010	1994	2010	1994	2010	1994	2010
捷克	982.2	825.1	13.9	10.8	293.2	356.4	69.2	70.5	874.9	846.4	48.0	43.7	22.8	23.4
丹麦	497.4	364.5	6.4	5.3	247.0	319.7	74.5	77.5	894.2	961.3	47.0	42.3	18.2	19.8
芬兰	809.4	696.1	13.3	10.0	269.2	328.6	138.7	95.9	469.7	855.2	36.6	34.2	26.8	28.6
法国	891.8	716.8	11.7	11.7	319.0	337.8	162.2	165.1	594.1	764.4	44.4	34.7	25.2	26.5
德国	971.3	829.1	14.0	10.1	299.9	345.0	121.2	99.1	726.4	781.2	32.1	29.0	28.7	28.6
匈牙利	930.3	791.7	11.3	7.8	294.1	303.6	62.9	65.1	782.5	904.1	35.3	32.9	19.0	20.6
荷兰	537.6	445.8	14.5	10.8	…	382.3	45.6	51.9	902.5	1479.3	35.2	34.9	23.9	22.3
挪威	419.5	411.8	8.4	7.2	278.5	374.1	75.3	75.3	1494.7	1553.6	37.3	35.5	24.5	25.4
波兰	634.2	516.2	11.1	6.4	227.6	203.2	…	…	541.1	468.8	27.1	27	28.2	26.5
葡萄牙	430.5	345.4	9.5	8.7	290.2	342.7	61.9	56.1	319.8	481.4	36.3	35.8	30.7	31.7
斯洛伐克	861.3	681.0	13.2	8.8	281.6	313.3	37.1	43.3	706.5	631.7	29.9	27	24.3	22.3
西班牙	402.1	337.0	10.5	8.3	…	368.6	71.8	73.8	429.5	743.7	41.7	37.1	27.2	28
瑞典	651.1	522.0	8.1	6.4	279.5	357.9	54.0	60.4	868.9	1083.4	42.4	45.0	20.7	20.0
土耳其	248.3	269.5	6.5	5.1	108.6	145.3	49.4	71.2	202.3	256.1	40.2	40.0	23.1	18.4
英国	468.6	292a	10	9.8	173.0	212.6	59.5	67.3	…	…	56.4		15.3	21.8a

资料来源：Cristina Masseria et al.，2010；WHO，2012.

注：由于部分国家的数据缺失较为严重，故未纳入到本表中

Outcomes Framework）的绩效支付制度。该项制度允许在涉及临床服务（如高血压控制）、行为组织（如记录留存、病人信息、教育培训、行为管理和药物管理）和病人经历（如咨询时间和病人满意度调查）等方面达到质量目标的全科医生可以积累至 1000 点数。通过提供诸如筛查、儿童健康监控、孕产及避孕等项服务还可以挣取另外的点数，这些点数能够转化成经济报酬。在另外一些国家，经济激励的目的在于为慢性病患者提供连续性服务、补偿从事超时服务和家庭访视的医生，以及激励医生到服务匮乏和农村地区工作。[①]

3. "资源生产"维度的改革状况。从表 4-4 中也可以看出，能够提供初级卫生保健服务的医生数量并未发生显著变化，其在各国的分布密度呈现出明显的不平衡状态。例如，多数欧洲国家的全科医生数量在过去若干年内一直保持稳定。尽管近年来许多国家全科医生的收入都有所提高，但多数国家的全科医生的平均收入仍低于全体医生（包括专科医生和全科医生）的平均数收入。据统计，与专科医生的收入水平相比，在欧洲 31 个国家中，除了捷克共和国、爱尔兰、葡萄牙、西班牙、英国 5 个国家外，26 个国家的全科医生收入均较低或非常低。[②] 但是，如果与初级卫生保健领域外的职业（如护士、理疗师、助产士、职业和语言矫正师等）相比，全科医生的收入水平反而高出很多。这表明在多数情况下，资源配置仍然更有利于专科医生而非全科医生。[③]

人们认识到，护士能以较低的成本提供与医生相同质量的服务。面对初级卫生保健服务需求的不断增长，以及有限的医生及控费的压力，许多欧洲国家出现了大量使用护士来替代医生提供服务的趋势，这种趋势在丹麦、波兰、英国、荷兰和瑞典等国家体现得尤为显著。例如，在英国和瑞典，护士可以处理较小的健康问题；在英国、罗马尼亚和瑞典，护士可以

① Cristina Masseria, Rachel Irwin, Sarah Thomson, et al., *Primary care in Europe. Health and Living Conditions Network of the European Observatory on the Social Situation and Demography*, research note 2010, p. 9.

② Dionne S. Kringos, Wienke G. W. Boerma, Allen Hutchinson, et al., eds., *Building primary care in a changing Europe*, European Observatory on Health Systems and Policies, 2015, pp. 56 - 58.

③ Richard B. Saltman, Ana Rico and Wienke Boerma, *Primary Care in the Driver's Seat? Organizational Reform in European Primary Care*, Buckingham: Open University Press, 2006, pp. 32 - 35.

开处方（尽管其处方角色还相当有限）；在英国和荷兰，护士可以提供儿童和未成年人免疫一类的卫生项目。而且，在比利时、丹麦、英国、芬兰、波兰、斯洛文尼亚和瑞典等国家，护士还在卫生体系当中为慢性病患者发挥协调作用。在丹麦、英国、爱沙尼亚、法国、瑞典和西班牙，护士主导的诊所（nurse-led clinics）正变得越来越普遍，它们作为一种候选方式为门诊患者提供急性病后期服务。①

（二）欧洲初级卫生保健"过程"层面改革的基本状况

初级卫生保健的"过程"层次包括服务可及性、连续性、协调性和综合性。以下分别通过服务提供的四个维度依次呈现欧洲国家初级卫生保健改革的基本状况。

1. 服务"可及性"及改革状况。服务可及性是指人们可以很容易获得所需的各种卫生服务。较好的可及性往往与服务第一接触点及服务连续性高度相关。常见的可及性障碍有三种：一是地理性障碍，指的是全科医生开业地点的距离和分布；二是经济性障碍，指的是有无保障及费用共付情况；三是组织性障碍，指的是开业时间（尤其是非营业时间）、预约等待时间、候诊时间等。② 同样，初级卫生保健服务的可及性也包括地理可及性、经济可及性和组织可及性三种。

所有欧洲国家的基本卫生服务保障均已实现了全覆盖。尽管在一些国家（葡萄牙、拉脱维亚、立陶宛和希腊）个人自付的比例还较高，但大多数国家的病人在获得基本服务时几乎不会面临太大的障碍。几乎有一半国家的病人在接受服务时需要共付一部分费用，费用共付的比例在各国不尽相同，然而在绝大多数国家，通过设置免除共付额、年均自付上限和自愿医疗保险等措施，儿童、贫困者、慢性病患者和常见病患者等都是免费或近乎免费接受服务的。比如在法国和斯洛文尼亚，超过 3/4 的人拥有覆盖

① Cristina Masseria, Rachel Irwin, Sarah Thomson, et al., *Primary care in Europe. Health and Living Conditions Network of the European Observatory on the Social Situation and Demography*, research note 2010, p. 8.

② Barbara Starfield, *Primary care: balancing health needs, services, and technology*, New York: Oxford University Press, 1998, p. 121.

使用者付费的自愿医疗保险，法国的自愿医疗保险由政府为低收入人群免费提供。① 据2007年欧洲民意调查中（Eurobarometer）针对健康和长期护理人群的调查显示，欧洲88%的受访者认为初级卫生保健可及性较好或非常好，然而在葡萄牙和瑞典只有不到70%的受访者持相同看法。尽管只有平均11%的受访者认为初级卫生保健服务费过于昂贵，但在有些国家这一比例则显得过高（如希腊、塞浦路斯、葡萄牙和爱尔兰这一比例分别高达43%、39%、37%、33%）。② 产生上述问题的原因，在一些国家是由于服务支付能力和可得性障碍（如候诊时间及与交通相关因素），而在另一些国家则是由于全科医生短缺或区域分布差距大所造成的。针对经济可及性障碍，法国引入了免除低收入人群服务使用费的制度，这在很大程度上提高了服务可及性、减轻了服务不平等。在很多国家，非营业时间段的初级卫生保健服务通过不同的形式加以提供，在塞浦路斯、爱沙尼亚、拉脱维亚和立陶宛，医院急诊室则是负责非营业时间初级卫生保健服务的唯一机构。③ 为减少候诊时间，英国进行了全科医生合同制（GP contract）改革，但是改革反而使病人预约更加困难、非营业时间提供服务的全科医生数量进一步减少。

2. 服务"连续性"及改革状况。服务连续性常被视为超越了医患之间特定疾病范畴的关系，指的是存在于病人和服务提供者之间的一种关联，即病人忠实于隐性契约、服务提供者忠实于职业责任。WHO对这个概念的界定更为宽泛：它是一种提供干预措施的相关服务的能力，既包含短期内团队内部或团队之间的连贯性，也包含长期不间断的系列接触④。哈格蒂（Haggerty，2003）等人认为，连续性包含三个层次，即信息连续

① Cristina Masseria, Rachel Irwin, Sarah Thomson, et al., *Primary care in Europe. Health and Living Conditions Network of the European Observatory on the Social Situation and Demography*, research note 2010, p. 11.

② Eurobarometer, *Health and Long-term Care in the EuropeanUunion*, Special Eurobarometer 283 Report, 2007, pp. 50–52.

③ Dionne S. Kringos, Wienke G. W. Boerma, et al., "The Strength of Primary Care in Europe: An International Comparative Study", *British Journal of General Practice*, Vol. 63, No. 616, 2013, p. e746.

④ Health Evidence Network, "What are the Arguments for Community-based Mental Health Care?" Annex 2, Key Principles for Balanced Community-based Mental Health Services, WHO Regional Office for Europe, http://www.euro.who.int/_ _ data/assets/pdf_ file/0019/74710/E82976.pdf., 2004.

性（informational continuity）、管理连续性（management continuity）和关系连续性（relational continuity）。[①] 萨尔茨（Saultz，2003）则把连续性划分为信息连续性、纵向连续性（longitudinal continuity）和人际连续性（interpersonal continuity）三个不同层次。[②] 一般情况下，对初级卫生保健服务连续性评估的文献是从纵向连续性、信息连续性和关系连续性三个方面开展的。

全科医生拥有为之负责的病人目录，能够促进初级卫生保健服务的连续性。在大多数欧洲国家，这种病人目录都很常见并且是以强制性的方式进行注册的；而在奥地利、比利时、塞浦路斯、法国、德国、爱尔兰、卢森堡、马耳他、瑞典和瑞士这十个国家，病人注册全科医生或是通过强制方式（在爱尔兰由政府资助），或是通过提供激励的方式（在比利时减少共付）。欧洲国家的病人目录大小不一，目录最小的是卢森堡（500 人/每名全科医生），最大的是土耳其（3687 人/每名全科医生），平均而言，每名全科医生负责 1687 个人的健康。[③] 病人通过拜访他们熟悉的初级卫生保健服务提供者而非众多初级服务提供者或专科医生，可以很好地实现服务的连续性。

作为信息连续性的主要载体，电子医疗记录在疾病预防和公共卫生行动、同行间信息交流和医疗记录保存等方面发挥着至关重要的作用，但是它并未在欧洲各国的初级卫生保健机构中被广泛使用。据统计，在 OECD 国家当中，只有 46% 国家的医疗记录被经常使用，而 31% 国家的医疗记录被偶尔使用。[④] 很多欧洲国家的全科医生虽然拥有电子医疗记录，但是这些记录却经常与卫生体系的其他部分脱节。一些国家（比利时和丹麦）致力于通过经济性激励措施鼓励卫生保健机构更多地使用电子医疗记录，

① Jeannie L. Haggerty, Robert J. Reid, George K. Freeman, et al., "Continuity of Care: A Multi-disciplinary Review", *British Medical Journal*, Vol. 327, 2003, pp. 1219 – 1221.

② John W. Saultz, "Defining and Measuring Interpersonal Continuity of Care", *Annals of Family Medicine*, Vol. 1, No. 3, 2003, pp. 134 – 143.

③ Dionne S. Kringos, Wienke G. W. Boerma, Allen Hutchinson, et al., eds., *Building primary care in a changing Europe*, European Observatory on Health Systems and Policies, 2015, p. 81.

④ Maria M. Hofmarcher, Howard Oxley and Elena Rusticelli, "Improved health system performance through better care coordination", OECD Health Working Paper, No. 30, 2007, p. 28.

在关系连续性方面，欧洲平均有85%的病人感到满意并信任他们的初级卫生保健医生，平均有79%的病人对于初级卫生保健医生关于病情的解释、程序和治疗感到满意。

3. 服务"协调性"及改革状况。连续性是确保服务协调性的关键，服务协调性可以避免各种资源重复性浪费、避免药品的潜在有害性使用而使病人感到困惑。协调性是指为了促进卫生服务的适宜提供，涉及病人服务的两个或多个参与主体对服务提供行动的一种精心整合。协调性不仅在不同服务提供者之间需要，在服务提供者和病人及其家庭之间同样不可或缺。[①] 因此，协调性的维度包含同一初级卫生保健机构、同一层次的不同初级卫生保健服务提供者（如全科开业者、社区护士、理疗医师等），以及初级卫生保健和转诊到其他服务层次三个方面。

实现服务协调性的一条捷径是，病人只有通过全科医生的转诊才能得到专科服务，即守门人制度（gate-keeping）。拥有守门人制度的国家往往有助于更好地保障服务的连续性和协调性；反之，在缺乏守门人制度的国家中，在全科医生或初级卫生保健中心注册的病人比例波动差距则相当大。以守门人制度作为观察和分析视角，可以把欧洲国家分为四大类：第一类是无守门人制度的国家，病人可以直接接触到几乎所有的医生，这类国家包括奥地利、比利时、塞浦路斯、德国、卢森堡、瑞士和土耳其；第二类是无正规的守门人制度，但存在激励机制的国家，如果看病费用由个人支付就可以直接接触到几乎所有的医生，这类国家包括捷克共和国、丹麦、芬兰、法国、冰岛、爱尔兰、马耳他和斯洛伐克；第三类是部分守门人制度的国家，病人仅能转诊到部分医生那里，这类国家包括匈牙利、拉脱维亚、波兰和瑞典；第四类是全面守门人制度的国家，接触专科医生必须经过正式的转诊，这类国家包括保加利亚、爱沙尼亚、意大利、立陶宛、荷兰、挪威、葡萄牙、罗马尼亚、斯洛文尼亚、西班牙和英国。[②]

全科医生普遍扮演守门人角色，其做法为：所有居民选择一名全科医生

① Thomas Bodenheimer, "Coordinating care: a perilous journey through the health care system", *The New England Journal of Medicine*, Vol. 358, No. 10, 2008, p. 1064.

② Dionne S. Kringos, Wienke G. W. Boerma, Allen Hutchinson, et al., eds., *Building primary care in a changing Europe*, European Observatory on Health Systems and Policies, 2015, p. 89.

签约,建立病人目录制度。全科医生是病人在就医中接触的首个专业人员,病人也只有经过全科医生转诊方能获得专科医生提供的服务。守门人的职责是为病人提供"领航"任务和增进服务反应性,这就要求全科医生保存好病人的医疗记录、加强服务的连续性。在未建立起守门人制度的国家,病人可以自由选择任何服务提供者。近年来,一些国家如法国、德国等开始进行这一领域的改革(见专栏 4-1)。例如,在法国提出的新型守门人制度形式中,全科医生的新型协调作用似乎不再是守门人作用,即不再是病人进入卫生体系的唯一入口并且负责病人经转诊接受专科服务的作用,而是一种差别化守门人(differentiated gatekeeping)的形式。在这种新形式中,慢性病人可以选择一名专科医生作为服务的主要提供者,而其他病人则可以更多依赖全科医生,这更像是一种自愿的而非强制性的守门人制度安排。

专栏 4-1:法国的首选医生计划(*Preferred Doctor scheme*)

在法国,病人可以不经转诊、不受限制地选择全科医生或专科医生寻求门诊服务:他们既可以到私立诊所就诊,也可以到医院门诊部就诊。但是,尽管没有与全科医生建立起强制注册制度,但人们心目中往往有一名首选全科医生,人们普遍忠诚于该全科医生而极少四处求医。法国这种缺乏守门人的组织机制致使服务协调性较差,尤其是服务连续性较差,从而影响了公众满意度。病人不得不自行安排整个就医流程,无任何专业人员为病人就医或健康维护承担正式责任。而且,由于大量高度专业化的服务提供者的涌现,全科医生更加难以承担起守门人角色。[1]

作为 2004 年公共健康保险改革的一个核心构成要素,法国政府从 2006 年起开始实施首选医生计划,该制度并非强制性的,而是通过若干经济激励措施引导病人在看病时优先选择自己的全科医生。该制度规定:年满 16 岁的法国人需要选择他们的首选医生,如果病人看病咨询他们的首选医生或者经首诊医生转诊到别的医生,那么他们就可以获得 **70%** 的保险补偿,如果未经首诊医生转诊直接去看专科则只能获得 **50%** 的补偿,并且

---

① Richard B. Saltman, Ana Rico and Wienke Boerma, *Primary Care in the Driver's Seat? Organizational Reform in European Primary Care*, Buckingham: Open University Press, 2006, p. 88.

专科医生对于未经转诊和非急诊的病人可以增加诊断费；为了增强经济惩罚性，法国还要求私立补充医疗保险不得为个人自付部分进行赔偿。

该计划实施一年后，法国组织专家对其展开评估性调查研究。调查发现，94%的人选择了自己的首选医生（这些首选医生一般是他们的家庭医生）；绝大多数人认为该计划具有强制性。根据对未满足专科服务需求的病人自评结果，该计划对专科服务可及性的影响比较明显，特别是对那些相对贫困者和未被补充性保险所覆盖的群体影响更大。至于计划对控制费用的影响，限制非卧床服务可及性所产生的费用节省似乎被专科服务费用的上涨所抵消。因此，从短期来看，由于寻求非必要的专科服务，该计划并未达到控制费用的具体目标。尽管该计划并未被认为十分成功、未被专科服务提供者认同，但是却被大多数病人普遍接受。因此，可以把它视为法国从分割的非卧床服务走向有组织的初级卫生保健体系的第一步。①

多种情况，如不同服务层次的资源不合理分配、初级卫生保健部门不能管理好慢性病人的复杂需求，均可能导致服务协调性障碍。单独执业者（solo practices）碎片化的服务提供，再加上缺乏守门人制度，致使良好的协调性难以实现。在欧洲各国，比起分权化的初级卫生保健体系，集中负责初级卫生保健的国家拥有更多的单独执业者。在奥地利、保加利亚、捷克、匈牙利、拉脱维亚和斯洛伐克，绝大多数的全科执业者仅为一人；而在芬兰、立陶宛、波兰、葡萄牙、西班牙、瑞典和土耳其，几乎所有的全科医生都是群体开业或混合执业。与单独执业形式相比，群体开业或混合执业能够更好地促进服务的协调性。在卫生体系高度碎片化的国家中，一体化卫生契约和疾病管理项目（integrated care contracts and disease management programmes，DMPs）② 可以在服务提供者和病人之间创造更多的交流

---

① Michel Naiditch and Paul Dourgnon, "The Preferred Doctor Scheme: A Political Reading of a French Experiment of Gate-keeping", *Health Policy*, Vol. 94, Issue 2, 2010, pp. 129 – 134.

② DMPs 一般指的是由各种不同专业的团队来管理病人，这些团队可以跨越各个卫生部门（在有些情况下甚至包括社会卫生部门）协调其行动；这些项目一般包括临床指南、对管理和效果的建议和质量检验、也包括补偿体系。有迹象表明，DMPs 可以改善服务质量，因此颇受病人青睐。但是应引起注意的是，该项目形式具有以疾病为中心（disease-specific focus）的特征，其发展前景并不太明朗。

机会,所以该项目形式在许多国家蓬勃发展。

4. 服务"综合性"及改革状况。服务综合性是初级卫生保健实践的一项显著特征。斯塔菲尔德(1998)把综合性界定为"谁应当提供什么服务",即除了极少数情况外,为卫生需要者提供一系列广泛的服务。[①] 哈格蒂等人(2011)认为综合性涉及两种含义:提供服务的范围和人的全面性服务,前者是指为满足几乎所有的健康需求而提供的一套宽泛的服务,它包括健康促进、预防、常见病的诊断和治疗、转诊至其他服务提供者、慢性病管理、康复、姑息护理,在有些情况下还包括社会服务的综合性,还体现在执业状况、设施设备以及服务提供者的职业技能等方面;后者是指提供服务时考量病人健康的身体、情感和社会等方面并把它置于社区背景下的程度。[②]

在欧洲各国,全科医生所提供的综合性服务范围差异明显。例如,爱沙尼亚的全科医生不但能够提供各种基本治疗服务,而且能从其他服务提供者那里购买服务(如 X 射线检查、CT 扫描等);而意大利全科医生所提供的服务则相当有限。总体来看,西欧和北欧国家的全科医生能提供更具综合性的服务,这些国家的全科医生不需转诊就可以处理90%以上的接诊对象;而像意大利、西班牙、捷克共和国、波兰和罗马尼亚等国家的全科医生在服务综合性上表现不佳。[③] 爱沙尼亚和意大利都拥有全科医生守门人制度,但两国全科医生提供服务的范围却反差巨大。此外,在全科医生提供服务最具综合性的九个西北欧国家中,只有五个国家拥有守门人制度,这一现象说明了服务综合性与守门人制度之间并没有明显的关联。

综合性服务提供除了国家之间存在差别外,另一个差别还体现在国家内部,也就是说,在各国的边远或农村地区,全科医生更倾向于单独执业

---

① Barbara Starfield, *Primary care*: *balancing health needs*, *services*, *and technology*, New York: Oxford University Press, 1998, pp. 181 –183.

② Jeannie L. Haggerty, et al., "Comprehensiveness of Care from the Patient Perspective: Comparison of Primary Healthcare Evaluation Instruments", *Health Care Policy*, Vol. 7, Special Issue, 2011, p. 157.

③ Cristina Masseria, Rachel Irwin, Sarah Thomson, et al., *Primary care in Europe. Health and Living Conditions Network of the European Observatory on the Social Situation and Demography*, research note 2009, pp. 13 – 14.

并且提供十分广泛的综合性服务。除了全科医生，提供诊断和后续医疗服务的专科服务提供者常常包括心脏病医生、风湿病专科医生、肠胃病专科医生、精神病专科医生、肺病专科医生、肿瘤专科医生、内科医师、内分泌专科医生、糖尿病专科医生和老年医学专家；在预防行动方面，提供预防服务的服务提供者常常包括妇科医生、小儿科医生、过敏症专治医师、内科医师、心脏病医生、皮肤病医生、助产士、急诊室专科医生、传染病专科医生、产科医生和特殊诊室。[①]

综上所述，无论在初级卫生保健体系的结构层面还是在过程层面，欧洲各国在初级卫生保健的各个维度上呈现出较大的差异性。总体来看，拥有"强"初级卫生保健的国家，包括比利时、丹麦、爱沙尼亚、芬兰、立陶宛、荷兰、葡萄牙、斯洛文尼亚、西班牙和英国。这些"强"初级卫生保健的国家具有以下共同之处：一是强调全科医生在初级卫生保健服务提供中的核心地位，如通过确保地理和经济可及性使全科医生成为病人进入卫生体系的第一接触点，通过诊断、治疗、预防和后续服务承担病人全程医疗护理，在初级卫生保健内外协调病人的卫生服务；二是这些国家致力于初级卫生保健服务的普遍可及，除了塞浦路斯、爱尔兰和拉脱维亚，所有国家尽可能地降低初级卫生保健服务的共付率，各国还制定了针对低收入人群、慢性病患者、残障患者、儿童和孕妇的特殊政策以确保其服务可及性；三是这些国家还制定了维护病人权利的各项政策，如初级卫生保健人力资源配置的地理公平性，以及全科医学在学术上的发展等。[②]

另外，通过观察欧洲初级卫生保健这幅斑驳陆离的全景图，还可以从中发现一些普遍存在的"瑕疵"：第一，表现在财政投入和资源配置上，虽然很多国家认识到了"强"初级卫生保健在改善国民健康水平、减轻卫生不公平和降低卫生总费用上的作用，可是投入到初级卫生保健领域的资金和人力资源、基础设施设备方面的资源配置并没有发生显著的变化，甚至不少国家的财政投入和资源配置仍更有利于专科而非全科领域。第二，

①　Dionne S. Kringos, Wienke G. W. Boerma, Allen Hutchinson, et al., eds., *Building primary care in a changing Europe*, European Observatory on Health Systems and Policies, 2015, pp. 92－98.

②　Dionne S. Kringos, Wienke G. W. Boerma, et al., "The Strength of Primary Care in Europe: An International Comparative Study", *British Journal of General Practice*, Vol. 63, No. 616, 2013, p. e748.

表现在信息技术的应用上，虽然信息技术已遍及欧洲各国，人们也普遍认识到数据库和电子病历对于提高服务的质量、连续性和协调性方面的重要性，可是由于不少医患双方的反对（医生反对的理由是使用电子病历的好处在近年内难以显现，而患者反对的理由在于迅速关注度、信息保密和交流质量等方面）致使信息技术仍未能大规模应用。第三，表现在改革路径上，初级卫生保健在过程层次的四个维度（可及性、连续性、协调性和综合性）上没有强关联度，也即是说，很多国家在这四个维度的某些方面表现得好，可是在其他方面的表现却未必同样好，这说明欧洲国家在初级卫生保健改革中更倾向于采取零敲碎打的方式，而非大规模的综合性改革举措。第四，表现在初级卫生保健改革取向上，不少欧洲国家仍然沿袭的是以关注疾病为中心的基本保健途径，而非采取以病人为中心、关注健康公平和健康社会决定因素的初级卫生保健途径，这就容易导致各国改革上的不彻底性。以上这些不足，加上费用控制压力、人口老龄化和慢性病蔓延等新的挑战，迫使欧洲各国不得不思考如何进一步改革初级卫生保健体制。展望欧洲初级卫生保健改革的未来发展趋势，将会为欧洲各国的深入改革提供可资借鉴的参考。

三 欧洲初级卫生保健体制改革的趋势

欧洲初级卫生保健体制大体可以从组织和筹资两个方面进行划分。组织是指为了有效地提供服务，应如何实现人力资源、设施设备、信息科技等适宜地组合；而筹资则是指如何对于服务供方所提供的服务给予合理地偿付。通过对欧洲初级卫生保健基本状况的考察和分析，可以探寻出欧洲各国在该领域改革的发展趋势。在组织层面上，其发展趋势包括自由守门人制度、团队执业或多学科服务以及社区导向初级卫生保健三个方面；在筹资层面上，发展趋势包括捆绑支付（bundled payment）和临床授权团队（clinical commissioning groups，CCGs）。

（一）走向服务的一体化：组织层面的改革趋势

人们越来越认识到，初级卫生保健不但应向所有居民负责，而且应涵盖所有居民（尤其是老年人、慢性病人、多重疾病人群）的所有服务范围（包括预防和检查、症状评估、诊断、病人分类和转诊、协调服务、治疗和姑息护理等）。这就要求初级卫生保健服务的提供必须是一体化（integration）而非继续呈现分割状态，欧洲各国在组织层面的改革举措已大体显露出这一端倪。

1. 自由守门人制度。在实行强制性守门人制度的国家中，要求全体居民必须注册一位全科医生，每位全科医生负责其注册居民的全部健康问题。虽然很多国家为了鼓励全科医生之间的竞争而允许居民在一定期限内更换注册地点，但是强制性的做法往往导致病人的满意度较低、日益增加要求解除注册的愿望，以及向亲戚朋友推荐所在注册团体的较低可能性。[1]在拥有守门人制度的欧洲国家，较低的满意度主要体现在初级卫生保健非医疗服务的质量方面（如预约便利性或候诊时间）。[2]此外，守门人制度虽然与微观层面的非卧床医疗卫生费用控制有关联，但是对宏观层面的卫生总支出增长控制却没有显著效果。[3]

全科医生守门人制度的作用体现在两个方面：一是通过控制对专科服务、医院服务或其他昂贵服务的利用来降低卫生费用，即全科医生发挥着引导居民合理利用卫生保健服务的作用；二是通过协调居民获得的所有服务，促进服务的连续性，改善服务的质量。[4]对于守门人制度可以通过限制病人自由接触专科医生，实现卫生费用控制及改善服务质量方面的质疑和争论，促使欧洲国家出现了一种"差别化守门人"的形式。差别化守门人的做法是对不同病人进行分类（一般为慢性病人和非慢性病人），再对不同类别的病人提供不同的选择机会（慢性病人可以选择专科医生作为其

① Eve A. Kerr, Ron D. Hays, Allison Mitchinson, et al., "The Influence of Gatekeeping and Utilization Review on Patient Satisfaction", *Journal of General Internal Medicine*, Vol. 14, No. 5, 1999, pp. 287 – 296.

② Madelon W. Kroneman, Hans Maarse, Jouke van der zee, "Direct Access in Primary Care and Patient Satisfaition: A European Study", *Health Policy*, Vol. 76, No. 1, 2006, pp. 72 – 79.

③ Diana Delnoij, Godefridus Van Merode, Aggie Paulus, Peter Groenewegen, "Does General Practitioner Gatekeeping Curb Health Care Expenditure?", *Journal of Health Services Research & Policy*, Vol. 5, No. 1, 2000, pp. 22 – 26.

④ Richard B. Saltman, Ana Rico and Wienke Boerma, *Primary care in the driver's seat? Organizational reform in European primary care*, Buckingham: Open University Press, 2006, p. 87.

服务的主要提供者，非慢性病人则需要注册全科医生）。由此可以看出，差别化守门人的实质是赋予病人更多自主选择权、对病人进行更加精细化的管理，而非简单的自愿性守门人制度，较为典型的案例是荷兰和丹麦。荷兰在 2006 年展开了一场重要的医疗卫生体制改革，其中全科医生守门人制度是初级卫生保健领域改革的核心，这就意味着患者只有经过全科医生的转诊才能接受专科或医院服务，转诊后的患者可以自主选择任一家医院。除了全科医生，患者还可以直接接触护士之家医生和职业医生、助产士和牙医，有特殊需要的患者还可以直接接触保健辅助人员（如理疗医师和行为矫正师）。赋权患者是这场改革的一大特征，包括患者的自主选择权。患者不但可以自主选择医疗保险机构，而且在理论上可以自主选择他们的全科医生和其他卫生服务提供者（尽管在实践中这种自由选择权会受到地理区划、全科医生短缺等现实条件的制约）。患者可以选择购买专业组织的服务，也可以选择从非专业人员（如邻居、朋友和家庭）那里购买服务。① 全科医生是丹麦初级卫生保健的基石，所有的丹麦人均可以注册一位全科医生，未经注册患者在全科医生那里看病时需要共付一小部分，而且可以不经转诊直接到专科医生那里看病。虽然患者可以自由选择注册，但是未注册患者的数量在持续下降，到 2012 年只占总人口的 2%。② 全科医生通过转诊制度控制患者进入专科医生和医院服务，这种守门人制度设计的初衷是：诊疗行为应发生在最低层次的医疗机构之中，并且由家庭医生来提供服务可以确保服务的连续性。为了解决守门人制度限制患者自主选择的问题，丹麦为患者提供了两种并行的保险：一种是让患者有更多选择的自由，但患者需要分担一些费用；另一种是限制患者选择的自由，好处是不需要分担费用，所有看病费用全部免费。这种做法旨在通过扩大患者自主选择权的同时，利用经济性激励措施引导患者更多使用初级医疗卫生保健服务。但是，这种制度设计也存在一些隐患，比如愿意受到

① Willemijn Schafer, Madelon Kroneman, Wienke Boerma, et al., "The Netherlands health system review", *Health Systems in Transition*, Vol. 12, No. 1, 2010, pp. 36 - 38.

② Kjeld Moller Pedersen, John Sahl Anderson and Jens Sondergaard, "General Practice and Primary Health Care in Denmark", *Journal of The American Board of Family Medicine*, Vol. 25, No. suppl 1, 2012, pp. s34 - s38.

制约的那类人通常是健康状况较好的人，而不愿意受到制约的通常是长期患慢性病的患者、行动不便者和老年人等，这些人对医疗卫生服务依赖度更高，但在看病时不得不共付一部分费用。

总体来看，一方面欧洲国家的全科医生数量较为短缺，不少全科医生的兼职行为和老龄化更加重了这一局势；而另一方面，全科医生在地理分布上也不平衡，偏远地区，尤其是农村地区的全科医生短缺现象比较严重，这就在客观上迫使患者在寻求服务时不能仅仅局限于全科医生，全科护士、各种职业医生、助产士、理疗师和行为矫正师、牙医、药剂师、社会医师，甚至部分专科医生都可以成为患者的第一接触点，也即是说，绝对意义上的自由择医格局固然不可取，而另一个极端的强制性守门人制度也饱受质疑，所以尊重患者相对自主选择权的守门人制度将会受到越来越多国家的青睐。

2. 团队执业（或多学科服务）。大多数欧洲国家的全科医生采取自雇方式单独执业，只有少数几个国家采取团队执业的方式。单独执业往往导致全科医生难以全天候提供内容广泛的服务，也难以与其他服务提供者进行协调。在慢性病和多重疾病逐渐蔓延给人们带来沉重负担的新形势下，单独执业的弊端日益显现。团队合作则可以借助雇佣辅助性技术人员、有效购置设备、定期召开协调会进行集体决策等方式，从而有利于综合性服务的提供和不同卫生保健服务之间的协调。因此，引入团队执业在大多数欧洲国家成为一种趋势，这种趋势主要体现在微观和中观两个层面。

微观层面的团队执业指的是全科诊所团体组织的构建和形成规模。团队执业并非仅仅把不同学科的个人集合在一起，而是组建成一个有效运行的团队。组建有效运行的团队通常需要具备以下几个关键要素，即具有可测量结果的明确目标、确定的任务和角色、明确分工基础上的临床和管理体系以及有效地交流。① 团队的规模也不是越大越好，因为随着团队规模的扩大，人际交流所带来的交易成本也会随之增大，这就可能导致成本超过团队工作的效益。团队规模与团队合作呈 U 型结构，这就意味着团队人

① Thomas Bodenheimer and Kevin Grumbach，*Improving Primary Care：Strategies and Tools for a Better Practice*，New York：Lange Medical Books/McGraw-Hill，2007，p. 168.

数太多或太少都会降低效率。例如，斯塔菲尔德（1998）认为，由6人组成的团队属于最佳规模，如果团队超过12人则显得过于庞大。[1] 团队的规模还取决于另一个重要的决定性因素——本土化背景，即必须在团队规模所带来的收益与保留全科医学的本土性之间寻求一个平衡点[2]，换句话讲，如果团队的规模扩张过大，将会牺牲患者所珍视的使服务人人可及的本土特性。

中观层面的团队执业指的是超越全科诊所团队组织的不同服务者之间的联合与协作。初级卫生保健组织的新模式已经在许多国家出现，这些国家寻求长期病患服务提供者之间更好的服务协调，以及寻求在初级和专科服务之间建立起密切联系。这些新模式包括网络协作、联合诊所、扩展的伙伴关系或综合性体系等，它们的优势主要体现在：（1）通过与专科医生建立联系使服务范围得到扩展；（2）更加关注人们的健康管理；（3）为患多重疾病的人群提供更适宜的服务；（4）同行评价和临床治理；（5）专业人力资源、筹资和领导能力；（6）投资于信息技术；（7）为专业人员提供职业发展和支持。[3] 欧洲国家在该层面出现的模式类型参见表4-5。在表中所列举的7种组织模式类型中，扩展的全科医师（Extended general practice）模式是欧洲最主要的模式类型，有管理的服务经营机构（Managed care enterprise）模式具有强劲的发展势头，改进的综合性诊所（Reformed polyclinic）模式代表了许多国家务实的政治取向，医疗办公室（Medical cabinet）模式则反映了保守性的组织取向，特许服务外展（Franchised outreach）模式则面临着风险挑战。而风靡于拉美和撒哈拉南部非洲的社区发展代理（Community development agency）模式和区域卫生体系（District health agency）模式则是强调本土化社区和文化的社会组织，这与欧洲模式侧重经济性公司经营的做法形成鲜明对比。

---

① Barbara Starfield, *Primary care: balancing health needs, services, and technology*, New York: Oxford University Press, 1998, p. 94.

② Judith Smith, Holly Holder, Nigel Edwards, et al., *Securing the Future of General Practice: New Models of Primary Care*, http://www.nuffieldtrust.org.uk/publications/securing-future-general-practice, 2013.

③ KPMG & Nuffield Trust, *The Primary Care Paradox: New Designs and Models*, http://www.kpmg.com/Global/en/Issues And Insights/Articles Publications/primary-care-parad, 2013.

通过这一比较可以看出，欧洲初级卫生保健组织模式体现出的是效率而非公平的价值观。

表 4 - 5 欧洲初级卫生保健组织模式类型及代表国家

模式类型	代表国家
扩展的全科医师	芬兰、葡萄牙、希腊
有管理的服务经营机构	爱尔兰、意大利、英国
改进的综合性诊所	马其顿、捷克共和国
医疗办公室	匈牙利
特许服务外展	波兰
区域卫生体系	N/A
社区发展代理	N/A

资料来源：Geoffrey Meads，"The organisation of primary care in Europe：part 1 trends-position paper of the European forum for primary care"，*Quality in Primary Care*，Vol. 17，2009，p. 135.

3. 社区导向的初级卫生保健。准确来讲，发轫于南非的社区导向的初级卫生保健是一个全球性的趋势，而非仅仅局限于欧洲。社区导向的初级卫生保健为原来相互隔离的临床医学和公共卫生搭建起桥梁，社区成为服务提供的中心点，它为卫生服务供给的合理配置、组织和资源调节提供了一个概念上和方法论上的框架。社区导向的初级卫生保健包括五个原则：（1）为限定区域的人们的健康负责；（2）服务建立在人群健康需求的基础上；（3）具有优先性；（4）干预措施涵盖从健康到疾病的每个阶段；（5）社区参与。① 社区导向初级卫生保健的首个关键要素是，关注社区健康需求而且赋权于社区，使之能够在发现决定这些需求的因素和寻找解决办法上扮演重要的角色。来自世界各国的经验表明，比起依赖被动告知什么才符合人们利益的传统方式，家庭和社区参与更能够促进行为的持续改变。② 因此，社区导向并

---

① Jaime Gofin and Rosa Gofin，"Essentials of Global Community Health"，*Journal of Epidemiology*，Vol. 173，No. 8，2011，p. 968.

② Barbara Starfield，*Primary care：balancing health needs，services，and technology*，New York：Oxford University Press，1998，p. 325.

不仅仅意味着初级卫生保健服务在社区背景下开展，更重要的是它强调社区、家庭和个人积极参与整个行动过程，也就是说，社区居民不再仅是卫生服务单纯的接受者和消费者，同时也是社区卫生服务的提供者和生产者。社区导向初级卫生保健的另一个关键要素是，依靠当地人们自己的选择形成各种不同的团队模式，促使初级保健和公共卫生相互协作，乃至进行不同程度的融合。

全球范围内出现了卫生服务从医院向社区转移的趋势。各国的具体做法包括：靠近家庭提供服务、减少医院接诊数量和住院日、增加病人的选择和满意度、重视老年人群的健康需求、投资于健康促进、疾病早期干预和疾病预防。欧洲也出现了卫生服务"去机构化"（de-institutionalisation）的发展趋势，它有三个组成部分，即病人从医院转移至社区、医院接诊病人的分流、可替代性社区服务的发展。① 为了加强和改善社区服务，英国在2006年发起了"转变社区服务项目"，鼓励六种适合在社区提供的专科服务（包括全科外科、整形外科、泌尿科、妇科、皮肤科和耳鼻喉科）从医院转移到社区。后续的政策发展导致了以老年人、长期病患者和精神病患者为服务对象的社区服务的增加。2013年，欧洲初级卫生保健论坛组建起社区卫生中心国际联盟，旨在通过社区卫生中心来推进社区导向的初级卫生保健事业。该联盟认为社区卫生中心应具有以下特征：（1）通过关注人们健康和福利的跨学科团队提供一体化的、综合性的、以人为中心的初级卫生保健服务；（2）以整体观和个人、家庭、人群和社区的需求为导向，提供健康促进、疾病预防、治疗和康复等服务；（3）关注更大范围的致病因素以及健康的社会决定因素，并通过跨部门合作来解决；（4）制定社区导向的初级卫生保健战略为人们健康服务；（5）致力于公平、社会包容和服务可及性，尊重人的基本权利；（6）尤其强调健康和卫生服务中的社区和公民参与；（7）不论个人或家庭的种族、宗教信仰、社会地位和支付能力等条件，积极投身于全民覆盖和服务可及；（8）从个人的需求出

① Helena Medeiros, David McDaid, Martin Knapp, et al., *Shifting care from hospital to the commuñiry in Europe: Economic challenges and opportunities*, http://eprints. lse. ac. uk/4275/1/MHEEN_ policy_ briefs_ 4_ Balance of care%28LSERO%29. pdf. , 2008.

发，不断致力于质量改善进程；（9）对限定区域或限定人群承担责任。

人们对于一体化服务的期待、政府对于服务下沉到社区的倡议，以及社会组织对于社区卫生服务的响应，共同汇成推动社区导向的初级卫生保健不断发展的潮流。同时，也应认识到，改变筹资和人力资源的配置，引入信息技术和工具，进一步增强伙伴关系都是实现这一愿景的关键因素。

（二）走向偿付的激励性：筹资层面的改革趋势

为了响应和配合组织层面的改革，欧洲各国同时也开展了初级卫生保健筹资层面的改革，旨在通过激励性偿付促进服务供给的一体化和协调性。根据各方参与主体的激励对象的不同，可以把各国的模式划分为三类：第一类是激励费用支付者，主要包括丹麦的市政模式（municipalities）和德国的结构性疾病管理模式（structured disease management，DMP）；第二类是激励服务提供者，主要包括奥地利和德国的结构性疾病管理模式、法国的提供者网络模式（provider networks）、荷兰的服务团队模式（care groups）、英国的质量与效果框架模式（quality & outcomes framework）；第三类是激励患者，包括法国的提供者网络模式、德国的结构性疾病管理模式、荷兰的服务团队模式。① 从目前各国的改革迹象来观察，筹资层面的改革趋势主要表现为捆绑支付和临床授权团队。

1. 捆绑支付。捆绑支付是指在特定病患诊疗预期费用的基础上对卫生服务提供者给予偿付，它包括两个核心要素，即基于患病支付（包含贯穿于特定疾病的所有服务提供的费用）和捆绑支付（对多重服务提供者的支付合并为一次性支付）。捆绑支付是处于按项目支付（一次一付）和按人头支付（一次总付）之间的一种中间形态。与按项目支付相比，捆绑支付可以避免不必要的服务提供，激励不同服务提供者之间的协调并且提升服务质量；与按人头支付相比，捆绑支付不会对接收严重病人的服务提供者造成经济上的损失。据美国最近的一项研究指出，从按项目支付转变为捆

---

① Ellen Nolte, *Using Payment to Enhance Coordination：Experiences from Europe*, http：//www.kingsfund.org.uk/sites/files/kf/ellen-nolte-payment-systems-coordination-eur, 2013.

绑支付可以使卫生费用降低近10%和服务利用减少5%—15%。[①] 通过确定的价格和公布的成本效益数据,捆绑支付方式还可以增加消费者透明度,患者能够根据数据比较来选择服务提供者。

捆绑支付机制在荷兰体现得较为显著。荷兰在2006年改革方案中提出,为保险者增加与服务提供组织谈判的权力,发展服务提供的新类型和一体化服务的支付,建立捆绑支付契约与全科医生组成的服务团队制度。该制度首先由初级卫生保健服务提供者组成服务团队,然后由服务团队与医疗保险者签订契约,服务团队根据国家卫生服务标准提供一揽子服务,一揽子服务的价格由服务团队和保险基金在绩效基础上通过谈判协商确定。作为试点,2006年荷兰组建了10个糖尿病服务团队,它们获得为期16个月的启动基金并进行了相关评估。对试点的早期评估显示,服务的协调性和提供者的合作性都有所改善,但是并未发现有明显的费用减少的情况,原因可能在于由住院减少带来的费用节省被由患者接受精细化服务带来的费用上涨所抵消;到2010年,荷兰政府宣布实施捆绑支付的慢性病范围扩大为糖尿病、血管病、慢性阻塞性肺病和心脏病。[②]

捆绑支付制度设计的目的是在保留公平性的同时提高服务的效率和质量。但是,没有科学依据证明它对于卫生效果产生了积极的影响。所以捆绑支付等激励措施仍面临不少挑战,如人们需要更好地理解特定的本土状况是如何影响支付项目的实施效果,现有项目过度局限于少数特定疾病类型,因此需要把注意力转移到多重病患那里。更为重要的一点是,捆绑支付只针对各类疾病进行打包支付,有可能会退回到选择性初级卫生保健的老路上去。因此,捆绑支付的未来发展需要思考如何补偿服务提供者,保险支付者和服务提供者之间如何以一种新的方式协作以更好地应对这些挑战。

2. 临床授权团队。欧洲国家在筹资上的另一个改革趋势是,初级卫生保健利用它对大众的影响为患者承担更大的筹资责任,为发展更加一体化

① Suresh K. Mukherji, Thomas Fockler, "Bundled Payment", *Journal of the American College of Radiology*, Vol. 11, No. 6, 2014, pp. 566 –571.

② Ellen Nolte, *Using Payment to Enhance Coordination: Experiences from Europe*, http://www.kingsfund.org.uk/sites/files/kf/ellen-nolte-payment-systems-coordination-eur, 2013.

的服务，初级卫生保健需要筹资新模式的出现。这种新模式需要全科医生和其他执业人员为服务的协调性承担起更大的责任，需要对大众健康管理采取更加积极的方式，需要支持扩展社区现有服务范围，英国的临床授权团队能够在这些方面起到关键作用。

2013 年开始实施的临床授权团队如今已成为英国卫生体系的基石，它包括以下几个方面的内容：（1）授权原则。有效的授权应是协作的、社区导向的、综合性的和临床方向的，具体应建立在以下五个原则基础上：一是提升病人和社区效果、需求优先和鼓励创新；二是通过服务共享方式赋权病人；三是在衡量需求、设计服务和检测效果各环节上循证执业；四是社区动员；五是可持续性。①（2）作用。临床授权团队旨在为满足当地居民的卫生服务需求，鼓励临床医生在基金分配上发挥更重要的作用，其作用包括两个方面：一是负责承担当地人们的初级和二级卫生服务；二是负责承担改善全科服务质量的法定义务。②（3）结构和治理。英国的全科医生必须强制性地加入临床授权团队，临床授权团队一般由执业全科医生、至少一位医院医生、护士和公共人员组成。每个临床授权团队都有一个管理主体，该管理主体由全科医生代表、团队执行小组成员、其他临床医生和非专业代表组成。作为初级卫生保健信托（PCTs）的替代物，英国的211 个临床授权团队负责英国国家卫生服务体系 650 亿—950 亿英镑的预算，约占 NHS 总预算的 60%。临床授权团队为满足病人服务的所有合理需求提供服务，其服务范围包括急诊服务、非工作时间的初级医疗服务、选择性医院服务、社区服务、康复服务、孕妇和新生儿服务、失能服务、精神卫生服务、不孕服务等。

临床授权团队模式为促进初级卫生保健的一体化打开了一扇机会之窗。但是，随着临床授权团队所处的外部环境的改变，其未来发展也面临

---

①　Clinical Innovation and Research Centre, *Commissioning a good child health servise*, http：//www. rcgp. org. uk/~/media/Files/CIRC/Child-and-Adolescent-Health/RCGP-Child-Health-Modelling-Task-Group-April-2013. ashx, 2013.

②　Chris Naylor, Natasha Curry, Holly Holder, et al., *Clinical commissioning groups：supporting improvement in general practice*? http：//www. kingsfund. org. uk/sites/files/kf/field/field_ publication_ file/clinical-commis, 2013.

多重挑战：如何应对 NHS 在削减管理预算的同时，扩展其责任范围的困境，如何处理临床授权团队的新角色（即 co-commissioning）与其他全科医生组织（如 NHS England area teams）的责任关系，还有团队自身所面临的一系列挑战——如全科医生时间和能力的缺乏、领导力发展、内部治理结构等。因此，临床授权团队模式若要在共同授权初级卫生保健服务上取得成功，有赖于它能否与其他相关组织和个人建立和维持战略伙伴关系，以及能否动员初级卫生保健服务人力资源来提供和发展新的服务模式。① 为了与多重专科服务和其他初级服务提供组织共同构建起更加一体化的服务体系，临床授权团队的角色可能需要继续演变。

四 欧洲初级卫生保健改革对中国新医改的启示

欧洲初级卫生保健改革的经验或教训可以归结为如下几个方面：

第一，初级卫生保健（PHC）和基本保健（PC）各有其长处和不足：基本保健可以更好地找到满足人们疾病服务需求的办法，初级卫生保健则是解决影响健康不利因素的最好模式。为有效应对卫生不公平以及更好地提供初级卫生服务，两者应建立起合作伙伴关系。

第二，完全状态的无守门人制度不利于卫生费用的控制以及卫生服务提供的连续性、协调性和一体化，而强制性守门人状态会牺牲病人的自由选择权从而导致较低的满意度，建立尊重病患需求和愿望的"中间状态"的守门人制度可以有效避免谱系两个极端状态所带来的问题。

第三，初级卫生保健服务提供应以社区为导向、以人们的健康需求为核心，以健康的社会决定因素为关键，以全科医生制度建设为重点，以服务可及性、连续性、协同性和综合性为抓手，全面实施综合性的改革战略。欧洲参差不齐的初级卫生保健一方面改革图告诉我们，任何一项改革举措都会牵一发而动全身，单兵突进式的改革路径难以取得预想的效果。

① Holly Holder, Ruth Robertson, Shipa Ross, et al., *Risk or reward? The Changing Role of CCGs in General Practice*, http：//www.kingsfund.org.uk/sites/files/kf/field/field_ publication_ file/risk-or-reward-the-changing-role-of-CCGs-in-general-practice.pdf., 2015.

只有进行一系列体制机制综合性的、全局性的改革，才有可能使理想靠近现实。

第四，"强"初级卫生保健在卫生体系中至关重要，也是欧洲各国普遍追求的目标。"强"初级卫生保健强调全科医生在卫生服务提供的全过程中扮演"守门人"（gatekeeper）或者"协调者"（coordinator）① 的角色；另一方面强调对医保制度的覆盖宽度、覆盖深度和覆盖高度三个维度同等重视，确保人们（尤其是低收入群体、慢性病患者和多重疾病患者等特殊群体）在服务上的公平可及。总之，以病人为中心是"强"初级卫生保健的最显著特征。

第五，在重视激励性经济偿付的同时，也不应忽视非经济性激励的作用。如今，中国的新医改把注意力过度聚焦于支付激励机制改革，认为支付制度是社区卫生服务的"指挥棒"，是新医改第二阶段的工作重心。但是也应该认识到，支付制度内嵌于初级卫生保健背景之内并与之相互作用，其功能的发挥必然受制于初级卫生保健相关制度环境，因此社区卫生服务的守门人作用、道德自律和行业规范等非经济激励因素同样不可或缺。

---

① Bodenheimer（1999）等人争辩性地提出，全科医生应当扮演协调者而非守门人的角色。他们认为，全科医生应从守门人转变为服务的协调者，整合初级和专科卫生服务以改善服务质量。协调者角色可以帮助病人穿越复杂的、危机四伏的医疗服务迷宫，协调专科服务并且作为长期互信关系的一部分为病人提供咨询服务。全科医生的协调者角色实质上是倡导一条既尊重病人享有接触专科服务的权利，又给予病人合理引导和相关服务的中间道路。参见 Thomas Bodenheimer, Bernard Lo and Lawrence Casalino, "Primary care physicians should be coordinators, not gatekeepers", *Journal of the American Medical Association*, 1999, pp. 2045 – 2049。

第五章 乡村医生签约服务制度的
地方性实践

　　王绍光依学习主体和学习源区分出四大类学习模式，其中，学习源可以分为两大类，一是各个时期、各个地方的实践；二是系统性实验。前者包括本国的政策与制度遗产、各地区不同的实践和国外过往与现实的经验教训。他认为，一个国家完全可以采用不止一种模式进行学习，一个体制适应能力的强弱取决于它是否能充分利用所有模式来进行学习。① 同样，构建家庭医生签约服务制度既需要向国外初级卫生保健"守门人"制度进行学习，也需要向国内历史上的政策、制度以及各地方改革实践中的创新举措进行学习。事实上，早在 2013 年前后，各地就先后开展了关于家庭医生签约服务的改革试点。这些改革试点形态各异、各具特色，但都具有结合本地实际发挥制度想象力和探索精神的共同特点，本书所考察的两个案例（湖北省潜江市和江苏省盐城市大丰区）也不例外。其中，湖北省潜江市建立了签约服务与公共卫生项目相结合的"123 服务体系"，江苏省盐城市大丰区利用市场机制建立起具有较强针对性的农村居民"个性化健康服务包"制度。采用调查法和案例研究方法，本章首先详尽考察了上述两个地方签约服务的实施状况、服务过程、取得的成效、存在的问题、经验或教训，接着对"123 服务体系"和"个性化健康服务包"制度模式进行了深入考察和分析，典型调查和分析为本书将要提出的"健康守护人"制度模式提供了现实基础。

---

　　① 王绍光：《学习机制与适应能力：中国农村合作医疗制度变迁的启示》，《中国社会科学》2008 年第 6 期。

一 乡村医生签约服务开展基本状况的调查

2016 年暑期，围绕乡村医生签约服务制度开展和实施情况，课题组分别奔赴湖北省潜江市和江苏省盐城市大丰区展开典型调查。两地的典型性体现在，湖北省潜江市将乡村医生签约服务与基本公共卫生服务相结合，在全市基层医疗机构探索建立起"123 服务体系"；江苏省盐城市大丰区则根据农村居民的不同需求，创造出含基础包、初级包、中级包和高级包在内的"个性化健康服务包"制度。本章采用调查法（包括问卷调查法和半结构访谈法）和案例研究法，分别考察了乡村医生签约服务开展状况（以调查法为主），以及制度创新举措（以案例研究法为主）。

针对乡村医生签约服务的调查开展情况是：分别从湖北省潜江市和江苏省盐城市大丰区下辖的乡镇中筛选出 3 个乡镇卫生院和 9 个村卫生室，对于卫生主管部门和服务供给方（即乡镇卫生院和村卫生室）的相关人员进行深入访谈，对于签约村民则主要采取发放问卷的方式进行调查。其中，此次调查共发放问卷 950 份，回收问卷 921 份，回收有效问卷率为 96.9%；调查问卷运用 EXCEL 和 SPSS19.0 统计软件进行统计分析。调查主要从受调查者（签约个人及家庭）基本情况、签约服务可及性状况、连续性状况、协调性状况和综合性状况五个方面展开。

（一）受调查签约村民及其家庭基本情况

此次受调查人员的一个明显特征是老年人口居多，其中 60 岁以上老人占受调查人数的 65%，65 岁以上老人占受调查人数的 41%。原因在于，两地签约服务均从重点人群（包括 65 岁以上老年人、0—6 岁儿童、孕产妇、慢性病患者和重性精神疾病患者等）起步，迅速扩大签约覆盖面，之后逐渐向较年轻的健康人群扩展。例如，大丰区自 2013 年开始试点乡村医生签约服务时只有 2 个乡镇的 2 个村，2014 年延伸至所有 12 个乡镇的 70 个村，2015 年达 12 个乡镇的 170 个村，2016 年的签约覆盖面继续扩大。在受调查人员的家庭结构中，5 口人以上的大家庭占 48%，2 口之家占 25%。家庭成员所接受的教育大多属于中学及小学以下，接受过中学

（包括高中、职高、中专、技校和初中）教育的家庭占55%，小学及以下的家庭占26%。受调查家庭成员中工作类型以务农和务工为主，其中全家务农的家庭占42%，有1人（或以上）务工的家庭占44%。近年来家庭年均总收入中，年收入4万元以下的家庭占79.5%，其中1万元以下的家庭占29.9%，1—2万元的家庭占22.7%，2—3万元的家庭占14.7%，3—4万元的家庭占12.2%。关于家庭负担程度，选择"一般"的家庭占54%，选择"沉重"或非常沉重的家庭占33%，觉得"轻"或"非常轻"的仅占12%。受调查村民及家庭中有慢性病患者或残障患者的达74%，这也反映出当前的签约人群仍以各类重点人群为主。至于年度家庭医疗卫生支出分布则较为均衡，2015年支出在500元以下的家庭占16.2%，500—1000元的家庭占19.4%，1000—2000元的家庭占18.9%，2000—3000元的家庭占11.0%，3000—5000元的家庭占14.3%，5000元以上的占19.0%。在这些医疗卫生支出中，有50.5%的家庭觉得看病支出负担程度"一般"，36.3%的家庭觉得"沉重"或"非常沉重"，仅有12.8%的家庭觉得负担"轻"或"非常轻"。调查结果还显示，两地政府主管部门都强调村民"自愿加入"签约服务，当地政府也采取各种激励措施鼓励村民进行签约，也有一些在外务工人员替留守老人或子女购买了签约服务。有59%的受调查者表示对签约服务"了解"或"非常了解"，33%的人表示了解程度"一般"，还有7%的人表示对签约服务"完全不了解"（选择该项者中，湖北省的比例高达10%，明显高于江苏省）。

受调查签约村民及其家庭中有两个现象值得关注：一是村民签约服务覆盖率。当前签约人群基本上集中于各类重点人群，这些人群多属于老年人、孕产妇、儿童、残疾人等特殊人群，或者属于高血压、糖尿病、结核病等慢性病和严重精神障碍患者，他们自身对于医疗卫生服务具有较高的需求度和依赖性，因而也易于进行签约。但是，如果签约人群继续扩展至青壮年等健康群体则难度较大，因为这类人群有的在外务工，有的觉得没病不需要签约服务，进行签约的积极性和热情度较低。如何吸引非重点人群加入，实现2020年将签约服务扩大到全人群的目标，成为社会各界面临的一大难题。二是家庭医疗卫生支出情况。调查显示，仍有近四成的家庭觉得看病负担较为沉重，导致这个结果的原因可能是多重的，所以缓解农村居民"看病贵"问题需要签约制度与其他政策措施"多管齐下"方能有效发挥其潜在功能。总之，仅凭一项健康结果指标尚无法轻易对签约服务制度做出结论，我们还需要从签约服务的"过程"层面——签约服务可及性、连续性、协调性和综合性方面详细考察签约服务实施的基本状况。

（二）签约服务的可及性状况

签约服务的可及性是指在地理、经济和组织等方面易于获得签约医生所提供的各种医疗卫生服务。其中，地理可及性是指签约村民距离签约医疗机构的远近及便捷性；经济可及性是指签约村民参加医保（新型农村合作医疗或商业医疗保险）及费用共付情况；组织可及性是指签约医疗机构的执业时间、预约等待时间、候诊时间等。调查结果显示，签约家庭随着距离签约机构路程越远呈现出依次递减现象。其中，距离签约医疗机构1公里以内的家庭最多（37.5%），距离签约医疗机构4公里以上的家庭最少（2.1%），大多数签约家庭距签约医疗机构在2公里以内（见图5-1）。如果步行，一半的受调查者表示10分钟以内到达签约医疗机构，30%的人表示需要花费10—20分钟，11%的人表示需要花费20—30分钟，需要花费30分钟及以上者占9%（见图5-2）。此外，如果因各种原因不能亲自去签约医疗机构看病时，大多数的受调查者（80%）表示签约医生会提供上门服务。

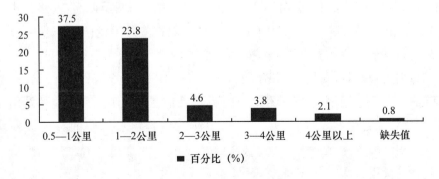

图5-1　签约家庭距离签约医疗机构的路程

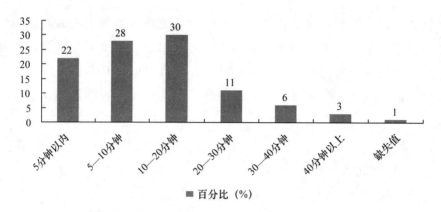

图 5 - 2　签约村民步行到达签约机构所需花费的时间

由于受调查者大都属于慢性病患者,所以也是医疗保障(主要指新农合)的积极参加者(有99%的人参加了医保)。在签约医疗机构看门诊时,两省共有37.5%的人认为个人自付的诊疗费用为"一般",认为"便宜"或"非常便宜的"占比43.1%,仍然认为"贵"或"非常贵"的占比17.5%。其中,湖北省的受调查者认为门诊看病"贵"或"非常贵"的达27.0%,而江苏省的受调查者中选择这两项的比例为11.0%(见图5-3)。如果转诊到医院,两省共有46.3%的受调查者认为住院费用"一般",认为"便宜"或"非常便宜"的占比21.3%,认为"贵"或"非常贵"的占比30.5%。其中,湖北省有高达36.0%的人认为"贵"或"非常贵",江苏省受调查者中选择这两项的比例为26.0%(见图5-4)。可见,针对门诊费用和住院费用支出,两个省份的受调查者的感受差异较为明显。根据湖北省《潜江市新型农村合作医疗实施办法(2016)》,参合农民在签约卫生院(卫生室)门诊就医发生的补偿范围内的费用按65%给予补偿;参合农民每人/日/次发生的门诊费用补偿封顶线卫生室为19.5元、卫生院为32.5元,全年累计补偿360元。针对住院医疗费用补偿,实施办法规定在乡镇卫生院住院的补偿比例为90%(起付线150元以上),在潜江市内各定点医院的补偿比例从70%—80%不等(起付线500元以上),在省级定点医院的补偿比例则依产生的医药费用由低到高从45%—60%不等(起付线2000元以上)。实施办法也规定了使用中医药、特殊家庭、孕产妇、贫困家庭等享有相关的政策优

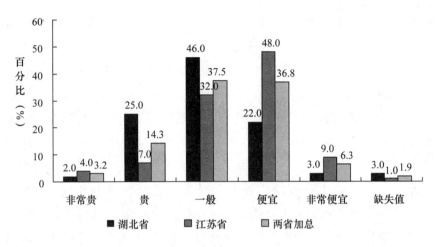

图 5 – 3　签约村民门诊费用支出的主观感受

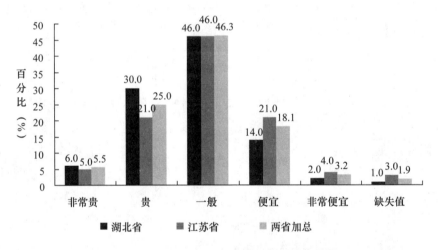

图 5 – 4　签约村民住院费用支出的主观感受

惠。同时，为鼓励和实行乡镇卫生院首诊、分级诊疗、双向转诊，实施办法规定，未经转诊直接到上级医院就诊者，新农合补偿标准在同级医院基础上降低15%的补偿比例。① 相比较而言，江苏省《大丰区 2015 年度新型农村合作医疗实施方案》则将门诊补偿分为普通门诊补偿和特殊病种大

---

① 《潜江市新型农村合作医疗制度实施办法》（潜合管委发〔2015〕1 号）。

额门诊补偿两大类，其中普通门诊镇、村定点医疗机构补偿比例分别为40%和50%；特殊病种大额门诊补偿又进一步细分为慢性病和特殊病种门诊补偿，它们的年起付线为300元，慢性病年度封顶为4000元，特殊病种年度封顶为10000元。针对住院补偿，大丰区也把它划分为普通住院补偿、21种重大疾病医疗保障、意外伤害补偿以及发生高额医疗费用的大病保险等，其中普通住院补偿比例乡镇级为85%（起付线200元）、县市级为70%（起付线500元）、地市级为60—65%（起付线700元）、省内为50—55%（起付线1200元）、省外三级为40—45%（起付线1500元）。同样，实施方案也规定了未办理转诊手续在区定点医院就诊发生的医药费补偿比例下浮15%。[①] 两省受调查者针对门诊费用感受存在明显差异的可能解释是，湖北省的慢性病和特殊病种患者由于年封顶线过低而不足以补偿其花费，所以产生门诊看病贵的感受；针对住院费用感受存在明显差异的可能解释是，由于湖北省的住院补偿并未按住院患者的类型进行细分，从而导致一些特殊住院患者发生的高额医疗费用不能得到有效的补偿。

一般来说，签约村医不分白天和晚上、工作日和节假日都能够为村民提供服务。调查问卷显示，91%的受调查者认为在8小时工作之外去看病较为方便。签约村民也可以进行电话预约或电话呼叫上门服务，预约等待时间通常在当天内（占85%）就可以看上病，需要等待1—2天的仅占9%，但是签约村卫生室尚未开通网络预约功能。在签约村卫生室看病时，有37%的受调查者认为平均候诊时间只需5分钟以内，73%的受调查者认为等待时间在10分钟以内，认为需要等待10—20分钟的占17%，认为需要等待20分钟以上的占9%（见图5-5）。

从以上调查结果可以看出，签约村民的地理可及性和组织可及性较好，但是在经济可及性方面表现欠佳，仍有不少签约村民反映无论是门诊费用还是住院费用都比较贵或非常贵。这一方面表明现行的新农合补偿标准设置和疾病类型划分尚存在缺乏合理之处，另一方面也表明签约服务尚未形成有效的分级诊疗秩序、无序就医现象仍有可能普遍存在。比如，湖北省潜江市卫生计生委的一位负责人告诉我们，在基本医疗卫生领域，患

---

① 《大丰市2015年度新型农村合作医疗实施方案》（大卫发〔2015〕4号）。

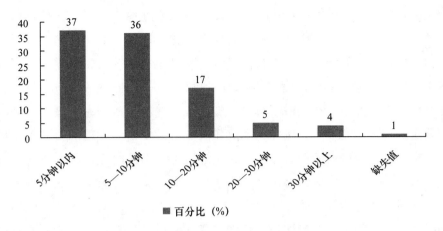

■ 百分比（%）

图 5 - 5 在签约卫生室看病的平均候诊时间

者还是习惯性地选择去大医院看病，患者的就医观念和习惯难以改变。江苏省盐城市大丰区乡镇卫生院的一位负责人也反映，由于基层医疗机构基本药物数量少、品种单一且针对性不强，导致不少患者流失到上级医院。如何以缓解看病贵为目标，完善签约服务制度和分级诊疗制度以及与之配套的一系列政策保障措施，是决策者们面对的一个挑战。

（三）签约服务的连续性状况

签约服务的连续性可以理解为签约村民和签约医生之间形成的一种通过显性契约和隐性契约加以连接的关系。服务的连续性表现为信息连续性、纵向连续性和关系连续性三种类型。其中，信息连续性是指医生为提供适宜的服务拥有关于患者既往医疗和社会生活状况的信息载体，如电子档案或电子病历等；纵向连续性是指患者可以在一种熟悉的环境中习惯性地享受到特定医生提供的服务；关系连续性是指医患之间长期存续的以信任和尊重为特征的关系。[①] 课题组所调查区域均为老年人、孕产妇、婴幼儿、慢性病患者、残障患者及重度精神疾病患者等特殊人群建立了电子档案。相比传统意义上的纸质档案，电子档案的出现把"死档"变成了"活

---

① WHO/Europe, *Primary Care Evaluation Tool* (*PCET*), http：//www. euro. who. int/_ _ data/ assets/pdf_ file/0004/107851/Primary Care Eval Tool. pdf. , 2010.

档",这样不仅便于签约医生在为患者看病时可以查阅其既往病史和治疗史,而且便于公共卫生服务人员能对这些特殊群体的平时生活习惯、饮食起居、服药情况等随时进行查访。调查问卷结果表明,84%的受调查者表示签约医生在为患者看病时经常性地查阅其电子档案或电子病历。但是,课题组在与签约医生交谈时了解到,签约医生在日常随访时不被患者理解和尊重的现象时有发生。例如,湖北省潜江市某乡镇卫生院的公共卫生服务人员说:有些村民的健康意识差,在进行电话随访时显得不耐烦。比如糖尿病人的日常饮食应该遵循"少食多餐"的原则,可有的糖尿病患者的回答竟然是"吃得少没力气干活,多餐没条件"。某村卫生室签约医生认为,每年一次的体检对慢性病患者来说或许有用,可是对于健康人群就没有太大作用,并且有些村民对体检也有抵触情况,有些老年人在体检时甚至认为自己的血液本来就少,再抽血会让自己的身体吃不消。江苏省盐城市大丰区卫计委一位负责人也表示,搞签约服务离不开公共卫生服务,公共卫生服务是签约服务的基础。由于公共卫生服务基本上属于免费项目,一些老百姓"拿免费不当回事,会端架子、拿乔①"。

签约医生是签约患者的第一责任医生,通过签约服务能在很大程度上增加患者基层首诊的"依从性"。江苏省盐城市大丰区从2013年开始实施签约服务制度,截至2015年,签约村民在签约村卫生室就诊人次增长明显。据大丰区卫生计生委提供的数据,签约村门诊人次从2013年的55.8万增长至2015年的76.1万,增长幅度达36.4%;相比较来看,同期全区所有村级(包括签约村与非签约村)门诊人次增长31.4%;全区所有不同级别医疗机构(包括市级、镇级和村级)门诊人次仅有微小的波动(见图5-6)。在访谈中,江苏省盐城市大丰区某乡镇卫生院负责人认为,签约服务一方面改变了乡村签约医生的行医方式,从以往的坐堂式到走进千家万户提供上门服务;另一方面村医在村民心目中的形象也有所提高,村民在看病时更多的选择村医了。大丰区另一个乡镇卫生院的负责人也认为,签约服务的确对村民的健康意识和就医习惯有所影响,如今到村卫生室看病的人次增多了,还有些村民没病时也去"串串门"。

---

① 俗语,指的是故作难色以自抬身价。

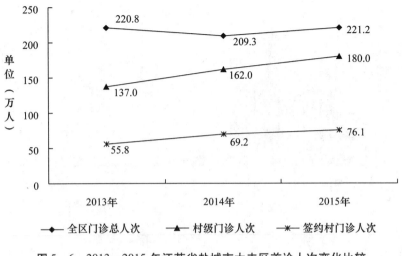

图 5 - 6　2013—2015 年江苏省盐城市大丰区首诊人次变化比较

　　签约服务不仅是显性契约服务，而且也体现为医患之间的一种隐性契约关系，即患者信任与依赖签约医生，签约医生也熟悉、关爱签约村民。调查中发现，不少签约村医对于本村的每一个人，尤其是患者的情况都了如指掌，也广受村民的信任和热爱。调查问卷结果显示，有 93.9% 的签约村民表示对签约医生"信任"或"非常信任"（其中江苏省有高达 96.7% 的签约村民信任签约医生），而表示"不信任"或"非常不信任"的仅占 1.2%（见图 5 - 7）。至于签约医生值得信任的原因（多选项），76% 的受调查者认为签约医生服务态度好、认真负责，68% 的人认为签约医生熟悉病人、能对症下药，38% 的人认为签约医生是本地人、值得信任，36% 的人认为签约医生人品好，还有 31% 的人认为签约医生医术高明（见图 5 - 8）。较强的信任度与较高的满意度密切相关，94% 的受调查者对于签约医生团队提供的基本服务（如基本医疗服务、公共卫生服务等）感到满意，选择不满意的仅占 1%。如果属于急诊或病情较重需要转诊，患者往往首先被推荐到所在的乡镇卫生院接受救治。对于转诊至乡镇卫生院或市（县）级医院医生所提供的服务，72.5% 的受调查者感到"满意"或"非常满意"，感到"不满意"或"非常不满意"的比例仅为 2.3%。

　　可见，签约服务制度的开展在很大程度上提高了医疗卫生服务的连续

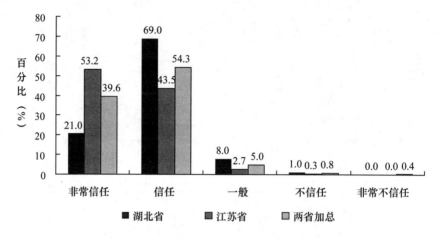

图 5 - 7　签约村民对签约医生的信任程度

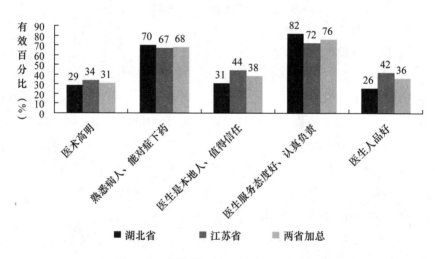

图 5 - 8　签约村民信任签约医生的原因

性。通过调查发现,签约医疗机构均为签约村民建立了个人健康电子档案或电子病历,医生在为患者看病时也经常使用电子档案或电子病历。而且,据乡镇卫生院签约医生介绍,个人健康电子档案或电子病历也正在逐步从重点人群向普通的健康人群扩展。签约服务制度也增加了患者对签约医生的"依从性",如大丰区签约村民更多地在签约村卫生室首诊,签约村卫生室诊疗人次逐年上升,基本实现"小病不出村"的目标。此外,签约村民对于签约医生的信任度和满意度较高，两者之间保持着良好的人际互动关系。但是调查还发现，由于基本药物种类的限制，迫使患者不得不前往乡镇卫生院甚至市级医院看病。据湖北省潜江市某村医反映，实行基本药物制度之前，每天都有 80 人次以上的门诊量，有时甚至达到 100 人次；可是实行基本药物制度之后，每天的门诊量跌落至 30—40 人次。另外，如何培养签约村民的健康意识和健康行为，增强他们对签约医生工作的理解、支持和配合，也是一个需要在实践中继续探索的问题。

（四）签约服务的协调性状况

与服务连续性密切相关的是服务协调性。签约服务的协调性涉及签约服务团队内部、签约服务团队与社区其他初级卫生保健服务提供者、签约服务团队与更高级别的医疗机构之间的服务整合。它旨在通过横向一体化建设（健康促进、预防、治疗和临终关怀等）与纵向一体化建设（各级服务供方之间），为居民提供连续、协调、适宜的卫生服务。服务的横向一体化建设要求组建由不同学科构成的签约服务团队，也要求签约服务团队与社区其他初级卫生保健服务提供者、各种社会组织或个人（如社会工作者、药剂师、理疗师或行为矫正师、心理咨询师、健康管理师、社会志愿者、社会福利组织、慈善机构、教会组织等）相互沟通与合作；服务的纵向一体化建设要求签约服务团队通过远程会诊、协商患者治疗、临床业务培训或业务指导，乃至建立"医联体"等方式与上级医院保持密切协作。课题组在调查中发现，签约村卫生室一般拥有 2—3 名签约医生，他们大多属于执业医师或执业助理医师，全部接受过为期半年（或以上）的全科医生培训并取得了全科医生结业证书，所以也可称之为全科医生，其学科背景基本相同或相似。仅有一个大村（村民 3445 人，其中有 500—600 人常年在外务工）的卫生室拥有由 6 名医务人员组成的服务团队，其中包括 3 名全科医生、1 名社区护士、2 名公共卫生服务人员。还有一个村本来只有 1 名村医，但是上级要求签约服务必须至少由 2 人来实施，于是就把一名 62 岁的退休老村医返聘了过来，拼凑成 2 人签约服务团队。当前乡村医生队伍普遍面临人口年龄偏大、后继乏人的局面。为了培养和充实乡村医生队伍，江苏省盐城市大丰区卫生计生委近年起开展乡村医生定向培养计划，每年会选派 20 余名高考生到医学院进行免费培训，要求他们毕业后必须到村卫生室连续工作 6 年以上。可是乡镇卫生院也同样"招不来人、留不住人"，所以这些定向生一旦毕业就被乡镇卫生院"截流"了，至今尚未发现一例医学毕业生去村卫生室工作的情况。乡镇卫生院与村卫生室在签约服务中的角色与功能定位一直是课题组调查中感兴趣的话题，湖北省潜江市的做法是把乡村医生视为签约服务的主体，乡镇卫生院包片责任医生作为辅助主体，主要涉及政策宣传、健康体检及健康评估、随访重点人群、督导预防接种、健康教育、业务指导、下村开展工作、监督等职责。江苏省盐城市大丰区也把乡镇卫生院和村卫生室定位为分工协作的关系，以村卫生室作为签约服务主体，每个乡镇卫生院划分为 3—5 个健康团队，每个健康团队负责 3—4 个村，每个月至少下村一次开展健康教育讲座、健康咨询、发放宣传材料、对行动不便者进行上门随访、对村卫生室进行工作指导、检查健康档案建立与使用情况等。当问及是否有时间和精力完成这些任务时，一些乡镇卫生院负责人坦言健康团队平常根本没时间，只能赶到周末、节假日休息时间下村开展服务，即使这样，也很难保质保量地完成规定的各项任务。

由不同成员组成的跨专业、跨学科签约服务团队可以避免服务的碎片化，有助于为签约村民提供综合性的一体化服务，这就需要签约的全科医生与签约团队内的其他医务人员围绕患者的病情进行沟通与协商，也需要签约服务团队与社区各种社会组织或个人进行必要的沟通与合作。调查问卷结果显示，在签约机构就医时，72.0% 的受调查者反映主治医生与签约团队内的其他医生就其病情进行过沟通和协商（其中江苏省这一比例达 84.0%）；还有 12.2% 的人反映医生之间没有进行过沟通和协商（其中江苏省这一比例为 6.0%）（见图 5 - 9）。在签约服务团队与社区社会组织或个人相互沟通与合作方面，52.0% 的受调查者表示不清楚，42% 的人表示有进行过沟通与合作，还有 5.0% 的人表示没有进行过沟通与合作（见图 5 - 10）。据湖北省潜江市某签约村医反映，公共卫生服务工作仅靠卫生部门一家来做效果并不理想，如果有了村委会的配合效果就会好很多。有不少村委会对卫生工作有抵触心理，认为卫生部门是为了挣钱、为了自身利益，比如在"两癌普查"中，有的村委会提出只有补贴经费才肯配合卫生部门的工作。

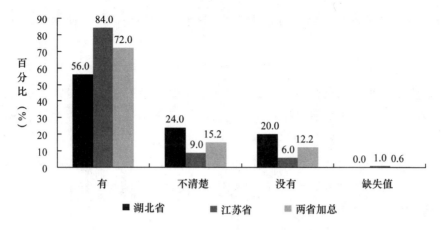

图 5 - 9 签约服务团队内医生之间相互沟通和协商情况

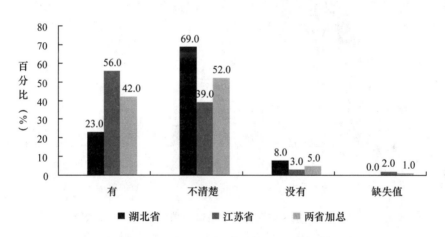

图 5 - 10 签约服务团队与社区社会组织或个人相互沟通与合作情况

签约服务团队与上级医疗卫生机构形成的协作机制可以避免它们之间的无序竞争所导致的资源浪费，有利于为签约村民提供协调性的一体化服务。调查问卷结果显示，66.0%的签约村民了解或体验过市镇专家到现场或远程会诊为其提供的咨询和诊断服务，22.0%的人表示不清楚，还有10.0%的人明确表示不了解或没有体验过（见图 5 - 11）。为加强纵向合作、提高基层声誉，江苏省盐城市大丰区开展了区镇村远程会诊，它以区—镇、镇—村、区—村模式，覆盖心血管科和内分泌科专业（现阶段），实行知情自愿—申请预约—会诊服务流程，让老百姓在家门口就能享受到市(镇)级医疗专家提供的诊疗服务。区域内远程会诊的开通不仅调动了专家的积极性、促进优质卫生资源下沉,而且通过引导群众基层就诊,奠定了分级诊疗工作的基础,同时通过临床病例示范观摩,也提高了乡村医生的业务技能。更重要的意义是,群众可以足不出村就能享受到优质优惠的专家服务,有效缓解了村民的看病难、看病贵问题。另一种常见的纵向服务协作方式是上级医院的专家为签约服务团队提供临床培训或业务指导。问卷结果表明,据59.4%受调查签约村民所述,上级医院的专家曾经为签约医生提供过培训和指导,33.3%的人表示不清楚,还有3.8%的人表示没有过(见图5-12)。

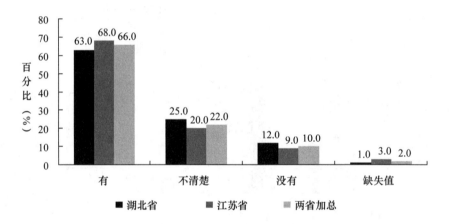

图5-11 签约村民了解或体验过专家通过现场或远程会诊提供服务的情况

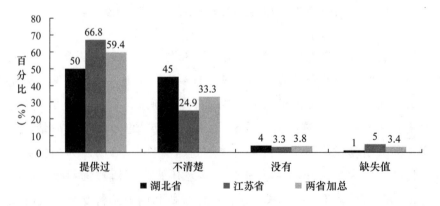

图5-12 签约村民了解上级医院专家为签约医生提供业务培训和指导的情况

以上调查结果表明，由于乡村医护人员匮乏、公共卫生医师和社区护士等角色的缺位，签约服务团队内部结构优化方面还有巨大的拓展空间。签约服务团队与村委会及社区其他可以提供初级卫生保健服务的社会组织或个人之间的沟通与合作也极其有限，脱离了农村社区的"土壤"，卫生服务的健康效果必然大打折扣。同时，虽然乡镇卫生院医生与签约村卫生室建立了乡村一体化协作机制，可由于时间、精力和资源的限制，致使乡镇医生不能有效地履行其工作职责，所谓的"分工协作"存在被虚化的可能性。此外，市县级医院与基层医疗卫生机构缺乏机制性的联系与协作，它们之间相互争夺病源的现象仍十分常见。值得肯定的是，江苏省盐城市大丰区建立的区镇村远程会诊系统有助于缓解服务提供的碎片化。但是，信息化手段仅仅是促进签约服务协调性的一个辅助环节，若要促进签约服务的横向和纵向一体化，还应从医疗卫生体制机制的改革与完善上寻找答案。

（五）签约服务的综合性状况

签约服务的综合性包括服务提供范围的综合性与人的全面性服务的综合性。前者涉及满足签约村民健康需求的一系列宽泛服务，后者涉及服务提供应同时考量签约村民的身体、生活、工作、情感、心理及社区环境影响等方面。相对于专科而言，全科医学强调以人为中心、以家庭为单位、以社区为范围、以整体健康的维护和促进为方向的长期性、综合性、责任性照顾，其关注点是"人"而不是"病"，其服务领域主要涉及人的健康时期、疾病早期以及经专科诊疗后无法治愈的各种病患的长期照顾。从这个意义上看，全科医学既涉及医学科学，又涉及与之相关的各个专业领域，如行为科学、社会学、人类学、伦理学、文学、艺术学等。所以，服务综合性应是初级卫生保健服务的核心特征之一。相对而言，江苏省盐城市大丰区提供了更加多元化的服务，即除了基本卫生服务之外，还设计了不同种类的健康服务包为签约村民提供个性化的健康管理服务（如家庭出诊、家庭病床、康复指导等）。调查问卷显示，分别有94%、74%和63%的受调查者表示签约服务团队为其提供了常见病诊疗、预防保健和转诊预约服务，还分别有63%、52%、35%、12%、9%的受调查者表示签约服务团队提供了健康咨询、健康教育、康复指导、家庭护理（含家庭病床服务）和中医药服务（见图5-13）。湖北省潜江市一位签约村医认为，大大小小的医疗机构普遍存在"西医化"现象，而中医治疗程序烦琐、治疗过程较长，很多人嫌麻烦不愿意用；也有签约村医建议，以后要多增加中医理疗等中医药服务，否则老百姓兜里的钱就会被各种卖保健品的人骗走了；还有一位签约村医反映，现在人们的健康的意识增强了，也有投资健康意愿。但是不少老年人有"盲从"心理，需要看到"小恩小惠"才参与，比如，健康宣传讲座基本没有什么人来听，只能通过发放一些小礼品的方式（如发放矿泉水、洗衣粉、牙膏、香皂等）来吸引他们参加。

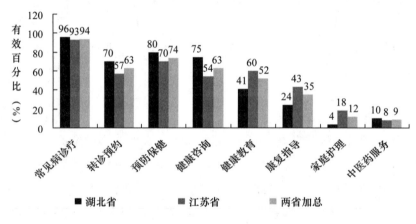

图5-13　签约服务团队为签约村民提供服务的范围

　　签约医生熟悉签约村民及其家庭健康的各方面情况是服务综合性的本质属性，这就需要无论在患者就医时还是在就医之外，签约医生都要主动询问和留意患者的情绪、情感、心理、家庭状况、饮食行为、生活习惯、生活压力、医嘱遵循等方面的情况。换句话讲，签约医生要对每个签约村民及其家庭情况做到"了如指掌"。调查问卷显示，83.4%的受调查者反映在就医时签约医生留意并耐心询问过其近期的情绪、情感或心理变化情况，7.6%的受调查者反映签约医生只是偶尔留意并询问过，也有6.7%的受调查者反映签约医生从来没有这样做过（见图5-14）。同时，有82.9%的受调查者反映在就医过程中与签约医生有过病情之外的交流情况

（如家庭、饮食、生活习惯、工作压力等），9.7%的受调查者反映仅偶尔有过这种交流，还有6.5%的受调查者反映没有进行过这种交流（见图5－15）。总的来看，受调查者中有85.5%的人认为签约医生"熟悉"或"非常熟悉"他们的家庭生活状况、工作或收入状况等方面的情况，8.8%的人认为"一般"，认为"不熟悉"或"非常不熟悉"的占3.4%（其中江苏省选择该项的比例仅为0.7%）（见图5－16）。

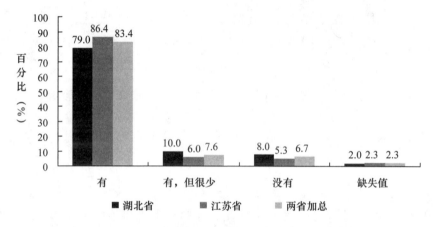

图 5 – 14　签约医生留意并询问患者的情绪、情感或心理变化情况

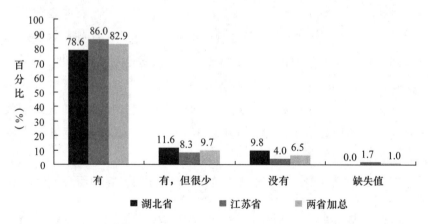

图 5 – 15　就医时签约医生与患者进行病情之外的交流情况

医患共同决策是公众进行卫生参与的核心内容之一，也是以人为中心

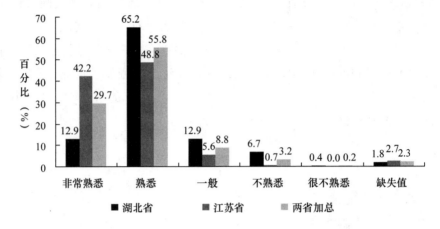

图 5 – 16 　签约医生熟悉患者的家庭生活、工作或收入等方面状况

的医疗服务模式之根本。医患共同决策是指医生跟患者共同参与，双方对治疗的各种结果进行充分讨论，最后得出相互都能够接受的、适合患者个体化治疗方案的过程。[①] 在医患共同决策的过程中，医疗服务提供者在促进患者参与上发挥着至关重要的作用，如向患者提供治疗方案信息、解释各种方案的利与弊、鼓励患者讨论并表达自己的偏好、帮助患者制定自我管理规划等。[②] 调查问卷显示，受调查者中有 86.0% 的人表示签约医生在提出治疗方案或用药类型时征求过自己的意见，5.0% 的人表示只是偶尔征求过自己的意见，还有 8.0% 的人表示没有征求过自己的意见（见图5 – 17）。如果需要转诊到二级或三级医院，受调查者中有 81.0% 的人表示签约医生在做出转诊决定时跟自己充分沟通、协商过，13.0% 的人由于没有经历过转诊，所以表示不清楚，也有 5.0% 的人表示签约医生并没有跟自己进行过沟通和协商（见图 5 – 18）。

　　上述调查结果表明，在签约服务的综合性方面，签约服务团队提供的

　　① 　钟南山：《医患共同决策，是人文精神的核心体现》，《健康报》2015 年 6 月 19 日。

　　② 　世界银行、世界卫生组织、财政部、国家卫生和计划生育委员会、人力资源和社会保障部：《深化中国医药卫生体制改革：建设基于价值的优质服务提供体系》，世界银行网站，http：//www-wds. worldbank. org/external/default/WDS Content Server/WDSP/IB/2016/07/21/090224b08447d665/1 _ 0/Rendered/PDF/Healthy China sed service delivery. pdf. ，2016 年 7 月 23 日。

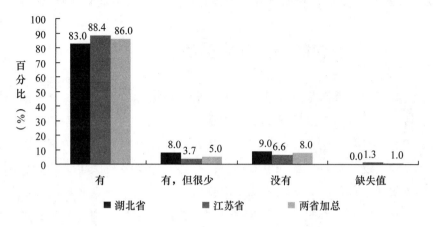

图 5 – 17　签约医生在诊疗时征求患者的意见情况

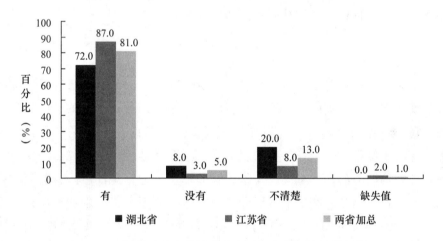

图 5 – 18　签约医生在做转诊决定时与患者沟通与协商情况

服务范围非常广泛，但在健康教育、康复指导、家庭护理、中医药服务等项目上仍具有较大的发展空间，尤其是在中医药"治未病"服务方面，许多签约医疗机构仍未开展此项业务。签约医生对于患者及其家庭各方面的情况十分熟悉，这种"本地人"的天然优势显然有利于签约医生为签约村民提供更加全面、合理、适宜的服务。在诊疗及转诊过程中，签约医生能够与患者进行良好的沟通与协商，医患共同决策有利于形成健康的医患关系及以人为本的医疗服务模式。但是，在加强公众卫生参与的其他方面

（如提高村民健康素养和加强自我管理）仍需医患双方的共同努力。

二 乡村医生签约服务制度的案例及分析

以上通过一个横截面调查大致呈现出乡村医生签约服务试点开展与实施的基本状况，然而应该认识到，调查是必要条件而非充分条件，仅仅依靠静态的调查并不足以全面、深入、系统地把握乡村医生签约服务的制度设计架构及现实运行情景。也即是说，有必要分析乡村医生签约服务制度本身及制度运行过程。所以，接下来将把目光聚焦于调查区域所实施的制度——湖北省潜江市的公共卫生项目"123 服务体系"和江苏省盐城市大丰区的农民"个性化健康服务包"制度，并尝试通过制度分析丰富与发展具有中国本土特色的农村社区卫生治理理论。

（一）湖北省潜江市的公共卫生项目"123 服务体系"制度

湖北省潜江市的乡村医生签约服务最初是在 2013 年根据省卫生计生委的安排部署而开展的。开展签约服务近三年来，潜江市相关部门认识到在农村并不存在所谓的"看病难"问题，无论签约与否都是在为村民服务，签与不签都是一个样，签约服务在很大程度上沦为"一纸空文"。如何避免签约服务的形式主义、让签约服务真正落地？潜江市医管部门在横向考察与长期思考的基础上认识到签约服务的关键在于医生和村民双方都要有签约意愿，进而提出有别于"家庭医生"的"责任医生签约服务团队"概念。潜江市挑选出签约对象中有服务需求的"六类重点人群"（即 65 岁以上老年人、0—6 岁儿童、孕产妇、糖尿病患者、高血压患者和重性精神病患者），同时以"钱随事走""以量计补"为导向，以利益关系鼓励和引导签约医生多为签约患者提供免费的基本公共卫生服务，其表现形式即是"123 服务体系"制度。

湖北省潜江市自 2015 年在全市基层医疗机构中建立公共卫生服务项目"123 服务体系"，由 6 家市级机构，涵盖内科，妇产科、儿科、精神科和中医 5 个专业 526 名包片责任医生、4 个城市社区卫生服务中心和 17 个社区卫生服务站、22 个区镇处卫生院和 378 个村级卫生室的 2076 名医务人员为主体的服务体系。它实质上是之前实施的"十万医生入百万家庭惠千万群众活动""乡村医生签约服务试点工作"及"基本公共卫生服务项目活动"的整合升级版，具有较强的综合性。

　　具体来看，"123 服务体系"是指"一个服务机构""两个服务团队""三项服务职能"。"一个服务机构"指分别以社区卫生服务中心、乡镇卫生院、社区卫生服务站、村卫生室作为一个服务单位。"两个服务团队"指首先建立以乡村医生、社区医生为主体，乡镇卫生院、社区卫生服务中心包片责任医生为辅的责任医生团队，它们由责任领导、全科医生或骨干医生、护士、公共卫生人员、乡村医生（社区医生）共 5—6 人组成，主要履行基本医疗和基本公共卫生服务项目签约服务；另外，建立以乡镇卫生院、社区卫生服务中心专业医生为主体，市级医疗卫生机构专业医生包片责任为辅的居民健康评估与行为干预团队，该团队分别由乡镇卫生院和市医院的内科医生、儿科医生和妇产科医生构成，它们主要履行居民健康评估与行为干预职责。"三项服务职能"则涉及基本医疗服务、公共卫生服务（包括基本公共卫生服务、重大公共卫生服务、免费婚前医学检查和孕前优生健康检查、计划生育免费技术服务）以及居民健康评估与行为干预服务。

　　"123 服务体系"实行以"医卫结合""责任医生签约服务"和"公共卫生项目分工负责制"为主的服务方式。其中，"医卫结合"模式指的是在临床诊疗、各种健康检查、随访及健康评估过程中，必须把患者的信息及时新建、更新或录入健康档案，医生在接诊时必须查阅服务对象的健康信息。"责任医生签约服务"模式要做到六类重点人群必须签约，责任医生根据服务人群不同需求，实行个体化服务，其服务项目划分为"免费包"和"付费包"（调查时"付费包"服务项目尚未开展）。"公共卫生项目分工负责制"则是做到"三个落实"，即落实区域分工负责制、层级分工负责制和专业分工负责制。当前，"123 服务体系"的服务范围包括六项免费服务，为健康或亚健康人群建立健康档案、为基本公共卫生"六类重点人群"提供个体化签约服务、为出院病人提供签约随访服务、为农村育龄妇女提供避孕节育技术服务、为准备结婚的男女双方和计划怀孕夫妇提供婚前医学检查和孕前优生健康检查服务（包含预防艾滋病、梅毒、乙肝母婴传播及增补叶酸预防神经管缺陷服务)、为特殊人群(如困境儿童、留守儿童、空巢老人、高龄老人、长期卧病在家、重度残疾患者病人等)提供个体化的上门服务。①

"123 服务体系"的结构运行模式如图 5 - 19 所示。乡村(社区)医生处于服务团队的核心地位,他们根据其服务量和服务结果取得相应的报酬、多劳多得。乡镇(社区)专业医生在服务团队中发挥枢纽作用,一方面辅助乡村(社区)医生提供基本医疗和公共卫生服务;另一方面也作为服务主体为居民提供健康评估与行为干预服务。而市级医疗卫生机构专业医生作为辅助角色参与健康评估与行为干预,同时也对基层医疗机构健康管理团队进行指导。

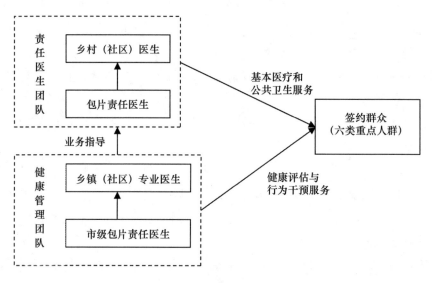

图 5 - 19　"123 服务体系"结构运行模式

下文以潜江市 JY 镇卫生院为例来详细考察"123 服务体系"制度在实践中的做法及成效。JY 镇是潜江市的西北边陲小镇,位于荆州、荆门和钱江三市交界处。JY 镇卫生院原本在潜江市 22 个区镇处卫生院中一直默默

---

① 《潜江市基层医疗卫生机构公共卫生项目"123"服务体系实施方案》(潜卫生计生发〔2015〕18 号)。

无闻。新医改以来，镇卫生院准确把脉并积极融入医药卫生体制改革之中，进行大胆创新与尝试，最终形成以"医防结合""责任医生包片"签约服务为载体的基本医疗与公共卫生服务相互促进、共同发展的格局。

JY镇卫生院的主要创新性举措包括四个方面：（1）创新公共卫生服务模式，筑牢百姓健康屏障。镇卫生院在实施国家基本公共卫生服务过程中不断进行摸索总结，逐步形成了以"医防结合"为核心，以落实"责任医生包片"、巡回医疗为补充，以集中查漏为保障的"三维立体服务"模式。其中，"医防结合"的表现形式为，融合临床医疗与公卫服务，让每一次的临床诊疗活动同时也成为基本公卫服务过程；基本医疗服务与公卫服务信息互联互通、实时共享，患者的新农合一卡通既是电子健康档案，也是临床电子病历；充分调动和科学配置人力资源，将原本相互分割、需要两个人来做的基本医疗服务和公卫服务交给一人完成。在"责任医生包片"签约服务开展过程中，镇卫生院把现有的卫生人员组建成4个公共卫生服务团队，把镇3个片区24个行政村、镇直单位六类重点人群的管理责任划分到人，开展主动服务。"责任医生包片"实行"1234"管理模式，即每周下乡一次，开展基本医疗和公卫两类服务，采取上门、集中、预约三种服务方式，实行重点人群签约服务四个"面对面"（健康教育面对面、建立健康档案面对面、体检面对面、随访面对面）。（2）以健康管理为引线，直线助推医疗服务能力提升。以免费体检项目为契机，不仅增加了医技科室服务人次和工作量以及提升了医技人员业务水平，而且免费体检的过程也是免费宣传的过程，在每年开展的六类重点人群集中免费体检、健康主题日免费体检、妇科病免费普查、送医送药等活动中，卫生院通过零费用、零距离的贴心服务使其社会形象得到提升。此外，通过健康体检活动，可以发现居民的亚健康状态、疾病前期和疾病危险因素等健康问题，结合其遗传史、家族史、患病史及饮食生活习惯等因素，达到早发现、早治疗、早预防的目的。例如，2015年65岁以上老年人体检3184人，体检异常者有1019人，其中788人采取了门诊治疗、231人收治住院；健康主题日免费体检2625人次，体检异常者有785人，其中门诊治疗647人，收治住院138人。镇卫生院还以重点人群管理为切入点，挖掘潜在病源，推动业务发展。每年6—8月份，卫生院都要开展以重点人群为主体、以责任医生团队为依托、以实施健康管理为目标的大型巡回医疗活动，为重点人群提供连续、综合、个体化的基本医疗和公卫服务。体检结果实行"三见面"反馈，即责任医生、乡村医生和体检对象三见面，面对面履行告知义务、开展健康指导、采取干预措施。对确诊慢性病的患者纳入慢性病健康管理，对结果异常的患者建议复查或进行治疗。（3）普及健康教育，构建和谐医患关系。镇卫生院分别开展了集中式和针对性两种形式的健康教育。集中式健康教育通过设立宣传栏、公众健康咨询讲座、发放宣传材料（健康教育处方和手册）、播放音像资料等多种形式，向居民普及健康生活方式及常见病多发病的防病知识；利用"世界防治结核病日""全国预防接种日""世界无烟日""全国高血压日""糖尿病防治日"等健康主题日活动，开展免费体检、举办健康咨询活动等。如果说集中式健康教育属于"规定动作"，那么针对性健康教育则属于"自选动作"。针对性健康教育贯穿于诊疗的全过程：在诊断室，医生会进行心理疏导、缓解患者心理压力，讲解相关疾病防控知识，帮助患者建立健康生活方式，医生还会在患者就诊后会开具"一病二方"，即一张用药处方和一张健康处方；在护理部，护士会详细交代饮食起居、锻炼方式等方面的情况，并祝患者及早康复；在药房，药师在指导患者用药时会交代药物的用法用量及简单的药理知识和副作用等。针对性健康教育可以增强患者就医时的主动性与配合性，提高治疗效果和医疗质量，还能使医患关系更为融洽。（4）以孕产妇、中医健康管理为契机打造特色专科。镇卫生院以孕产妇健康管理为抓手，采取"内强筋骨"（如聘请市级专家常年坐诊、选派技术骨干进修学习、增置设施设备等）和"外树形象"（妇产科医生开展孕期管理和产后访视，采取上门、电话和预约等方式开展孕产妇保健）双管齐下的方式，将妇产科管理做得有声有色。为走出特色，卫生院还规划了以"国医堂"为依托的中医药发展战略。古色古香的"国医堂"设置了中医专家门诊、针灸、推拿、理疗、中药熏蒸等特色科室。卫生院以"请进来""送出去"的方式，将中医适宜技术纳入到业务学习计划中，开展中医药知识培训，内容涉及基层常见病、多发病、中医药适宜技术治疗以及中医养生保健、重点人群中医健康管理等。通过与公卫服务相结合、中西医相结合、拓展服务领域等特色发展道路，卫生院实现了中医药服务和收入的显著增长。如2015年，中医药服务达9655人次，较2011年增长6421人次，增长率为198%；服务收入为43.9万元，较2011年增长36万元，增长率达456%。

以上创新性举措为JY镇卫生院带来业务量和业务收入的大幅增长（见图5-20），而且增强了当地居民的健康意识，群众对医生的依从性进一步提升，医患关系更加和谐。近年来，镇卫生院无一例医疗事故和重大医患纠纷发生。镇卫生院负责人总结认为："公共卫生服务需要长期坚持方显成效，医疗服务需要药到病除才能得民心，基本医疗和公卫只有相结合、相交融、相促进，才能防治结合、共同发展。今后，我们将继续创新思维、拓展服务，发动基本医疗服务和公共卫生服务双引擎，让公卫、医疗齐头并进，推动卫生院科学发展。"不过，镇卫生院在发展过程中也存在诸如人才紧缺、财力紧张、工作负担过重等问题，尤其令人费解的是，乡村医生的收入随着工作量的增加反而减少了。从访谈中得知，工作量的增加主要源于村医要花费大量时间用于做门诊日志、发热病人预检分诊登记、35岁以上人群首诊测量血压登记、传染病登记、新农合医疗门诊统筹登记等工作，以及与乡镇卫生院一起承担基本公共卫生服务（村医需承担工作服务量的40%）；而收入减少则源于基本药物制度的实施，如今村医在诊疗方面仅能获得5元/人次的一般诊疗费收入，与实施基本药物制度

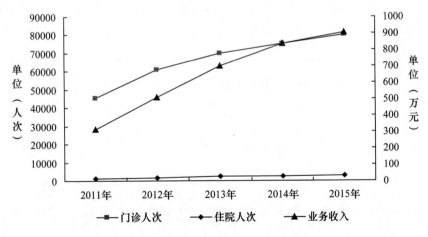

图5-20　2011—2015年JY镇卫生院诊疗人次和业务收入的变化情况

之前相比收入明显降低，基本药物制度管理越规范、严格，村医的收入就降低越多。因此，增加村医收入及其待遇水平，提高其工作积极性，对于"123 服务体系"乃至新医改的可持续推进至关重要。

（二）江苏省盐城市大丰区的"个性化健康服务包"制度

依据《关于开展乡村医生签约服务试点的指导意见》文件要求，在结合本地实际的基础上，大丰区自 2013 年制定并实施了"个性化健康服务包"方案。在签约服务工作开展过程中，大丰区以实现签约群众得实惠、资源配置得优化、村医动力得提高为目标，根据村民卫生需求，制定了多种档次的个性化服务包，并合理制定签约服务包收费价格，初步建立了村卫生室、乡镇卫生院和市（区）级医院之间的三级分工协作机制。① 迄今，大丰区已有 80％的村开展了乡村医生签约服务工作，农村居民签约率由13.3％升至 24.1％，续约率达到 91.4％，② 签约服务效果初步显现。

大丰区开展乡村医生签约服务源于政府主管部门对农村居民生活水平提高、人口结构变化、疾病谱转变及随之而来的人们健康需求变化的敏锐感知与准确把握，也源于乡村医患关系所提供的天然、适宜的制度空间。人口老龄化趋势加重和糖尿病、高血压等慢性非传染性疾病的增加，导致农村居民对健康和健康管理的需求也越来越高，老百姓生活水平的提高又为满足其健康需求提供了物质保障。乡村医生往往在本村执业，他们与患者属于熟人，乡村社区的相对封闭性、归属感和认同性共同塑造出长期、稳定、和谐的医患关系。相对于城市社区，这种医患关系为开展签约服务提供了一个良好的制度环境和制度空间。借助国家号召开展乡村医生签约服务制度的"东风"，大丰区在结合本区实际深入思考"为什么要签、签什么、签与不签有什么不同"的基础上创造性地提出开展"个性化签约服

---

① 国家卫生和计划生育委员会：《基层卫生司赴江苏省调研乡村医生签约服务工作》，国家卫生和计划生育委员会网站，http://www.moh.gov.cn/jws/s3582k/201605/1f6a749facfe4325a404bcfea4b59a35.shtml，2016 年 5 月 10 日。

② 调查发现，部分签约村民未能续约的原因是：签约村民在签约年度内死亡，外出务工或随子女进城迁出本村，也有的觉得签约并不能满足其使用进口等高档药品的需求而选择退出。调查尚未发现因不满意签约医生服务而退出签约的情况。

务"的总体思路。在这一思路下，签约服务的近期目标则是使签约群众得实惠、农村（区市、镇、村）卫生资源得到合理配置以及村医的积极性得到调动；而远期目标则是建立相互协调、相互促进的分级诊疗与家庭医生制度。签约路径为"七个结合"，即自愿签约与政策引导相结合、门诊签约与上门签约相结合、家庭签约和个体签约相结合、基础服务和个性化服务相结合、村医服务和团队服务相结合、区域划分和有序竞争相结合、试点先行与整体推进相结合。在推进过程中注重以质量为先、数量与质量并重，以服务为先、签约与服务并重。

2013 年，大丰市卫生局印发《大丰市乡村医生家庭签约服务实施方案》，揭开了乡村医生签约服务制度的序幕。《方案》的核心内容包括确定服务项目、确立服务主体和确认收费标准三个方面。遵循针对性强、认可度高、实施效果好、基层能够承担、非国家购买服务项目的项目遴选原则，以及家庭服务与个体服务相结合、劳务服务与检查项目相结合、病情监测与并发症监测项目相结合的项目组合原则，大丰设计出"个性化健康服务包"制度模式。服务包由免费的基础包和需要付费的个性化服务包组成，其中后者包括初级包、中级包和高级包。2015 年，在《关于做好2015 年度乡村医生签约服务工作的通知》中优化了服务包的结构，把签约服务包划分为 60 周岁以下人群签约服务包和 60 周岁以上居家养老对象签约服务包，对签约服务对象加以细致划分及相关服务内容加以扩展延伸。2015 年度的健康服务包结构类型见图 5 - 21。个性化服务以打包形式提供，居民选择适合自己的服务包签订服务协议后就能享受到相应服务包的超值服务。以糖尿病中级包为例，签约患者每年个人支付 100 元，便可享受包括基本医疗卫生服务项目在内的家庭成员健康状况评估及制定健康计划＋村卫生室就诊免诊疗费＋上门巡视＋告知送医下乡活动＋每月免费血糖检测＋免费肾功能检查一次＋免费心电图检查一次等服务。签约服务的服务主体是在乡镇卫生院的领导下，依托健康管理团队技术支撑，以村卫生室为签约服务主体，乡村医院为签约服务第一责任人，实行划片负责、以家庭为单位进行签约。大丰针对医改以前乡镇卫生院与村卫生室之间较为松散的业务指导关系进行了调整，通过将村卫生室纳入乡镇卫生院的科室管理系统、与村医签订聘用合同、承担村卫生室的设备、药品、耗材、水电、维修等方式，对村卫生室实行紧密性的一体化管理，卫生院成为村卫生室的强有力的后盾。根据江苏省卫计委、财政厅和物价局联合制定的签约服务收费政策，大丰区结合实际细化了签约服务收费标准。该标准以物价局规定的项目收费标准为基础，采取适度让利、去零取整的原则，确定服务包价格：初级包50元、中级包100—150元、高级包200—800元。仍以糖尿病中级包为例，年度应收费总额为237元，扣除新农合补偿金额76.9元，以及打包服务进一步减免优惠金额60.1元，签约村民每年实际支付标准为100元（见表5-1）。

表5-1 　　　　　　　　糖尿病中级包年度收费标准明细

服务项目名称	收费标准（元/次）	年服务次数	年应收费总额（元）	新农合补偿金额（元）	减免优惠金额（元）	年实际支付标准（元）
1. 初级包			82	14.4		
2. 血糖检测	12	8	96	38.4		
3. 眼底镜检查	5	1	5	2.5		
4. 肾功能检查	12*2	1	24	9.6	60.1	100
5. 心电图检查	30	1	30	12		
6. 其他	免费					
合计			237	76.9		

签约服务实施伊始，主要以上门宣传为主要形式。一方面，选择身体多病、需要更多医疗照护的重点对象，针对其健康问题推荐相应的服务包，提高签约成功率；另一方面，争取让德高望重的群众、党员干部先行签约，再通过他们的现身说法引导带动一批人，达到事半功倍的效果。当前，由于签约服务逐渐赢得群众的认可，已签约的群众大多主动缴费，部分未签约的群众在发现可以享有的好处后也积极响应、主动签约。通过门诊签约、上门签约和群众主动签约等多种形式，签约工作得以稳步推进。

签约后如何一丝不苟地履约从而赢得百姓信任，对于签约服务的可持续发展至关重要。大丰主要从强化服务技能培训、合理进行任务分工、完整记录服务内容三个方面规范履约过程。乡村签约医生的执业水平和服务能力是吸引村民签约的关键要素。大丰通过定期举办健康管理团队和家庭责任医生培训班、组织村医骨干到二级医院进行脱产培训、组织村医到中医院进行一对一的师带徒式的培训等方式来提升乡村签约医生的能力和水平。其次，合理划分乡镇卫生院和村卫生室在签约服务中的职能分工。其中，乡镇卫生院的职能是组织领导、参与提供服务及督促监督服务实施，村卫生室的职能则是从事日常服务、强化宣传教育及增强签约村民的获得感。例如，乡镇卫生院组建由医疗、护理、公卫、管理等人员构成的健康管理团队，每个团队服务 2—3 个村卫生室，每月下乡两次，定期开展巡回医疗、健康管理、健康讲座及规范村卫生室服务。最后，完整记录服务内容。为了便于服务质量的追溯印证以及签约对象对服务的监督，大丰统一印制健康签约服务手册，签约村民人手一册，签约医生对照协议落实各项服务、规范记录服务内容。

为确保签约服务的健康和可持续推进，大丰实施了以下保障机制：（1）改善村卫生室基础设施条件。近年来，大丰区政府按照规范化标准对所有的村卫生室进行改扩建和新建，为每个村卫生室配备电脑、空调、冰箱、电视机、远程会诊设备、全科诊断仪、血糖仪、针灸治疗仪等设备，通过开通区域卫生信息平台、健康签约微信平台、尝试应用互联网技术等手段加强卫生信息化。（2）强化村医队伍建设。在常规培训的基础上，分批选送村医带薪到市级医院进修，开展常见病、多发病诊治、急危重症的紧急处置、中医药适宜技术等技能培训。当前已有 80% 以上的村医接受过不同形式的技能培训。对于在从业期间取得大专及以上文凭的村医给予 2000 元奖励，对于取得执业医师或执业助理医师资格的在村卫生室执业的村医每年专项补助 3000元，如今乡镇执业助理医师以上的医生（含乡村医生）比例已达 57%。同时，提高村医的待遇水平、力求资源配置下沉到村。把村卫生室的待遇水平提高至乡镇卫生院的 120%—130%，签约服务费中的 70% 配置发放给村医，为村医办理职工医疗保险、工伤保险、养老保险和住房公积金等。此外，农村订单培养医学生（编制在乡镇卫生院，岗位在村卫生室），补充村医后备力量。（3）开通村级远程会诊，加强纵向合作。以区域卫生信息平台为依托、以视频会议系统技术为支撑，建立区域内远程会诊系统和区域心电、影像中心。（4）放宽药品技术准入。在药品方面，具有执业助理医师以上资格的村医可以使用与乡镇卫生院相同目录的药品，村卫生室药品种类平均可达到 150 种左右；对于少数不常用的药品，村卫生室采取代购的形式满足群众的需求。在项目方面，准予村卫生室运用物理降温、吸氧、常规检查等较为成熟的技术，方便群众就近接受服务。（5）加大新农合倾斜力度，引导群众在村卫生室就诊。在村卫生就诊的药品费用，新农合报销 50%（高出乡镇卫生院 10 个百分点）；一般诊疗费每人次 10 元，其中新农合报销 8 元，个人承担 2 元（其中签约村民减免）。根据签约服务包的种类和数量，按人均支付限额的 2—4 倍，在总额付费外追加基金，防止村卫生室因经费制约而推诿上转患者。在村卫生室远程会诊费每人次 30 元中，新农合报销 50%，每人次支付 15 元。另外，村卫生室因诊疗需要开展的血糖检测等项目也可以纳入新农合报销范畴。

大丰以"个性化健康服务包"为特色的签约服务实施近三年来，取得了初步成效，主要体现为以下三个方面：（1）增强了农村居民健康意识和健康管理行为及其就医的依从性，基层首诊效果显现。通过开展针对性健康教育，部分签约对象摒弃了吸烟饮酒等不良生活习惯，更加重视身体健康。通过健康体检，发现部分恶性肿瘤、高血压、糖尿病等慢性病人，并及时得到治疗；通过增加监测频次，签约组高血压患者的血压、糖尿病患者的血糖控制率显著高于非签约组。概言之，通过"无病早防、有病早治、慢病早管"，让签约群众得到实惠，增强其服务获得感。与此同时，村卫生室的医疗服务能力与地位增强，签约群众在村卫生室首诊人次明显上升，其首诊的依从性显著增加。（2）通过增加签约村医的待遇收入提高其服务积极性及职业信心，初步建立农村居民"健康守门人"制度格局。签约服务从提高公卫质量、签约直接收费、释放医疗需求等多个方面提高了村医的待遇收入，村医平均工资达到乡镇卫生院同类人员的水平。2013年是全区农民可支配收入的 2.11 倍，2015 年达到农民可支配收入的 2.71倍（见图 5-21）。签约村医服务得到社会各界的认可，增强了其职业荣誉感，坚定了从业信念，有效地发挥了农村居民"健康守门人"的角色。（3）通过强化纵向合作增强了签约服务的协调性与一体化，为建立分级诊疗制度奠定了基础。签约村医通过签约服务团队分工与协作、技能培训与业务指导、远程会诊服务等多种形式加强了与乡镇卫生院及市级医院医生的纵向交流与合作。其中，市、镇两级卫生服务机构间主要采取签订双向转诊协议和技术指导的方式，合作内容涉及转诊服务、专科延伸服务、业务指导、进修培训及学术讲座等；镇、村卫生服务机构实行紧密型卫生服务一体化管理，通过建立健康管理团队的形式为居民提供基础诊疗服务和特色诊疗服务。① 大丰以市镇之间的技术协作和镇村之间的"托管"纵向整合形式为建立分级诊疗制度奠定基础。

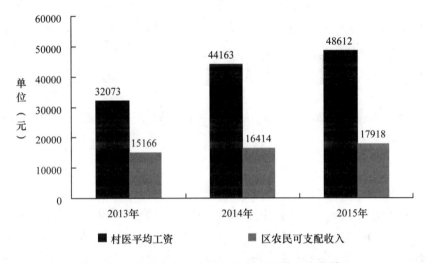

图 5 - 21　2013—2015 年度大丰区村医收入变化情况

总体来看，大丰以乡村医生签约服务为契机，开启了一条围绕居民需求、利用经济激励、构建上下联动、整体协调推进、循序渐进发展，最终实现多方共赢的制度创新之路，"个性化健康服务包"是签约服务的品牌和制度模式。居民需求是开展签约服务的"触发器"，只有围绕当地农村居民的医疗卫生服务需求制定适合其需求的特色服务包，才能赢得签约服务对象的认可，从"要我签"转变为"我要签"局面。有效的激励机制是保证签约服务工作可持续开展的重要条件。② 大丰主要通过市场机制来提

① 田淼淼、徐向东、朱坤等：《农村卫生服务纵向整合实例分析——以江苏省大丰市为例》，《中国卫生政策研究》2014 年第 10 期。

② 朱坤、乔学斌、张小娟等：《乡村医生签约服务实践分析——以江苏省大丰市和浙江省嵊州市为例》，《中国卫生政策研究》2015 年第 12 期。

升村医的收入，鼓励村医通过提供个性化的有偿服务来提高收入，大大调动了村医的工作积极性。市镇村三级医疗卫生服务机构之间的纵向整合与合作，尤其是紧密型镇村一体化管理方式，能够为签约村民提供连续性、协调性和一体化服务。签约服务必须以农村卫生工作的整体推进为前提，离开农村卫生服务体系的健全和服务能力的提升，离开新农合、基本药物等政策的调整和引导，签约服务便如同空中楼阁。难能可贵的是，大丰认识到签约服务要循序渐进、量力而行，"大跃进"、运动式的签约有可能昙花一现、失信于民。不盲目追求签约率、条件成熟才签约、扎实稳步推进签约是大丰签约服务的发展路径，这些创新性举措最终促成了社会满意、医生满意和政府满意的多方共赢格局。

（三）对两个签约服务制度模式特点的分析

从上文的阐述中可以看出，湖北省潜江市的"123 服务体系"与江苏省盐城市大丰区的"个性化健康服务包"制度模式可谓形态各异、各具特色，这也反映出地方性实践受当地不同经济社会发展状况、政府主管部门的意愿和认识差异、改革起始点的路径依赖等因素的影响，从而呈现出丰富的、多元的制度图景。但是，通过对上述两个制度模式的分析，不难发现它们之间在制度决策方式、对象需求、服务提供激励、服务组织方式及制度定位等方面仍具有诸多相似之处。同时，通过分析还显示出两个制度模式在制度设计与制度运行中存在的局限性。进行制度分析的目的在于，通过提炼地方性制度模式的经验或教训，为提出适合中国本土特色的社区医生和居民契约服务关系制度奠定基础。

（1）以"自上而下"的方式建立与推动签约服务。签约服务是在深化医药卫生体制改革及推进"健康中国"国家战略进程中提出的一项制度模式。新医改方案及"健康中国"国家战略制约了处于"下位"的制度或政策措施，即应把以人为本、维护和发展人民健康、人人享有基本医疗卫生服务作为制度选择的核心与发展方向。如果把国家的方案和战略视为间接影响因素，那么卫生和计划生育委员会发布的《关于开展乡村医生签约服务试点的指导意见》就是引发地方制度实践的直接推动力。促使地方开展制度实践的内在动力来自于当地的政府主管部门，无论是"123 服务体系"还是"个性化健康服务包"制度模式,均是由当地政府主管部门以"自上而下"的方式建立与推动的,也即是说,政府主管部门是制度建立的最重要的决策主体,也是推动签约服务开展的最主要的"推手"。在调查中还发现,政府主管部门内常存在一位或数位致力于推进卫生体制改革的核心领导者。应该认识到,依靠行政力量推动制度建设具有资源整合、高效率实施等优势,但是也容易引发公众代表性不足等方面的质疑。

(2)以满足村民的健康需求为签约服务的出发点和归宿。村民是否自愿签约、签约服务能否满足其健康需求、签约村民能否在对服务不满意时退出签约,这是检验签约服务制度自信和制度吸引力的关键因素。基于对人口结构与疾病谱变化把握,以上两地在制度设计时把服务对象定位为有健康需求的重点人群,要求或鼓励这些重点人群必须加入签约。其中,"123服务体系"制度为每一类重点人群提供了规范化的基本医疗和公共卫生服务;"个性化健康服务包"制度则在基本服务的基础上,对于个性化服务进行细致划分和打包供签约服务对象选择。以签约村民的健康需求为出发点和归宿,反映了卫生服务从以医生为中心到以患者为中心的服务模式转变。

(3)以经济激励为主提升签约医生的服务积极性。签约医生的工作积极性直接决定了服务的多寡优劣与签约服务制度的成败。"123服务体系"规定成立督导考核组,采用计量计酬的方式分别确定单项服务执行报酬,根据项目分项执行工作量发放经费补助,即单项目执行报酬=单项执行工作量×单项执行报酬。"个性化健康服务包"制度则把基本服务和个性化的健康管理服务打包,以适度优惠的方式建立服务"菜单",签约服务费的70%配置给村医,成为其收入的一个重要组成部分。这两种做法均强调以经济杠杆激励签约村医提供更多数量和更高质量的服务,即"多劳多得"。相比较而言,"123服务体系"所采取的"量化考核、以量计补"的绩效评价方式会导致签约医生倾向于提供考核范围内的公共卫生服务,而对于未作要求的其他服务(这些服务对促进居民整体健康也是不可或缺的)可能会少提供或不予提供,这样将不利于建立综合性的初级卫生保健体系。

(4)通过建立健康服务团队的形式建立服务纵向协调机制。签约服务的纵向协调有助于避免服务提供的碎片化和资源浪费，为签约对象提供连续综合的一体化服务，也有助于提升村医的服务能力、增强村民对服务团队的信任。"123服务体系"采用"两个服务团队"（责任医生团队和健康管理团队）的形式强化服务的纵向协调；"个性化健康服务包"制度则通过在市—镇卫生服务机构间采取签订双向转诊协议和技术指导、在镇—村卫生服务机构间建立紧密型卫生服务一体化管理的方式强化服务的纵向协调。由于职能分工尚不明确，导致在实际运作中存在包片责任医生不到位的现象，但建立不同医疗卫生机构之间的纵向协调机制仍然不失为一个有意义的尝试。

（5）签约服务与农村卫生事业整体推进。签约服务是农村卫生事业的一个重要组成部分，两者相辅相成：签约服务制度是推进农村卫生事业的关键环节，而农村卫生事业为签约服务制度提供保障和支持。"123服务体系"最突出的特点是责任医生签约服务"医卫结合"，签约医生同时推进基本医疗和公共卫生服务工作；"个性化健康服务包"制度更是把签约服务与农村卫生服务体系建设、签约医生能力建设和相关制度建设融为一体，开展签约服务的过程同时也是整体推进卫生事业发展的过程。把签约服务寓于农村卫生事业发展之中，整体推进改革进程，是两个制度模式带给人们的另一个有益启示。

上述两个制度模式在带来诸多有益启示的同时，在制度设计方面也存在一定的局限性，制度运行方面也受到一些外在制度因素的影响。其中，制度设计上的局限性体现为竞争性、参与性因素和扩大覆盖面制度安排的缺位。竞争性是指签约服务的多元主体之间应通过各自提供的服务吸引签约对象。从理论上讲，如果签约对象对当前的签约医生提供的服务感到不满意，可以采取"用脚投票"的方式更换签约医生甚至退出签约。潜江市的"123服务体系"对于签约服务提供者的竞争性并未做出明确的规定；大丰区在2015年签约服务补充方案中提出了鼓励村卫生室之间、卫生院与村卫生室之间进行有序竞争，但是这种竞争格局能否形成还值得深入探讨。一般来说，一个行政村只有一家公办村卫生室，村卫生室之间的竞争意味着签约对象需要进行跨村签约。这种情况显然很少发生，因为不少村民（尤其是老年人、残疾人等）不愿意舍近求远到外村签约。① 至于村卫生室与乡镇卫生院之间的竞争更是难以实现，因为在软硬件等实力对比上村卫生室并无明显优势。若要在签约服务提供者之间形成有序、有效的竞争格局，可能还需要相关配套政策，多管齐下共同化解这一难题。参与性是指通过"赋权"签约对象使其能够在签约服务的决策、实施、管理、监督等各环节发出声音、表达愿望诉求，让签约服务制度更好地满足其健康需求。无论是在"123 服务体系"，还是在"个性化健康服务包"制度设计中，签约对象的参与性因素均付之阙如。如何使签约对象成为签约服务制度积极的、主动的参与者，可能是签约服务制度中的一大难点。此外，国家文件提出，到 2020 年力争将签约服务扩大到全部人群。将签约对象从重点人群扩展到全部健康人群是签约服务制度的必然选择。但是，当前两个签约服务制度未能对如何进一步扩大覆盖面做出相应的制度规划，这不可避免将影响到签约服务制度的可持续发展。

　　签约服务制度在运行过程中也受到一些制度或政策因素的影响，其中体现最突出的是基本药物制度。实行基本药物制度不但导致村医收入减少、影响其从业积极性，而且受药物品种和结构的限制，一些不能满足用药需求的群众只能流动到上级医疗机构寻求服务，这又进一步导致村卫生室门诊量的下降和村医收入的降低。支付制度是影响签约医生服务提供的重要杠杆，因此需要围绕签约服务进行相应的支付制度改革。但遗憾的是，从上述两地的签约服务制度中并未发现相关制度安排，这可能会影响制度的有效运行。

　　总的来讲，潜江市和大丰区对于签约服务制度进行了宝贵的探索，它们在实践中分别创造出"123 服务体系"和"个性化健康服务包"制度模式。考察和分析其制度模式，能够为致力于初级卫生保健改革者们提供宝贵的经验借鉴，汲取这些地方性改革实践中的经验或教训，有助于从学理层面提出"健康守护人"制度模式。

---

　　① 在调查访谈的 12 个村卫生室中，仅有 2 个村卫生室的签约村医反映有邻村人在本村签约。其中，在某村卫生室 178 户签约村民中有 10 户邻村人，他们进行跨村签约的主要原因是相互间"关系熟"，也有一些村民出于对本村签约医生不满意而跨村签约。

第六章　构建"健康守护人"制度模式

　　本书采用历史分析的方法，追溯了从新中国成立以来的赤脚医生模式到改革开放时期的自由择医格局，从 21 世纪的全科医生团队制度到新医改以来的家庭医生制度试点。在横向脉络上，以文献研究法重点考察了欧洲初级卫生保健及其守门人制度；采用典型调查和案例研究的方法，考察了当前乡村医生签约服务制度的地方性实践，即"123 服务体系"和"个性化健康服务包"制度。通过纵向考察与分析，不仅可以为卫生改革者提供宝贵的经验借鉴，而且可以从中体会其因时、因地进行改革的创新理念和精神内涵。立足于这个研究基础，在建立中国农村社区医生和居民契约服务关系的探索过程中，"健康守护人"制度模式便呼之欲出了。

　　本部分首先提出建立农村社区医生和居民契约服务关系的制度模式——"健康守护人"制度的基本原则与关键步骤。"健康守护人"制度模式的有效运行，离不开相应的保障性制度体系作为支撑。所以，本章接下来提出建立"健康守护人"制度模式的支撑体系，其中包括多元化的农村基层卫生服务人才队伍建设、以"按人头付费"为主的支付制度改革，以患者为中心的卫生服务纵向协作机制，以社区赋权为核心的社区卫生参与机制。最后，总结出"健康守护人"制度模式区别于其他制度类型（如家庭医生制度和守门人制度）的基本特点。"健康守护人"制度模式的逻辑结构见图 6-1。

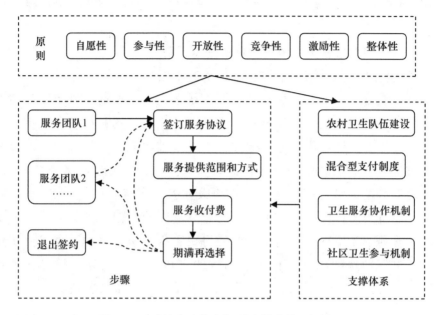

图6-1 "健康守护人"制度模式的逻辑结构

一 构建"健康守护人"制度模式的原则和步骤

在进入制度模式构建环节之前，有必要说明为什么使用"健康守护人"这个概念，而非"健康守门人"概念。这两个概念既有千丝万缕的联系，又在内涵和外延上存在区别。从概念内涵上来看，健康守护人（health guardian）强调签约医务人员为签约对象提供长期、连续的健康照顾；健康守门人（health gate-keeper）则强调签约医疗机构是患者接受医疗服务的第一接触点，签约医务人员对患者的就医行为进行限制，即患者只有经过基层首诊方能转诊至上一级医疗机构。从外延上来看，健康守护人既包括医疗卫生服务提供，也包括致力于消除影响签约居民健康的一切社会决定因素；而健康守门人则更加侧重于提供适宜的医疗卫生服务。所以，有别于从西方舶来的守门人概念，本书倾向于选择强调综合性初级卫生保健的健康守护人概念。厘清这两个基本概念之后，本章拟从制度设计的基本原则和关键步骤两个方面阐述如何构建"健康守护人"制度模式。

(一)"健康守护人"制度设计的基本原则

"健康守护人"制度设计应遵循以下基本原则:

(1)自愿性。农村居民与社区医生是在完全自愿的基础上签订服务协议,而非动用行政力量强制双方进行签约。在签约起始阶段,主要通过入户宣传、门诊宣传等方式增加村民对于签约服务的知晓率,通过相应的政策优惠措施鼓励和引导村民其加入签约;在签约服务实施阶段,更加注重通过提供规范、贴心的签约服务吸引未签约的村民加入签约、吸引已经签约的村民在第二个年度愿意续约。同时需要避免为了追求所谓的高签约率动用行政强制手段迫使村民不得不进行签约,也需要避免为了追求签约速度而不进行耐心细致的宣传教育从而导致村民"被签约"。历史经验一再证明:过度依赖行政强制手段和简单粗放的群众工作,往往容易导致群众的满意度低下乃至利益受损,也容易导致制度的不可持续性甚至"春办秋黄"。

(2)参与性。提升自愿性的根本之策还在于提高农村居民对签约服务的参与性。如果村民主动、积极投身于签约服务制度的决策、运行管理和监督等过程,那么他们不仅会自愿加入签约服务,而且会愿意为签约服务制度的良好运行出谋划策。村民可以与签约医生形成合作伙伴关系,围绕村民的健康需求共同制定服务目标、服务内容、服务方式和服务过程。参与性不仅体现在村民对于签约服务的参与,也体现为农村社区的各方组织或个人(如村委会、村支部、老年人及儿童福利组织、慈善机构、教会、志愿者、社会工作者等)对于各种形式签约服务的广泛参与。多元主体围绕居民健康互动的过程也是进行农村社区卫生治理的过程。可以把社区卫生治理作为社区治理的"试验田",通过社区卫生治理提升社区治理的能力与水平。

(3)开放性。签约服务制度的开放性体现在村民享有加入签约、更换签约医生或退出签约的自由。具体表现为村民享有加入或不加入签约服务的选择自由,签约村民享有今年签约而明年不签约的自由,享有今年在本村签约而明年在外村签约的自由,享有对签约服务不满意而退出签约的自由。签约服务制度的开放性还体现在签约服务团队的包容性，包括全科医生，拥有相关执业资格的护士、公共卫生服务人员、（兼职）专科医生、助产士、理疗师、行为矫正师、牙医、药剂师、心理咨询师、健康管理师、中医医师以及新型医务人员（如临床助理、助理医生、临床技术员、社区健康工作者和社会体育指导员）等均可以成为签约服务团队的主体。鉴于当前中国乡村医生匮乏的现实，建立具有包容性的签约服务团队显得格外重要。

（4）竞争性。签约服务团队之间通过提供优质的服务争相吸引村民在其服务点进行签约。打破传统意义上的一村一（卫生）室的做法，使签约服务团队不再具有地域垄断性。村民在对不同签约服务团队所提供的服务进行比较的基础上再自由选择签约点。竞争性的服务提供需要具备以下三个前提条件：一是通过提高收入待遇、社会地位和社会声望等途径吸引基层卫生人才"下得来、留得住"；二是签约服务团队在结构上具有多元性和包容性，不能仅仅由乡村医生构成；三是合理划分乡镇卫生院与村卫生室的功能定位，使两者之间形成优势互补、相互促进的关系而非竞争关系。

（5）激励性。激励性分别体现在对签约对象的激励和对签约医生的激励两个方面。对于签约对象，通过减免一般诊疗费、加大新农合补偿比例及强化情感纽带等方式引导村民在村签约点接受首诊服务；对于签约医生，则以经济激励（通过按人头付费为主的支付制度改革）为主，采取经济激励与非经济激励（通过加强守门人作用、道德自律、行业规范、优化工作环境、提升事业发展机遇等方式）相结合的办法促使签约医生服务团队更好地维护村民的健康。

（6）整体性。把签约服务制度寓于农村初级卫生保健改革之中，使之与签约服务保障和支撑体系及其他相关制度和服务体系建设相互结合、相互促进。推进与签约服务制度模式密切相关的支撑体系建设，其中包括建立多元化的农村基层卫生服务人才队伍、以按人头付费为主的混合支付制度、以患者为中心的卫生服务纵向协作机制、以社区赋权为核心的社区卫生治理机制。另外，变革与签约服务制度不相适应甚至相互冲突的制度规则，推进与签约服务制度相关的分级诊疗制度、全科医生制度、支付制度、基本药物制度、医生人事和收入分配制度、医疗服务价格形成机制等相关制度改革，包括签约服务在内的所有制度形成合力，共同推动农村基层医改的发展。

（二）"健康守护人"制度设计的关键步骤

以自愿性、参与性、开放性、竞争性、激励性和整体性作为"健康守护人"制度模式构建的指导原则，制度模式设计的关键步骤应包括组建签约服务团队、注册签约、签约服务提供范围和方式、签约服务收付费和期满再选择等环节。

（1）组建家庭医生服务团队。建立规模合理、结构科学的家庭医生服务团队是进行制度设计的首要环节，也是从事签约服务流程的前提条件。家庭医生服务团队的成员规模最低不应少于两人，但也不是越多越好。综合考虑服务半径、服务对象数量和健康风险状况等因素，家庭医生服务团队规模一般在3—6名成员之间为宜。在结构上，家庭医生服务团队应由具有互补性的多学科成员构成，如执业医生、社区护士、公共卫生医师、健康管理师、中医医师、助产士、药剂师、行为矫正师、心理咨询师、社会工作者等。鉴于当前乡村医生人才匮乏的现实，可以考虑把乡村一切符合条件的医学人才（如退休临床医师、中医医师、健康管理师、助产士等）吸纳进来，以全职或兼职的方式共同提供服务，鼓励一切符合条件的个体诊所医生以团队执业或以单独执业的方式提供签约服务。随着全科人才队伍的发展，逐步形成以全科医生为服务主体的签约服务队伍。乡村医生（全科医生）是家庭医生服务团队的领导与组织者，家庭医生服务团队成员之间形成常规化的日常决策咨询和协商议事机制。同时，作为服务团队的技术支撑力量，乡镇卫生院为家庭医生服务团队提供临床培训、业务指导、患者会诊等方面的管理和服务。

（2）签订服务协议。以个人或户为单位、自愿选择一个家庭医生服务团队进行签约，在外务工人员可以根据其意愿在家乡或务工地自愿选择一个家庭医生服务团队进行签约。订立签约服务协议书，服务协议书应明确规定签约服务的内容、方式、期限、收费标准和双方的责任、权利、义务及其他有关事项。签约周期为一年，期满后签约对象可续约、改签其他服务团队或者退出签约。鼓励村民在与家庭医生服务团队签约的同时,在本市(县)范围内自愿选择一所二级或三级医院,建立组合式签约服务模式。运用医保补偿等经济手段鼓励和引导签约村民基层首诊和家庭医生转诊,允许签约村民未经转诊去更高一级医疗机构接受专科服务,但是医保补偿标准和补偿比例会随之大幅降低。待签约村民的就医习惯基本形成之后,再考虑逐步过渡到更为严格的基层首诊和双向转诊。

(3)签约服务提供范围和提供方式。家庭医生服务团队提供的服务范围不仅包括常见病、多发病的诊疗和公共卫生服务,以及在必要时提供转诊服务和康复服务,而且包括个性化的健康管理、健康教育、家庭护理、家庭病床服务、中医药服务、远程健康监测等服务。家庭医生服务团队按照协议为签约村民提供全程服务、上门服务、错时服务、预约服务等形式多样的服务。通过给予家庭医生服务团队一定比例的医院专家号、预约挂号、预留病床等方式,方便签约村民优先就诊和住院;二级及以上医疗机构为转诊患者建立绿色转诊通道。建立家庭医生服务团队与所在农村社区的参与及治理机制,鼓励村委会和村支部、福利机构和慈善机构、教会等组织以及志愿者、社会工作者等个人与家庭医生服务团队共同推进农村"健康社区"建设与农村社区卫生治理。

(4)签约服务收付费。家庭医生服务团队根据签约服务人数按年收取签约服务费,签约服务费由医保基金、基本公共卫生服务经费和签约个人等共同分担。建立以"按人头付费"为主的综合性支付方式,人头费的设立标准应根据签约服务内容、签约村民结构、发病率、慢性病患者情况等因素确定。在签约服务约定范围内不再收取其他费用,提供约定范围之外的服务或向非签约村民提供的服务可以收取相应的费用。按人头付费的积极作用在于,它可以激励家庭医生服务团队尽可能多地提供预防保健、健康管理、健康教育等服务,以更好地维护签约村民的身体健康。人头费中包含转诊费并占一定比例,如果将患者向上转诊时,接受转诊的上级医疗机构将会从家庭医生服务团队那里获得一笔转诊费,为了避免因转诊而造成的费用损失,家庭医生服务团队不会在没有必要的情况下将患者转诊至上级医疗机构。

(5)期满再选择。签约期满后,签约村民拥有续约、改签或退出等自由权利。签约村民对家庭医生服务团队提供的服务感到满意可以续约，如果对家庭医生服务团队提供的服务不满意，则可以更换签约团队或者退出签约，做到"钱随患者走"。对于家庭医生服务团队而言，如果因服务不佳而流失了签约村民，它获得的人头费也会随之减少，这样可以倒逼家庭医生服务团队为吸引更多的村民加入签约而提供更加贴心的服务。

二 "健康守护人"制度的支撑和保障体系

"健康守护人"制度模式的有效运行离不开一系列体制机制建设作为支撑和保障，其中包括农村基层卫生服务人才队伍建设、"按人头付费"为主的支付制度、签约服务团队与乡镇卫生院及更高级别医院的协同服务机制、人人参与"健康社区"建设和社区卫生治理机制。① 这里需要强调的是，这些支撑和保障机制是"健康守护人"制度模式的有机构成因素，虽然它们在制度设计中并不处于核心地位。

（一）加强多元化的农村基层卫生服务人才队伍建设

卫生人才问题是中国在努力加强基本医疗和公共卫生服务方面面临的主要障碍②，尽管中国医务人员的总量有显著增加，但是基层医疗卫生机构的人员仍较为短缺。2015 年，所有医务人员中仅有 33.7% 在基层医疗卫生机构（包括社区卫生服务中心、乡镇卫生院、村卫生室等）执业，其中注册护士中只有 19.9% 在基层医疗卫生机构执业。尽管近年来在农村执业的医务人员数量有所增加，每千人口拥有卫生技术人员从 2005 年的 2.69% 增加到 2015 年的 3.9%，与此同时，城市每千人口拥有卫生技术人员则从 5.82% 增加到 10.21%，城市与农村每千人口的比率从 2.16：1 增

---

① 除此以外，"健康守护人"制度模式的有效运行还离不开管理体制、服务补偿机制、基本药物制度、新农合制度、信息化基础设施建设等基层医疗卫生机构综合改革。但是，如果把这些相关性影响因素都详细列举出来，显然淡化甚至偏离了本书的主旨。基于这个考虑，这里仅探讨"健康守护人"制度模式的以上四个（并非不重要的）构成因素。

② Winne Chi-Man Yip, William CHsiao, Wen Chen, et al., "Early Appraisal of China's Huge and Complex Health-care Reforms", *The Lancet*, Vol. 379, 2012.

加到 2.62：1，其中每千人口注册护士的比率从 2005 年的 3.23：1 增加到 2015 年的 3.29：1。2015 年，村卫生室医务人员中拥有大专及以上学历者仅占 7.3%、中级及以上专业技术资格者仅占 0.6%。[1] 课题组在调查中发现，乡镇卫生院及村卫生室普遍存在"招不来人、留不住人"的现象，乡村医生定向培养计划的医学毕业生也被层层截流，根本流不到村卫生室这个最低层级。基层卫生机构、特别是农村的基层卫生机构缺乏合格的医疗专业人员是病人越过基层，直接到更高级别医疗机构寻求服务的主要原因。[2]

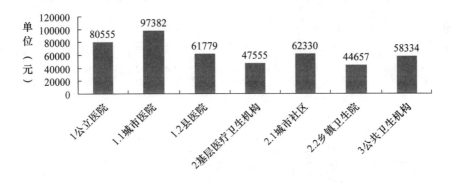

图 6-2 2013 年中国各级卫生服务机构中医务人员的薪酬

数据来源：世界银行、世界卫生组织、财政部、国家卫生和计划生育委员会、人力资源和社会保障部：《深化中国医药卫生体制改革：建设基于价值的优质服务提供体系》政策总论。

造成这种局面的一个主要原因是基层医务人员的薪酬待遇较低。中国各级各类卫生服务机构之间的薪酬存在巨大差异，城市公立医院的平均薪酬是整个行业平均薪酬的 1.6 倍，而那些在基层卫生服务机构或乡镇卫生院工作的人，其收入分别只有县医院人员平均薪酬的 76% 和 72%。由于村卫生室实行严格的基本药物零差率政策，村医通过开药和检查增加收入

---

① 国家卫生和计划生育委员会：《2016 中国卫生和计划生育统计年鉴》，中国协和医科大学出版社 2016 年版，第 26、36、57 页。

② 世界银行、世界卫生组织、财政部、国家卫生和计划生育委员会、人力资源和社会保障部：《深化中国医药卫生体制改革：建设基于价值的优质服务提供体系》政策总论，世界银行网站，http://www-wds. world bank. org/external/default/WDS Content Server/WDSP/IB/2016/07/21/090224b08447d665/1_ 0/Rendered/PDF/Healthy China sed service delivery. pdf. ，2016 年 7 月 23 日。

的可能性非常有限，导致不少地方的村医收入大幅降低。当前乡村医生的身份定位也比较模糊，大多数地方对其定位为半医半农的农民身份，也有一些地方把村医并入乡镇卫生院编制行列，但是享受的却是层次较低的社保待遇。

以全科医生为主体的农村卫生服务队伍建设是签约服务有效开展和运行的前提和基础，为了推动建立强大的农村卫生服务队伍，可以从提升全科医学地位、丰富和完善队伍构成、引入职业发展路径、评价和流动机制、提高薪酬和待遇水平等方面展开行动。（1）提升全科医学地位。破除一些将全科医学隶属于专科医学的观念与做法，使全科医学与专科医学具备同等的地位。合理划分从事全科医学的基层医疗卫生机构和从事专科医学的大医院之间的功能和职责，前者致力于社区群众的基本医疗保健服务，后者则集中于各种危急重症、疑难疾病诊治和前沿医学研究。两者各司其职、相互补充，共同为社区群众提供连续、协调的卫生服务。全科医学地位的提升有助于基层医疗卫生服务人员地位的提高。一旦基层医疗卫生服务人员拥有了职业责任感与使命感，而不再自感低人一等，那么就有可能激发出他们积极从事工作的内在动力。

（2）丰富和完善基层卫生服务队伍构成。改变基层卫生服务队伍结构单一、发展不均衡的状况，加强全科、儿科、产科、精神科、病理、护理、助产、康复、心理健康等紧缺岗位专业人才培养培训。通过培养和吸纳更多的执业护士、注册护士加入卫生服务团队，扩大护士的执业范围，允许具备注册资格的护士在其专业能力范围内拥有和医生同样的处方权。探索培养和引入新型医务人员，以加强基层卫生服务的提供。国际经验表明，这些新型卫生专业人员提供的服务和传统医务人员一样有效，而且具有较高的成本效益。引导和扶持中医药医师在居民养生保健治未病服务、疾病治疗和疾病康复中充分发挥作用。

（3）引入职业发展路径、评价和流动机制。引入专门面向基层卫生服务群体的职业发展路径，为全科医生、护士、新型医务人员、中医医师及社区卫生服务工作者等提供各自的职业路径和职业发展空间。创新符合基层卫生服务特点的人才评价机制，将服务数量、服务质量、群众整体健康改善状况、群众满意度等综合指标作为基层卫生服务工作者评价、奖励和晋升的依据，不对论文、外语、科研等作硬性要求。为增强医务人才的流动性，可以考虑将多点执业政策转变为自由执业，将执业许可证与医疗机构脱钩，鼓励全科医生等卫生服务人才在基层医疗卫生机构与上级医院、在基层医疗卫生机构之间的多向自由流动。

（4）提高基层卫生服务人员的薪酬和待遇水平。提高基层卫生服务人员的薪酬水平，从而增强基层卫生服务工作的吸引力和竞争力。对于到农村和艰苦边远地区基层医疗卫生机构工作的全科医生等卫生服务人员，发放津贴和生活补助。针对乡村医生，可参照灵活就业人员标准参加企业职工养老保险、职工医保、工伤保险和医疗责任保险等。设立提高基层卫生服务人员收入待遇的目标，使之与专业医生的收入待遇相匹配，甚至允许在一定程度上超过专业医生的收入待遇水平。

（二）建立以按人头付费为主的混合支付制度

支付制度普遍被认为是经济激励措施中最有效的因而也最常见的一种方式。对于初级卫生保健服务提供者而言，按项目付费、按人头付费和工资制是三种基本的支付方式。不同的支付方式会对服务提供者产生不同的行为激励，从而影响到卫生服务的费用、数量和质量（见表6－1）。如果把不同的支付方式看作一个支付谱系，那么按项目付费显然居于谱系的一端，而按人头付费和工资制则居于另一个极端。研究一再表明，按项目付费总是和较高的服务使用水平联系在一起，从而导致服务的过度使用，即所谓的"供方诱导需求"，也最不利于费用控制；而按人头付费和工资制则会产生减少服务提供的激励，但是费用控制的潜在效果较好。相对于工资制，按人头付费还会激发服务提供者更多从事预防保健服务的倾向性。各种不同的支付方式各有其利弊，应根据政策目标、发展历程、管理成本、实施难易程度等因素加以选择使用。把各种支付方式相互配合加以使用就是混合支付制度。根据不同的方式组合，混合支付制度对服务提供者所产生的激励作用也不尽相同。不过总体来看，混合支付制度能够摒弃某种单一支付方式的负面效应、吸收多种支付方式的优点，所以世界各国纷纷把混合支付制度作为支付方式改革的选择方向。例如，欧洲大部分国家使用基本支付制度（工资制或按人头付费）和附加支付制度（按项目付费）相结合的混合支付制度，其中附加支付制度主要用于激励医生履行特定目标或职责范围之外的任务。[1]

表6-1　初级卫生保健服务中的常见支付方式及对供方行为的激励作用

支付方式	对供方行为的激励		
	预防保健	诊疗服务	费用控制
按项目付费	+ / -	+ + +	- - -
工资制	+ / -	- - -	+ + +
按人头付费	+ + +	- -	+ + +
按病种付费（DRGs）	+ / -	+ +	+ +
总额预付	+ +	- -	+ + +

注：+表示影响是正向的　　-表示影响是负向的。

中国各地也在实践中积极探索按项目付费之外的支付方式改革，如总额预付制、按病种付费、按床日付费、按人头付费、工资制和绩效薪酬制等。但总的来看，这些地方性探索仅仅停留在具体性的付费方式上，而非完整系统地进行支付制度改革。支付制度是有完整系统内涵的行为准则，不仅仅是指支付方式。[2]农村签约服务支付改革需要建立以按人头付费为主的混合支付制度，具体改革措施如下：（1）整合不同付费途径，全面走向按人头付费形式的预付制。当前农村基层医疗卫生机构的收入来源主要包括三个部分，即新农合医保支付、患者自付、政府直接财政补贴（基本药物补助和公共卫生服务经费）。在签约服务中，可以考虑将以上这三个部分的收入来源统一在同一个预付制方式下按签约村民人头付费。具体来说，就是对人头费的设定进行风险调节（risk adjustment），根据签约村民的年龄、发病率、常见病病种、平均费用、慢性病患病情况等因素设定个

① Stefan Greb, Diana M. J. Delnoij and Peter P. Groenewegen, "Managing Primacy Care Behaviour Through Payment Systems and Financial Incentives", Richard B. Saltman, Ana Rico and Wienke Boerma, eds., *Primary care in the driver's seat? Organizational reform in European primary care*, Buckingham: Open University Press, 2006, p. 188.

② 陈仰东：《支付制度内涵及改革路径研究》，《中国医疗保险》2011年第10期。

人年度需自付额度,① 根据近年来的门诊统筹支出情况,在与医疗卫生机构协商谈判的基础上确定新农合年度医保支付标准,根据基本药物补助和公共卫生服务经费的加总确定政府年度直接财政补贴标准,把它们以打包付费的形式按人头预付给签约服务团队,超支不补、结余留用。这个做法实际上体现了从政府直接财政补贴向政府战略性购买、从主要"补供方"向主要"补需方"、从分散性偿付向集中性偿付的补偿机制转变,大大增强预付制对于服务提供者的正向激励作用。同时建立监测评估机制,对于每一年度的打包费用进行动态调整。在签约服务包约定的服务范围内,签约村民在签约服务机构诊疗时不再支付其他任何费用。

（2）以按人头付费为主,辅之以其他支付方式。在签约服务过程中采用按人头付费支付方式的好处是,增强了签约医务人员提供预防性服务的动力,从而也达到了费用控制的目标。但是,按人头付费也可能导致签约医生减少诊疗服务的提供或者将患者推诿到其他医疗机构,从而使患者不能得到充分的治疗。所以,应在按人头付费的同时根据实际情况选择性地实行按项目付费、按绩效付费、按目标付费等支付方式。首先,把人头费用划分为固定费用（占比70%左右）和浮动费用（占比30%左右）,固定费用按期足额发放,而浮动费用则根据对签约医生绩效评价情况全部或部分发放。为了避免签约医生在没有必要的情况下推诿患者,人头费中应包含一定比例的转诊费,如果患者转诊到其他医疗卫生机构会导致签约医生人头费的损失。另外,如果签约医生履行指定的专项服务项目或签约范围之外的服务,则采取按项目付费的方式激励其愿意多提供服务；如果签约医生满足某些特定要求时,还可以获得额外的收入奖励。

应该认识到,仅仅靠签约门诊服务支付方式改革并不足以保证支付制度激励作用的有效发挥。为了使支付制度更好地发挥其潜在效果,还需要同时尝试以下改革：（1）对于住院及门诊大病医疗费用实行以按病种付费或按疾病诊断相关分组付费（Diagnosis-Related Groups,DRGs）为主的支

---

① 签约村民根据其风险指数自付相应的额度,高风险患者的自付额度也较高,低风险患者的自付额度则较低。进行风险调节的目的在于避免签约医生可能发生的"摘樱桃"（cherry picking）或"撇脂"（cream skimming）风险选择行为,从而影响签约患者享受迫切需要的、连续的、综合的基本保健服务。

付方式改革。按病种付费的好处在于,它可以将经济风险转移给供方,激励供方提高服务效率、控制成本。但是,这种方式也会导致医院采取风险选择行为、刺激供方增加住院人次及忽视医疗服务质量等,因此按病种付费与其他类型支付方式(如总额预算方式)相结合能够减少这些负面激励。① (2)在服务网络中规划统一的支付激励机制。同一医疗服务网络内部及不同网络之间实现支付制度横向和纵向的一致性,可以增强支付制度对期望的服务行为改变的激励作用。② 这就要求在整个医疗服务提供过程中,不但所有的基层医疗卫生机构需要同时改革支付制度,而且从村卫生室和乡镇卫生院到二级和三级医院都要采用类似的支付激励机制。

(三) 建立以患者为中心的卫生服务纵向协作机制

基层医疗卫生机构与二级、三级医院在提供卫生保健服务上普遍存在相互割裂、相互缺乏沟通与协作的情况。不同医疗卫生机构独立、竞争性、碎片化提供服务的弊端显而易见,它导致卫生服务的重复低效提供、卫生资源的过度浪费、卫生费用的居高不下和患者较低的满意度。随着人口老龄化程度加深、慢性病发病率和各种疾病并发症的不断攀升,人们对卫生服务需求,尤其是对涉及多学科和跨学科的卫生服务需求显著增加。这需要医疗卫生部门对这种不断高起的服务需求做出回应。因此,以服务为导向的卫生服务模式(按照服务提供的能力决定提供服务的种类)向以患者为中心的卫生服务模式(由患者的实际需求决定服务提供的种类)的根本性转变势在必行。③

中国现有的医疗卫生服务体系更多是以医院为中心、服务碎片化和注

---

① 张奎力:《农村基层医疗卫生机构运行机制研究——以河南省鲁山县为例》,经济管理出版社 2014 年版,第 90 页。

② 世界银行、世界卫生组织、财政部、国家卫生和计划生育委员会、人力资源和社会保障部:《深化中国医药卫生体制改革:建设基于价值的优质服务提供体系》政策总论,世界银行网站,http://www-wds. worldbank. org/external/default/WDS Content Server/WDSP/IB/2016/07/21/090224b08447d665/1 _ 0/Rendered/PDF/Healthy China sed service delivery. pdf. , 2016 年 7 月 23 日。

③ Michael Calnan, Jack Hutten and Hrvoje Tiljak, "The Challenge of Coordination: The Role pf Primary Care Professionals in Promoting Integration Across the Interface", Richard B. Saltman, Ana Rico and Wienke Boerma, eds. , *Primary care in the driver's seat? Organizational reform in European primary care*, Buckingham: Open University Press, 2006, p. 188.

重服务数量，如倾向于疾病治疗而不是维护和保障居民健康，倾向于入院治疗而不注重基层医疗卫生机构的服务，医疗服务提供者在各层级间缺乏服务整合或协调等，所以具有高成本、低价值的特点。在农村地区，虽然不少地方在乡镇卫生院和村卫生室之间建立起一体化管理机制，但是市县（区）与基层医疗卫生机构之间的关系仍大体局限于业务指导和技术培训等方面，缺乏机制化的联系和协作，甚至在大医院和基层医疗卫生机构之间还存在相互吸引和争夺病源的无序现象。近年来，中国也通过建立"医联体"的方式尝试建立一体化的医疗卫生服务网络，但是在实际运行中这些医联体往往由大医院主导，基层医疗卫生机构蜕变成向大医院输送病源的工具。有人形象地把大医院比喻为巨大的"抽水机"，把本该留在基层医疗卫生机构的病人"抽"走了。①

令人欣喜的是，作为推进健康中国建设的宏伟蓝图和行动纲领，《"健康中国2030"规划纲要》浓墨重彩地提出："创新医疗卫生服务供给模式，建立不同层级、不同类别、不同举办主体医疗卫生机构间目标明确、权责清晰的分工协作机制，不断完善服务网络、运行机制和激励机制，基层普遍具备居民健康守门人的能力。"可见，以患者为中心的卫生服务纵向协作机制不仅关系到家庭医生签约服务制度和分级诊疗制度的建成，而且关系到医疗卫生服务模式和服务体系的转变与完善。建立以患者为中心的卫生服务纵向协作机制需要从以下几个方面着手：（1）重新定义不同级别医疗卫生机构的角色。明确医院与基层医疗卫生机构之间的职责、在它们之间进行科学合理的功能定位，是卫生服务纵向整合的首要环节和关键步骤。首先是转变医院的职能。世界各国医院的职能都在转变，医院不再是处于服务体系核心位置的孤立机构及服务的入口处，也不再提供"一站式服务"，而是日益成为服务网络的一部分，与基层卫生机构、诊断中心和社会服务机构等多元供方协作。② 市县（区）医院逐步减少普通门诊，重点提供区域内从基层机构转诊而来的复杂病症、并发症、急诊及部分危

---

① 白剑锋：《大医院莫成"抽水机"》，《人民日报》2016年7月29日第19版。

② Dennis Porignon，Reynaldo Holder Olga Maslovskaia，et al.，"The Role of Hospitals within the Framework of the Renewed Primary Health Care（PHC）Strategy"，*World Hospital Health Service*，Vol. 47，No. 3，2011.

重症、疑难病症的诊疗和住院服务,负责为基层医疗卫生机构提供人员、业务指导和技术培训。基层医疗卫生机构(乡镇卫生院和村卫生室)主要为群众提供常见病、多发病诊疗,为诊断明确、病情稳定的慢性病患者、康复期患者、老年病患者、晚期肿瘤患者等提供治疗、康复、护理和临终关怀服务。进一步以制定合同的方式明确家庭医生服务团队中乡镇卫生院和村卫生室的职责,将各自的服务数量和服务质量与服务报酬和绩效奖励直接挂钩,从而避免乡镇医务人员服务下乡虚化的可能。

(2)建立农村三级卫生服务协作网络。在重新定义市县(区)、乡镇和村医疗卫生机构角色的基础上,通过建立农村三级卫生服务协作网络实现服务的纵向整合。服务网络可以分为松散型和紧密型两种形式,所谓松散型服务网络是指市县(区)医院向基层医疗卫生机构提供业务指导和技术培训,也通过下乡或远程会诊等方式为患者提供咨询或诊疗服务,但是它们在人员调配、利益分配等治理结构方面则相对独立。当前中国建立的医联体大多属于这种类型。松散型服务网络往往由外在力量(当地政府)牵头组建而成,是一种较浅层面形式上的协作,在本质上仍然以医院为中心,而非以患者为中心。正基于此,不少卫生研究人士认为应由松散型走向紧密型服务网络。紧密型服务网络是指市县(区)医院与基层医疗机构在人员、财务和物资等方面统一调配、以组建医院集团的形式实现服务网络的一体化。通过紧密型服务网络,各级医疗机构形成利益联合体,基层医疗机构不再是大医院获取病源的工具,两者间各司其职、分工协作。然而,紧密型服务网络仍然属于医院来管理运行,因而难以实现以患者为中心。为了形成以患者为中心的卫生服务网络,市县(区)医院与乡镇卫生院和村卫生室签订合同建立一体化的农村区域卫生系统。农村区域卫生系统应把管理权委托给独立于医院之外的第三方(如医院管理中心),区域卫生系统之内的各级医疗卫生机构围绕患者的健康进行分工协作,这样就能够避免出现医院主导和控制卫生服务的局面。

(3)设计统一的临床路径。统一的临床路径旨在规范不同层级的服务提供方在处理某一病情时的治疗和转诊路径,同时明确各个供方的关系和责任。统一的临床路径的核心是双向转诊制度,即实现"在恰当的时间提供正确的服务"。确立统一的临床路径不仅可以通过明确转诊依据避免不必要的转诊或重复转诊，而且能够加强不同层级的供方之间服务提供的一体化。所以，应在农村区域卫生系统中设计覆盖绝大多数病种的临床路径，路径明确规定市县（区）医院、乡镇卫生院和村卫生室各自的责任范围，患者何时应该向上转诊到医院，何时又应该向下转诊到基层医疗机构，村卫生室随访指南等。

此外，引入和实施区域共享的信息化技术，如电子病历或健康电子档案、区域远程会诊系统等，强化不同层级医疗卫生机构之间的信息技术纽带；建立清晰的经济激励机制，对沟通和协作过程中所花费的额外时间及管理任务进行补偿，以鼓励服务提供者愿意围绕患者的病情进行协商参与等等。总之，通过综合运用利益纽带、技术纽带和行政纽带等多种途径，促使服务提供者愿意提供以患者为中心的一体化服务。

（四）建立以社区赋权为基础的社区卫生参与机制

《"健康中国2030"规划纲要》提出："针对生活行为方式、生产生活环境以及医疗卫生服务等健康影响因素，坚持政府主导与调动社会、个人的积极性相结合，推动人人参与、人人尽力、人人享有。"还提出，共建共享是建设健康中国的基本路径，要促进全社会共同参与，形成多层次、多元化的社会共治格局。从以上阐述中可以看出，为了实现"全民健康"的战略目标，需要从供给侧和需求侧两端，社会、行业和个人三个层面共同推动健康治理，它带给人们的重大启示和意义在于：社区卫生治理不能仅仅着眼于卫生服务的供给方，而且要同时兼顾卫生服务的需求方即农村居民，让居民成为社区卫生服务治理的积极、主动的参与主体。同时，也意味着不能仅仅从卫生服务提供方面维护和保障居民健康，而且也要从社区环境卫生整治、食品药品安全、预防和减少伤害、居民健康素养和健康行为、控制影响健康的生态和社会环境危险因素等方面进行跨部门、跨行业的协作治理。

社区卫生治理是社区治理的一个重要的有机构成部分，两者在目标和手段上都具有高度的统一性，它们相互依赖、相互制约、相互促进，构成了真正的、有机的部分与整体的关系。社区赋权又是社区治理的前提和基础。《阿拉木图宣言》把社区赋权视为动员人群自觉参与维护健康的根本途径。社区赋权既可以被当作一种社区能力培养的过程，也可被理解为一种结果，即通过培育社区而获得的能力。一般而言，社区赋权的过程需要经过初期、中期和后期三个不同阶段，不同的阶段需要采取不同的机制。比如在初期阶段，社区赋权的主要目标是激活社区意识和进行社区能力的基础建设，权利主体是政府，其过程是由政府推动向社区注入资本和实物资源以及培养社区建设人才。① 当前中国的社区治理采取自上而下、由外而内、外力推动型的方式，带有明显的政府主导色彩，城乡居民还未能充分影响和参与关系其生活的决策和服务。下一步社区治理改革的方向需要推动两个解放，即把基层政府从繁重的社会事务中解放出来、把社区从繁杂的行政事务中解放出来，在此基础上培育和赋权社会组织参与社会治理。②

同样，中国的社区卫生治理也是采取政府项目制主导的强力推动方式，这种治理方式不但使政府陷入具体事务之中而疲于应付，而且不利于社区自我发展能力的培育和提升。社区卫生治理应以全民健康为目标，把健康摆在优先发展的战略地位，"将促进健康的理念融入公共政策制定实施的全过程"，实现社区健康与社区经济社会良性协调发展。具体而言，就是要建立以社区赋权为基础的社区卫生参与机制，与社区居民一起共同推动健康社区建设。（1）激发社区成员的社区意识，提高社区成员的参与能力。社区意识包括集体价值观的树立、未来共同愿景的建立以及成员对社区的认可程度。社区成员在社区生活中拥有获得感，才会认可所在的社区，才会有社区归属感，也才会自愿参与社区活动并主动贡献力量。由于当前社区居民还处于无意识或低意识的水平，他们对于参与社区治理往往"无感"，所以应由政府主导推动，向社区注入资本和实物资源，为社区居民参与提供良好的外部环境。就农村社区卫生而言，应以"健康乡村""美丽乡村"和"和谐乡村"建设为契机，全面推进农村人居环境治理、垃圾治理、生活污水治理、大气污染治理、地上地下水源治理、土壤污染

---

① 吴晓林、张慧敏：《社区赋权引论》，《国外理论动态》2016 年第 9 期。
② 吴晓林：《中国的城市社区更趋向治理了吗——一个结构—过程的分析框架》，《华中科技大学学报》（社会科学版）2015 年第 6 期。

治理、食品药品安全治理、公共安全治理等；建设县乡村三级公共体育设施网络，广泛开展健身休闲活动、各种运动项目等全民健身运动。通过讲座、影视、宣传册、墙报等群众喜闻乐见的方式，进行健康教育、提高群众健康素养，使群众主动参与到社区健康建设的活动中来；同时倡导和谐的邻里关系，增强人们之间的互信和对基层卫生服务人员的信任感。在此基础上，培育社区建设人才，提高社区组织与社区成员在参与卫生决策与管理中的能力。这种能力体现为三个层次：一是农村社区成员的个人能力，包括自我健康管理能力、参与医患共同决策能力、参与社区各种健康促进活动能力等；二是社区组织能力，即基层医疗卫生机构、村委会、社会组织、教会组织等能够积极回应社区成员的健康需求，为满足成员的健康需求开展有效的行动；三是社区能力，为回应社区成员的健康需求，社区有能力挖掘社区精英或社区领导者，建立合理的社区治理结构，并能够与社区之外的组织结成伙伴关系从事沟通与协作。

（2）建立社区卫生参与组织架构。在激活社区参与意识和参与能力的基础上，应分别在地方政府和农村社区之中建立组织化的卫生参与架构，用以组织、协调和实施各类医疗卫生项目和健康行动。首先，县乡应设立综合性的健康促进委员会，委员会成员应包括当地医改办、卫生和计划生育委员会、人力资源和社会保障部门、财政部门等相关公共部门，还应包括市县级医院和基层医疗卫生机构以及部分居民代表。健康促进委员会的职能主要是参与制定和实施县域内医疗卫生政策和公共卫生项目、开展爱国卫生运动、开展影响健康的环境问题治理活动、进行居民健康评估和行为干预等。此外，农村社区设立健康促进协会，协会成员主要包括基层医疗卫生机构、村支部、村委会、各类社区组织、社会工作者、社区志愿者及村民等。健康促进协会主要致力于开展村落区域内的优先卫生治理项目、开展村民健康教育和普及健康生活、排查健康影响隐患、协调开展卫生服务等方面。需要强调的是，健康促进委员会与健康促进协会之间不应是领导与被领导的行政隶属关系，而是一种双向互动的合作伙伴关系：前者为后者提供资源援助、技术指导、咨询和培训等服务；后者在前者的指导和帮助下，参与、发起和组织社区卫生治理行动。健康促进协会依靠最广泛地发动各类组织和群众，从而成为一个有机嵌入到农村社区的健康自组织行为体。

（3）培育互信、互惠的社区社会资本。社区治理的过程同时也是培育和开发社会资本的过程。培育以互信、互惠为特色的社会资本也应是社区卫生参与追求的主要目标。首先，应在社区组织与地方政府部门之间建立跨越型（bridging）社会资本。社区治理的有效开展离不开外部支持网络，社区需要与社区外组织特别是政府部门形成良好的合作关系，以此为社区发展提供良好的外部环境。① 但是在政策实践过程中，社区和地方政府之间往往不能进行有效的互动：地方政府不是对于社区事务参与度较低，就是越俎代庖、包办社区一切发展事务。因此，在社区卫生治理过程中，需要以互信和互惠为纽带加强农村社区与地方政府部门之间的互动合作，即地方政府部门信任社区组织并能够从繁杂的日常事务中解放出来，社区组织信任地方政府部门愿意真正地推进健康社区建设并能够从社区健康结果的改善中获益。其次，在社区组织内部的各成员间建立紧密型（bonding）社会资本。以往研究结果表明，社会资本与健康结果之间存在相关性：结构性社会资本（联系、参与活动）可以提供接触非正式或正式机构的机会，从而通过增加额外的支持来减少生活事件的负面影响；认知性社会资本（如信任、归属感、共同的价值）可以增加安全感，提升自我价值感，进而促进精神健康。② 最后总的来看，目前农村社会资本，尤其是现代性社会资本发展还很不完善，因而对农村居民健康的影响作用还不是很明显，所以应在农村社区组织（比如健康促进协会）中培养互信、互惠、团结、友爱、互助等现代性社会资本，激发各成员为实现健康社区目标而采取集体行动。

中国农村地区的治理虽然实行的是村民自治，但是在许多具体社会事务中仍然受到地方政府或职能部门的控制，从而呈现出"指令—服从"型的治理格局。世界各国兴起的社区复兴运动实质上就是要把治理行动主体的权利回归社区居民，从统治型转变为促进型治理（facilitative govern-

---

① 吴晓林、张慧敏：《社区赋权引论》，《国外理论动态》2016 年第 9 期。
② 曲江斌、王健、孟庆跃等：《中国农村居民社会资本现状与健康关系的研究》，《中国初级卫生保健》2008 年第 1 期。

ance），这不仅需要政府角色的转型，而且需要社区居民从之前的被动接受者转变为主动参与者。在农村社区卫生参与中，通过社区赋权激发社区成员的社区意识、提高其参与能力，构建社区卫生参与框架以及培育社区的社会资本，进而实现社区成员为改善社区健康结果展开集体行动的愿景。社区卫生参与的重要意义体现在它是推进"健康中国"国家战略的关键步骤，同时也是推动社区有效治理的先导，是开启全面社区治理的一把"钥匙"。经由社区卫生参与的积极实践与引导效应，包括其他各项社会事务在内的有效社区治理格局将指日可待。

三　"健康守护人"制度模式的基本特点

以上从学理层面尝试进行了"健康守护人"制度模式的构建，在此需要强调的是，"健康守护人"制度模式是对建立农村社区医生和居民契约服务关系做出的学术回应，它仅勾勒出了该制度模式的一个基本框架，因而从操作层面来看，还需要在实践中不断地补充与完善相应的制度细节。另外，它仅是在"脱域"的情形下设计的一项制度模式，若要应用于中国农村社区，还需要对之加以调整以便能够有机嵌入到形态各异的中国农村社区。但总的来讲，有别于当前各地试点的"家庭医生签约服务"制度和许多国家实行的"守门人"制度，"健康守护人"制度模式自身蕴含着鲜明的独特性。这些特点概括如下：

1. 它是一种自由开放式的守门人制度模式

一般而言，守门人制度包括严格型和松散型两种方式。严格型守门人制度是指基层卫生机构是患者获得服务的必要、唯一的入口，患者必须去签约基层卫生机构首诊，只有"守门人"许可后才能得到二级或三级医疗卫生服务，否则将会对患者或服务提供方施加经济上或管理上的处罚。而松散型守门人制度主要运用经济手段鼓励患者在看专科医生之前先去基层卫生机构就诊，但对此并不做硬性要求，允许患者对医疗机构保留一定程度的自主选择权。长期以来，中国的患者在就诊时呈现的是一种自由择医格局，其结果是大医院人满为患、基层卫生机构门可罗雀。但是如果采取严格的守门人制度方式，可能会由于限制患者的自主选择权从而导致患者的不适应及满意度低下。基于这个考虑,"健康守护人"制度模式强调采取开放式守门人模式,运用经济手段鼓励患者去找签约医生服务团队进行首诊。它也允许一部分经济支付能力较强或对基层卫生服务不太信任的患者自行去医院接受诊疗服务,但同时需要接受较为昂贵的自付费用。

"健康守护人"制度模式开放性的第二个体现是签约服务主体在组织性质上不仅仅局限于公立医疗卫生机构,具备一定资质的私人医生也可以通过组建新服务团队的方式另起炉灶或者加入到现有服务团队中来。在签约服务团队内部的成员构成上,不仅包括传统的乡村医生、注册护士、公卫人员,而且兼职或退休的专科医生、助产士、理疗师、行为矫正师、牙医、药剂师、心理咨询师、健康管理师、中医医师以及新型医务人员等均可申请加入签约服务团队。开放性的签约服务供给主体不仅有助于缓解乡村医生匮乏的局面,而且还可以满足签约服务对象多元化、个性化的健康服务需求。

"健康守护人"制度模式开放性的第三个体现是签约对象享有加入签约、更换签约医生或退出签约的自由。不同于依赖行政指令强制性推行的方式,该制度模式主要依靠签约服务团队提供良好的服务吸引签约对象加入、吸引其他签约对象转而在本服务团队处签约、吸引签约对象避免其退出签约。只有签约对象享受到签约服务带来的益处,才是真正的、有效的签约,才能从"要我签"转变为"我要签",也才能在服务提供过程中依从签约医生而不过度依赖于专科服务。

2. 它把签约服务寓于农村初级卫生保健改革中,整体推进农村卫生事业发展

应当认识到,进行签约服务的目的不仅仅是为了形成长期稳定的契约服务关系,更是为了维护和保障人们的身体健康,这就需要改革卫生服务体系,使卫生系统的各职能部门凝聚成一股合力共同推进农村卫生事业发展。基于这个认识,"健康守护人"制度模式提倡签约服务应与其他相关制度和服务体系建设相互结合、相互促进,它首先强调制度主体与制度保障和支撑体系建设(即多元化的农村基层卫生服务人才队伍建设、以按人头付费为主的混合支付制度、以患者为中心的卫生服务纵向协作机制、以社区赋权为核心的社区卫生治理机制)应相互依赖、相互促进,共同形成

"一体四翼"的有机格局。此外，它也强调应变革与签约服务制度不相适应甚至相互冲突的制度规则，如与签约服务制度相关的分级诊疗制度、全科医生制度、支付制度、基本药物制度、社区医生人事和收入分配制度、医疗服务价格形成机制等。

概言之，"健康守护人"制度模式首先需要对自身进行制度定位，即签约服务制度虽然在农村初级卫生保健体系当中并非置于中心地位，但却占据着重要地位，其重要性体现在它是撬动农村基层卫生服务体系改革的杠杆，借由签约服务制度的推行把其他相关制度主体动员起来，使包括签约服务制度在内的所有制度形成合力，更好地维护和保障人们的健康水平。反之，如果各项制度之间互不沟通、各自为战，将导致制度的碎片化和制度之间的相互掣肘，会严重影响制度效力的充分发挥。

3. 它强调经济性激励与非经济性激励相结合产生内在动力

对签约服务团队的激励从何而来？国内的一些地方性实践往往采取经济性激励加外在行政性绩效考核的方式，而"健康守护人"制度模式则在强调经济性激励的同时，也重视发挥非经济性激励的作用。其中，经济性激励措施主要包括采用按人头付费为主的混合支付制度、提高基层医务人员的薪酬待遇水平及发放津贴补助等；非经济性激励措施则主要包括提高签约医生社会地位、引入职业发展路径、人才评价和流动机制、优化执业环境、强化行业规范和同行业评价机制、加强道德自律、提升事业发展机遇等。经济性激励作用的发挥很大程度上依赖于初级卫生保健体系的宏观环境和非经济激励因素。换句话讲，只有经济性激励与非经济性激励相互结合，才能对签约服务提供者产生更强大的激励效果。

除了从外部激励签约医生，"健康守护人"制度模式也尝试通过培育和开发社区社会资本从内在方面激励签约医生对本职工作的认同、兴趣、热情度和事业成就感。比如激发签约医生对所在农村社区的认同、归属感、共同价值观等社区意识，培养以互信、互惠、团结、友爱、互助等为取向的现代性社会资本。可以认为，培育社区社会资本不仅能够促使社区成员积极参与卫生治理行动，而且在很大程度上也能够充分调动起签约医生对自身所从事工作的认同、热爱和神圣使命感，即是说，通过社区社会资本的引入，签约医生将不再仅仅将本职工作视为一种养家糊口的手段，而是成为从事维护和保障社区居民健康以及健康社区、美丽社区与和谐社区建设的中坚行为主体。

4. 它以"健康社区"建设为目标,激发社区成员的广泛参与

"健康守护人"制度模式的建设目标并未仅仅停留于卫生服务模式转变及深化医疗卫生体制改革层面,而是试图成为开启"健康社区"建设的切入点和突破口。"健康社区"建设倡导人人参与、人人尽力、人人享有,通过共建共享实现全民健康,这就在客观上要求"健康社区"建设的主体不再局限于医疗卫生部门,甚至可以认为医疗卫生部门不再是最主要的行动主体了。除了各级医疗卫生机构,建设"健康社区"需要地方政府部门和最广泛的社区成员的参与,如村两委、各类社区组织、社会工作者、社区志愿者及村民等。通过建立健康促进委员会和健康促进协会等方式,各类行动主体开展参与活动的范围也不再局限于诸如健康素养提升、自我健康管理和医患共同决策等卫生服务领域,而是延伸至诸如参与制定和实施县域内医疗卫生政策和公共卫生项目、开展爱国卫生运动、开展影响健康的环境问题治理、进行居民健康评估和行为干预,以及开展社区范围内的优先卫生治理项目、开展村民健康教育和普及健康生活、排查健康影响隐患、协调开展卫生服务等方面。此外,通过社区行为能力的提高,健康促进协会将从内部自发产生领导者角色,组织社区成员开展各项健康活动并协调协会与地方政府之间的关系。如此一来,社区成员将不再是传统意义上的被服务对象,而是真正成为致力于社区卫生发展和社区健康促进的行动主体。

第七章 中国社区卫生治理的
本土化理论框架

　　构建"健康守护人"制度模式的过程实际上也是进行社区卫生治理的过程。在此过程中,本书研究利用西方的社区治理和社会资本理论作为分析性工具,结合中国农村社区的现实情况进行制度构建。不少学者也认识到治理理论在中国的适用性。如郁建兴和王诗宗(2010)对治理理论的中国适用性进行了理论辩护,认为中国现有的国家—社会关系和政治—行政体制并不必然排斥公民参与,政府、社会与市场的重新组合可能发生或者已经发生了。① 郑杭生和邵占鹏(2015)进而提出,国家治理与社会治理的关系是探讨治理理论适用性的关键,它兼顾结果取向与目标取向的分析优势。② 实际上,治理所强调的协作合作精神、多方协商解决问题的方式适用于所有民主社会,③ 当然中国也不例外。

　　但是,强调治理理论的中国适用性并不意味着无视中西方在理论背景和现实条件之间的巨大差别。应然的理路是,研究者如果发现该理论模式与现实存在偏差,那么可在借鉴分析工具的基础上,提出更恰当的理论概括④。遵循西方理论—中国实践—中国本土化理论的研究进路,本章试图在社区治理的实践基础上提出具有中国特色和风格的理论框架。首先,提

---

　　① 郁建兴、王诗宗:《治理理论的中国适用性》,《哲学研究》2010 年第 11 期。

　　② 郑杭生、邵占鹏:《治理理论的适用性、本土化与国际化》,《社会学评论》2015 年第 2 期。

　　③ 吴家庆、王毅:《中国与西方治理理论之比较》,《湖南师范大学社会科学学报》2007 年第 2 期。

　　④ 吴建华:《理解法团主义——兼论其在中国国家与社会关系研究中的适用性》,《社会学研究》2012 年第 1 期。

出并论证社区协商治理是适合中国国情社情的路径选择;其次,拓展既有
西方理论模式,提出并解析社区协商治理的理论框架,借此丰富和发展社
区治理和社会资本理论体系;最后,概括提出社区卫生协商治理是化解集
体行动困境、走向"健康社区"与"健康中国"的关键步骤。

一 社区协商治理:中国社区治理的路径与方向

党的十八大和十八届三中全会在总结社会主义民主政治建设的经验和
规律的基础上,做出了健全社会主义协商民主制度、推进协商民主广泛多
层制度化发展的重大战略部署。中共中央《关于加强社会主义协商民主建
设的意见》指出:继续重点加强政党协商、政府协商、政协协商,积极开
展人大协商、人民团体协商、基层协商,逐步探索社会组织协商。根据意
见精神,中共中央办公厅、国务院办公厅印发《关于加强城乡社区协商的
意见》,旨在打造协商主体广泛、内容丰富、形式多样、程序科学、制度
健全、成效显著的城乡社区协商新局面。可以看出,中央已在顶层设计层
面清晰规划出国家治理的路径与方向——协商治理。社区治理也应遵循这
一发展路径,逐步形成具有中国特色和风格的社区治理理论体系。本章的
任务是提出协商治理和社区协商治理的基本概念和特点,接下来论证社区
协商治理何以成为中国社区治理的路径与方向。

(一)协商治理、社区协商治理的概念界定与基本特点

协商治理(Deliberative governance)源于 20 世纪八九十年代西方的协
商民主论。协商民主理论的兴起,为解决国家治理复杂性条件下的民主
政治困境提供了一种新思路:协商民主力图解决国家治理复杂性下普通公
民如何有效参与的问题,既不像熊彼特精英民主论那样排斥公民参与,也
不像佩特曼的参与式民主论推崇公民对公共事务的直接决定。协商民主理
论主张,普通公民以协商的方式参与对公共事务问题的讨论、审议,使得
公民协商的意见构成治国精英制定公共政策的基础。[1] 西方学者通常从以

---

① 陈炳辉:《国家治理复杂性视野下的协商民主》,《中国社会科学》2016 年第 5 期。

下几个方面来理解与界定协商民主：一是作为决策形式的协商民主，如米勒（Miller）认为，当一种民主体制的决策是通过公开讨论——每个参与者能够自由表达，同样愿意倾听并考虑相反的观点——做出的，那么这种民主体制就是协商的。① 二是作为社团组织的协商民主，如科恩（Cohen）认为，协商民主是一种事务受其成员的公共协商所支配的团体，这种团体将民主本身看作是基本的政治理想，而不只是将其看成是能够根据公正和平等价值来解释的协商理想。② 三是作为治理形式的协商民主，如巴拉德斯（Valadez）认为，协商民主是一种具有巨大潜能的民主治理形式，它能够有效回应文化间对话和多元文化社会认知的某些核心问题；它尤其强调对于公共利益的责任、促进政治话语的相互理解、辨别所有政治意愿，以及支持那些重视所有人需求与利益的具有集体约束力的政策。③ 由此可见，一方面，协商治理的理论基础来自于协商民主，是协商民主所倡导的基本价值理念在公共事务治理中的实践、试验以及推广过程中形成的一种治理模式④；另一方面，协商治理是协商民主在微观层面上的作用形式，如岳经纶和刘璐指出，协商民主既可以作为一种宏观的民主运作方式，体现在国家权力的分配上，从微观上看，协商民主也可以作为一种治理技术，运用在公共治理的过程当中。⑤ 何包钢也指出："中国的协商民主是一种治权意义上的民主，它不是通过选举对政治权力委托授权，它是一种公共事务治理模式的民主化。……通过协商民主来发展协商治理，来建构一个理性、成熟的公民社会是中国民主发展的基础和途径。"⑥ 协商民主治理机制

---

① David Miller, "Is Deliberative Democracy Unfair to Disadvantaged Groups?" Maurizio Passerin D'Entrèves, eds., *Democracy as Public Deliberation*: *New Perspectives*, Manchester University Press, 2002, p. 201.

② Johua Cohen, "Deliberation and Democratic Legitimacy", James Bohman and William Rehg, eds., *Deliberatrive Democracy*: *Essays on Reason and Politics*, The MIT Press, 1997, p. 67.

③ Jorge M. Valadez, *Deliberative Democracy*, *Political Legitimacy*, *and Self-Democracy in Multicultural Societies*, USA: Westview Press, 2001, p. 30.

④ 胡永保、杨弘：《中国农村基层协商治理的现实困境与优化策略》，《理论探讨》2013年第6期。

⑤ 岳经纶、刘璐：《协商民主与治理创新：珠三角公共服务政策的公众评议研究》，《华中师范大学学报》（人文社会科学版）2016年第6期。

⑥ 何包钢：《协商民主和协商治理：建构一个理性且成熟的公民社会》，《开放时代》2012年第4期。

的关键在于:"自由而平等的公民(及其代表)通过相互陈述理由的过程来证明决策的正当性,这些理由必须是相互之间可以理解并接受的,审议的目标是做出决策,这些决策在当前对所有公民都具有约束力,但它又是开放的,随时准备迎接未来的挑战。"①

不少研究学者尝试对协商治理这个术语做出界定,如瓦赫纳尔(Wagenaar)认为,协商治理是一种政策制定的方式,在这种方式里,许多空间被创造出来使不同的机构、中介、团体、积极分子及公民个人走在一起,围绕紧迫的社会问题进行协商。② 班吉达和欧加(Banjade and Ojha)认为,协商治理是指规则与规范是通过相关的个体公开与理性的讨论而制定的。③ 张敏认为,协商治理是指在公共事务的管理中,公民经特定的协商程序,通过自由平等的对话、讨论、辩论以及听取相关的背景知识等话语交往方式,进行更具理性的公民参与,进而在公共决策中发挥重要作用的治理方式。④ 王浦劬认为,协商治理是政治主体基于政治组织和公民的政治权利,以协商和对话的程序和形式达成共识或者协调分歧,以实现国家和公共治理利益目标的特定政治机制。⑤ 陈亮和王彩波则认为,协商治理与其说是多元治理主体通过公开争论和推理来寻找各种集体选择问题合理化的解决方式,不如说他们在特定的公共主题下围绕议题有序展开,实现话语结构的共享与理解,从而消除分歧与偏见,形成"重叠共识"的互动过程。⑥ 从上述列举的界定中可以看出,不同学者从不同视角对协商治理进行了多角度的观察和解读,从而使协商治理概念呈现出不同的样态。

---

① 应奇、刘训练:《审议民主》,江苏人民出版社 2006 年版,第 7 页。

② Maarten Hajer, "A Frame in the Fields: Policy Making and the Reinvention of Politics", Maarten Hajer and Hendrik Wagenaar, eds., *Deliberative Policy Analysis: Understanding Governance in the Network Society*, Cambridge: Cambridge University Press, 2003, pp. 88 – 110.

③ Mani Ram Banjade and Hemant Ojha, "Facilitating Deliberative Governance: Innovations from Nepal's Community Forestry Program-a Case Study in Karmapunya", *The Forestry Chronicle*, Vol. 81, No. 15, 2005.

④ 张敏:《协商治理及其当前实践:内容、形式与未来展望》,《南京社会科学》2012 年第 12 期。

⑤ 王浦劬:《中国协商治理的基本特点》,《求是》2013 年第 10 期。

⑥ 陈亮、王彩波:《协商治理的运行逻辑与优化路径:一个基于"话语、公共主题与协商过程"的分析框架》,《理论与改革》2015 年第 4 期。

但总体来看，协商治理从本质上具有如下特点：（1）协商治理的理念是由协商民主赋予的，追求一种以公民的理性参与为基础的民主治理；（2）协商治理追求公共治理中的一些基本民主价值，是非效率取向的；（3）协商治理是一种以公共讨论为主要形式的公共协商。总体而论，协商治理是以更合理的民主治理为理念先导，以民主真实性、更好的公共理性与公共政策的合法性等非效率价值为取向，以公共协商为实现路径的一种治理范式。① 相比较而言，社会主义协商民主是中国社会主义民主政治的特有形式和独特优势，是中国社会主义政治制度体系的重要组成部分，其独特性体现为：马克思主义国家观是中国协商治理的理论前提，中国传统治理思想及其实践是生存土壤，中国特色社会主义是存在场域，党领导的广大人民群众是必然主体，客体是多层次多样化的存在，通过协商民主实现国家治理是基本形式，实现公共利益、集体利益与个人利益的均衡发展是基本目标，基本原则是平等、宽容与贵和，评价尺度是权威、共识、制度与法制。②

社区协商治理不仅仅是协商治理在社区层面的运用，社区自治变量的加入、话语体系、公共主题与社会情境等因素的不同，使得社区协商治理也体现出迥异于其他协商治理形式的内涵与特征。但迄今为止，相关研究尚未对社区协商治理的概念进行严格的界定。鉴于社区协商治理在本书中的核心地位，我们尝试对其界定如下：社区协商治理是指社区多元主体围绕社区公共事务，采取多种协商形式，遵循规范的协商程序及议事法则，通过对话、辩论、妥协等协商形式，达致偏好转换与趋近并展开集体行动的过程，它以常态化的民主形式与社区自治选举民主相互补充、相互促进，共同维护和保障社区居民的合法权利。该定义包括如下基本要素：（1）社区协商主体。它应包含基层政府及派出机构、村（社区）党组织、村（居）民委员会、村（居）务监督委员会、村（居）民小组、驻村（社区）单位、社区社会组织、业主委员会、农村集体经济组织、农民合作组织、物业服务企业、社区居民及其代表以及其他利益相关方等多元主

① 张敏：《协商治理：一个成长中的新公共治理范式》，《江海学刊》2012 年第 5 期。
② 王岩、魏崇辉：《协商治理的中国逻辑》，《中国社会科学》2016 年第 7 期。

体，必要时还应邀请相关专家学者、专业技术人员、第三方机构等参与论证评估。① （2）社区协商内容。一切涉及居民切身利益、反映居民需求的事项都可以成为社区协商的内容，主要包括：涉及社区居民切身利益的公共事务、公益事业，需迫切解决的实际困难问题和矛盾纠纷，党和政府方针政策的落实部署，以及各类协商主体提出协商需求的事项等。（3）社区协商形式。协商形式可以分为基于现实生活的"圆桌协商"和基于互联网的"在线协商"形式，其中前者又包含常态化的议事形式和应急议事形式。具体来看，常态化的议事形式可以采取村（居）民议事会、村（居）民理事会、小区协商、业主协商、村（居）民决策听证、民主评议等形式；应急议事形式则是社区遭遇突发事件时开辟临时协商通道、以快速解决应急问题。针对一些有参与意愿但缺乏参与时间的居民，"在线协商"为他们提供了协商入口。（4）社区协商程序。协商的程序应为：社区居民在查找和发现问题的基础上提出协商议题，同时提供解决方案；提交村（社区）党委会和村（居）民委员会进行审核，审核通过后确定参与协商的各类主体并通过各种方式向协商参与主体通报协商内容和相关信息；组织开展协商，在确保各类主体充分发表意见和建议的基础上形成协商意见；组织实施协商结果，向协商主体、利益相关方和居民公开反馈协商结果，接受群众监督。（5）社区协商议事法则。为解决协商共治中可能出现的"动而无序、议而不行、行而不果"问题，引导多元主体有序和有效的参与社区治理，应根据各类社区的实际情况制定协商议事法则。协商议事法则主要涉及提案与公示法则、商议与辩论法则、回应与反馈法则、决策与执行法则、监督与评估法则。② 这五个法则贯穿于社区协商的全过程，是社区协商议事的"指南"。

根据我们的界定，社区协商治理显示出以下基本特点：（1）它体现出社区居民当家做主与中国共产党领导的内在统一。党的十八大报告指出，要加快形成"党委领导、政府负责、社会协同、公众参与、法制保障"的社会治理格局。社区协商治理一方面强调要充分调动和开发社区居民协商

---

① 中共中央办公厅、国务院办公厅：《关于加强城乡社区协商的意见》（中办发〔2015〕41 号）。

② 闵学勤：《社区理事制：从社区管理到协商治理》，《江苏行政学院学报》2016 年第 3 期。

共治的意识和能力，真实、平等、普遍地实现居民权利；另一方面强调协商治理必须在党委的领导下展开。把党委领导寓于社区协商治理之中，是中国社区协商治理的显著特色与独特优势。"中国共产党作为执政党，代表人民执掌政权，为了人民贯彻主权，领导人民运行治权。……在协商治理中，人民主权与中国共产党的领导具有本质上的一致性和目标上的共同性。"① 在"加强党的全面领导"的大背景下，社区协商治理中的党委领导更是具有时代必然性。党委领导体现在从提出议案到监督评估的社区协商治理全过程。党委领导可以防止协商中出现的话语霸权和话语暴力，可以避免协商陷入僵局从而引发协商危机，可以彰显社区协商治理的公平性与合法性。可见，在中国语境下，党委领导是实现有序、有效的社区协商治理的必要条件和必然要求。在这里，社区协商治理实际体现了党委领导与多元主体当家做主的统一。

（2）它体现出社区自治与社区共治的内在统一。无论是《村民委员会组织法》还是《城市居民委员会组织法》，都对村（居）委会的性质做出明确规定，即村（居）委会是城乡社区居民"自我管理、自我服务、自我教育、自我监督"的群众自治性组织。但是，社区自治在实践中有两个发展趋向：一是村（居）民代表会议大有对村（居）民会议取而代之的趋势；二是政府与村（居）委会指导与被指导的关系演变为领导与被领导的关系，城乡社区自治的直接民主性质日渐模糊，而精英治理（社区）的趋势日渐清晰，这与社区人民当家做主的民主要求背道而驰。反之，如果忽略了社会复杂性对社区治理中精英和专家作用的客观要求，则会陷入某种民粹主义。在现代国家治理复杂性的现实境况下，协商民主理论框架是参与式民主在当代的新发展，目的是为国家治理实践中精英治国和公民参与相结合的民主政治事件寻求有效路径。② 社区协商可以通过两个方面对社区自治中的"越轨"行为进行"纠偏"：一是通过公众讨论协商形成公共意见，制约和影响国家公共政策的制定；二是通过选举之外的日常协商解决社区问题、满足公众需求。简言之，社区协商的参与式治理模式可以在

① 王浦劬：《中国协商治理的基本特点》，《求是》2013 年第 10 期。
② 陈炳辉：《国家治理复杂性视野下的协商民主》，《中国社会科学》2016 年第 5 期。

很大程度上确保以直接民主为主、以间接民主（或代议制民主）为辅的村（居）委会性质，实现社区自治与社区共治的内在统一。

（3）它体现出协商规则与协商文化的内在统一。从事社区协商治理要求协商治理主体具有相应的民主协商意识和协商议事能力，也要求协商治理主体掌握相应的协商规则。鉴于社区普遍存在的"弱参与"现象，除了需要培育和提高社区协商治理主体的民主理念和民主素养、完善相关制度设计外，还应同时加强对协商治理主体话语表达和协商谈判议事规则的培训。社区协商规则是在可操作层面使协商治理主体有序、有效开展协商议事的行为准则，熟悉、掌握和运用协商法则的过程同时也是接受协商文化的过程。规则可以重塑文化，规则与文化是同一个硬币的正反面。正如闵学勤所论：协商既是技术的，也是艺术的，更是文化的。如果社区居民习得应对协商的公平与效率问题的多种方法，那么社区协商不仅有利于社区问题的解决，对社区文化的建构、业主公民意识的成长都将有极大的帮助。① 社区协商治理主体在协商议事的过程中所遵循的公平、公开、平等、尊重、妥协等价值理念，在行动中将逐渐沉淀、积聚为一种共享协商文化或协商文明，而这种协商文化或文明也将构成现代社区社会资本的基本底色。在这里，通过社区协商治理这种行动方式，协商规则与协商文化成为不可分割的一体两面。

（4）它体现出尊重多数与照顾少数的内在统一。选举民主中的一大缺陷是实行少数服从多数的原则，该原则易于导致多数人对少数人的专制，少数人的意见和建议很可能并不给予考虑，从而陷入"多数人的暴政"。与选举民主形式相比，协商民主是具有一定弹性的柔性民主，它通过权衡、比较、商量找到一个平衡点，既尊重多数人的意愿，又照顾少数人的合理要求，将不同的利益诉求纳入制度化协商的框架之中。即使少数人不同意大多数人的意见，大多数人也不能因此忽略少数人的意见，而是尽可能地听取，包容少数人的意见，这就是一种合作性的过程。② 社区协商治理本质上就是在尊重多数与照顾少数的平衡中寻求群众意愿和要求的最大

---

① 闵学勤：《社区协商：让基层治理运转起来》，《南京社会科学》2015年第6期。
② 陈炳辉：《国家治理复杂性视野下的协商民主》，《中国社会科学》2016年第5期。

公约数。虽然它也在协商议事过程中服从多数表决的结果，但是并不因此忽略、漠视少数人的合理诉求，而是愿意倾听、理解、包容少数人的声音和主张，在决策时尽可能容纳和关怀少数人的利益，使决策更具合法性，因而体现出尊重多数与照顾少数的内在统一。

（二）社区协商治理是中国社区治理的现实选择

社区协商治理是在中国现实语境下构建的一个本土化概念，它不仅从学术上回应了中央顶层制度设计和地方层面的丰富治理实践，是一种解决集体行动困境的重要方式和途径，而且契合了中国公民社会、多元主义和理性协商发展的整体趋势，所以是中国社区治理的现实选择。

1. 社区协商治理是对中国顶层设计与社区丰富实践的理论概括

为了推进城乡社区协商的制度化、规范化和程序化，中共中央和国务院办公厅于 2015 年印发《关于加强城乡社区协商的意见》，从顶层制度设计层面开启了社区协商治理的新篇章。《意见》对加强城乡社区协商的指导思想、基本原则、目标任务和组织领导等做出了明确规定，为进一步推动城乡社区协商工作指明了方向，有利于基层社会治理的法制化、民主化和科学化。[1] 该"意见"是中央对中国城乡社区协商治理生动实践的认可，也为进一步推动社会主义协商民主向广泛多层制度化发展指明了方向。

改革开放特别是党的十八大以来，中国各地城乡社区秉持"有事多协商、遇事多协商、做事多协商"的理念，展开了丰富而生动的社区协商实践。比如，深圳市南山区建立起协商合作、协同互动、协作共建的"一核多元"城市协商治理模式[2]、上海浦东创造了基层社区横向秩序协调机制的协商式治理模式[3]、南京市鼓楼区创建"社区理事制"协商治理试验[4]、南京市秦淮区引用"罗伯特议事规则"创建以社区居民"四问工作法"为

① 唐鸣、祁中山：《社区协商助力基层治理现代化》，《农民日报》2015 年 7 月 29 日。

② 陈家喜、林电锋：《城市社区协商治理模式的实践探索与理论反思——深圳南山区"一核多元"社区治理创新观察》，《社会治理》2015 年第 1 期。

③ 顾杰、胡伟：《协商式治理：基层社区治理的可行模式——基于上海浦东华夏社区的经验》，《学术界》2016 年第 8 期。

④ 闵学勤：《社区理事制：从社区管理到协商治理》，《江苏行政学院学报》2016 年第 3 期。

核心的"议治共融"模式、武汉市汉阳区社区创建了多元主体协商议事的"鹦鹉法则"等。① 农村基层协商治理的实践形态主要包括咨议质询式、民意测验式和民主审议式等模式;② 以及决策性协商治理、听证性协商治理、咨询性协商治理、协调性协商治理和评议性协商治理等类型。③ 以上层出不穷的地方性探索与丰富的实践形态,彰显出社会主义协商治理在中国土壤所具有的巨大活力和魅力,同时也呼唤研究者们从学术上给予回应、进行理论概括以建立中国社区协商治理理论体系。

2. 社区协商治理是解决集体行动困境的重要方式和途径

社区协商与基层群众自治之间应是相互补充、相互促进的关系而非相互取代的关系。根据《村民委员会组织法》和《城市居民委员会组织法》,自治的民主运行机制包括民主选举、民主管理、民主决策和民主监督四个相辅相成的环节。但是,在地方实践中,村民被置于选举者和监督者地位,其决策权和管理权力基本被虚化,村民自治国家立法中蕴涵的直接民主属性并没有充分体现出来。对《村组法》价值取向的偏离在一定程度上导致了村民自治实践脱离了制度轨道,存在着"村民选举,村委会自治"的趋势,这推动着村民自治向代议制民主模式方向发展。④ 也有学者认为,村民自治已经进入了"后选举时代",形成了以选举民主为中心、村民间接参与决策的民主模式,这种模式在造就形式化的权力授予和制约体系、形成一系列间接民主技术的同时,也在很大程度上肢解了村庄共同体,使得乡村自治的基础不复存在。所以要把村级民主制度实践的方向放到村民真正参与到村级公共事务决策的方向上来,以决策民主为核心来构建村级民主模式。⑤ 可见,如果村民仅局限于民主选举职能,民主管理、民主决策乃至民主监督的职能被弱化或虚化,那么其政治效能感将大大降低,对社区公共事务会漠不关心;社区

---

① 这是由本研究团队与武汉市汉阳区鹦鹉街道办合作、运用"鹦鹉法则"引导辖区单位、社会组织、物业公司、业委会和居民代表等多元主体有序有效参与社区治理的一个试点,经武汉市委、市政府大力推动,该试点建设正如火如荼地开展中。

② 吴兴智:《协商民主与中国乡村治理》,《湖北社会科学》2010年第10期。

③ 胡永保、杨弘:《中国农村基层协商治理的现实困境与优化策略》,《理论探讨》2013年第6期。

④ 邹静琴:《村民自治中的民主路径选择及运行机制构建》,《学术论坛》2008年第8期。

⑤ 仝志辉:《从参与到选举:扭曲的村民自治》,《文化纵横》2010年第8期。

集体行动也将陷入困境。社区协商治理本质上是"协商于民、协商为民"，通过保障群众享有更多更切实的民主权利实现"我的社区我做主"。在社区协商治理中，通过坚持协商于决策之前和决策实施之中，社区居民的各项民主权利被重新找回并赋予实质意义，还有效促进了群众依法"自我管理、自我服务、自我教育、自我监督"。从这个意义上来看，社区协商治理是解决集体行动困境的重要方式和途径。

3. 社区协商治理与中国多元主义、公民社会和公共理性发展的整体趋势相契合

协商民主中包含一些关键要素，如多元主义、公民社会与理性等，其中多元文化现实是可以用来促进协商民主发展的重要资源，公民社会的健康发展是协商民主运作的重要基础，公开利用理性则是协商民主的关键。①当前，中国在朝着多元主义、公民社会和公共理性方向发展的趋势愈加明显，从而与社区协商治理相互契合的程度也愈加紧密。

改革开放以来，中国社会逐渐在利益、价值观和文化等方面呈现出多元主义趋势，全球化进程又对这种趋势起到了推波助澜的作用。多元主义主张某一个价值永远具优先性的论点是不合理的，虽然人类的基本价值是普遍、恒久不变的，但是在如何享有这些基本价值的问题上，则会因历史、文化和个人的不同而产生差异。②多元主义、复杂性及道德分歧的社会事实既是协商民主面临的基本挑战，也可以促进协商民主的发展。博曼（Bohman）认为多元主义的社会现实并不会威胁到协商民主，恰恰相反，他认为就文化多元主义来说，多样性甚至促进公众利用理性，并使民主生活更加充满活力。③反之，协商民主也最大限度地扩大了不同群体在同样政治过程和同样公民领域中的参与，并在现实政治实践中能够有效地应对多元文化的差异与冲突：（1）协商民主能够促进基于共同利益的多元诉求、表达与共识的形成；（2）协商民主鼓励有序的公共参与，从而在不同

---

① 陈家刚：《多元主义、公民社会与理性：协商民主要素分析》，《天津行政学院学报》2008年第4期。

② 同上。

③ ［美］詹姆斯·博曼：《公共协商：多元主义、复杂性与民主》，黄相怀译，中央编译出版社2006年版，第64页。

视角、利益和文化之间的冲突中使其他人了解到不同的经验，尊重不同的选择；(3) 协商民主能够通过表达、质疑、对话，以及挑战不同境遇的知识，从整体上增加社会知识。① 在社区协商过程中，如果多元主体能够基于理性展开平等的对话，消弭差异、分歧和冲突，彰显尊重、理解和共识，那么多元文化非但不是协商的阻碍因素，反而会成为推动民主协商的促进因素。

与多元主义相伴的是中国公民社会的兴起。随着社会主义市场经济和民主政治的发展，各种各样的民间组织大量涌现，一个相对独立的公民社会正在中国迅速崛起，并且对社会的政治经济生活日益发生深刻的影响。② 公民社会从西学概念到中国现实，在对象范围上从现代都市扩展到整个国家共同体，在行动主体上逐渐从城市居民的自愿结合和现代产业分工下的非营利组织，扩大到包含农民在内的各种结社的所有公民组织，在与国家的关系上逐渐从强调独立乃至对立，转而强调行政与非营利属性下与政府和企业的合作。③ 中国公民社会发育遵循的基本路径是：通过社区建设营造出一种属于社区层面的公共领域，培育一批社会性的自组织，并以某种制度化方式使其参与到公共管理的过程，从而增强其社区生活的自我实现能力。④ 公民社会与协商民主在内容上具有内在契合性，在互动关系上表现为：公民社会是发展协商民主的重要平台，协商民主是培育公民社会的民主范式之一。其中，就公民社会对于协商民主的价值而言，公民社会的发展能够在一定程度上推动协商民主主体和各方参与机会、权利、过程的平等，公民社会是协商民主方式多样化、渠道多样化的契机，公民社会还是协商民主的社会基础，协商民主的社会本体论前提就是公民社会的实际存在。⑤ 可见，公民社会无论在外在组织实体上还是在其公民精神（civility）的内在品质上均对于协商民主的健康发展起到非常重要的作用，尤其是在社区协商中，相互善待、相互尊重、宽容、同情、信任、志愿行动与

---

① 陈家刚：《多元文化冲突彰显协商民主价值》，《学习时报》2012 年 10 月 29 日。
② 俞可平：《中国公民社会：概念、分类与制度环境》，《中国社会科学》2006 年第 1 期。
③ 高丙中：《"公民社会"概念与中国现实》，《思想战线》2012 年第 1 期。
④ 李友梅：《社区治理：公民社会的微观基础》，《社会》2007 年第 2 期。
⑤ 张爱军、高勇泽：《公民社会与协商民主》，《社会主义研究》2010 年第 3 期。

合作等内在特质的公民精神，对于社区居民及其他主体平等、有序、有效地协商参与至关重要。这种公民精神是现代社会资本的重要体现形式，而社会资本则是连接公民社会与协商民主的桥梁。①

理性有公共理性与个体理性之分。个体理性就是个体作为理性的"经济人"追求自身价值与利益的最大化；公共理性是各政治主体以公正的理念和自由平等的身份，在社会政治这一持久存在的合作体系中，对社会公共事务进行充分合作，以产生公正的、可预期的共治效果的能力②，它是对个体理性的一种批判性扬弃。③ 罗尔斯认为，公共理性是一个民主国家的基本特征，它是公民的理性，是那些共享平等公民身份的人的理性。他们的理性的目标是公共善，此乃政治正义观念对社会基本制度结构的要求所在，也是这些制度所服务的目标所在。④ 公共理性从何而来？协商民主理论认为，公共理性既不存在于多数人的意志之中，也不存在于共和主义所认为的那种本来就存在的伦理主义的政治共识之中，而是存在于人的相互交往与话语理解当中。无论是选举民主强调个人偏好的聚合，还是协商民主强调个人偏好的转换，公共理性的形成与发挥都离不开个体理性的成长与培育。⑤ 党的十八大提出的协商民主本质上包含了理性妥协，发展社会主义协商民主必须发挥理性妥协的精神，以理性妥协化解社会冲突、增强社会共识。⑥ 协商过程的实质性特征应该是以理性为基础，理性是保证协商过程能够合理趋向共识并维护公共利益的关键条件。公共理性对于协商民主的价值作用，不仅体现在它能够通过道德妥协解决多元文化背景中出现的普遍冲突，从而促进集体目标之公共协商，而且体现在它能够通过互相批评和解释来改变各种不同文化的认知框架。⑦ 在社区协商过程中，

---

① 吴光芸：《社会资本：连接公民社会与协商民主的桥梁》，《理论探讨》2009 年第 3 期。

② 施雪华、黄建洪：《公共理性：不是什么和是什么》，《学习与探索》2008 年第 2 期。

③ 李海青：《当代政治哲学视域中的公共理性——一种规范性的分析》，《哲学动态》2008 年第 6 期。

④ ［美］约翰·罗尔斯：《政治自由主义》，万俊人译，译林出版社 2011 年版，第 225 页。

⑤ 王蔚：《个体理性与公共理性的互融：选举民主与协商民主互动的基础》，《当代世界与社会主义》2010 年第 4 期。

⑥ 周小毛：《理性妥协与协商民主》，《中国社会科学报》2015 年 8 月 12 日。

⑦ 陈家刚：《多元主义、公民社会与理性：协商民主要素分析》，《天津行政学院学报》2008 年第 4 期。

"公开利用理性"意味着参与者表达自身的合理诉求,在话语理解的基础上修正自身的提议,并接受对其提议的批判性审视。换句话讲,社区协商参与者围绕公共议题进行公开讨论、相互理解和妥协、达成均衡和共识的过程其实就是公共理性在协商民主生活中的利用,即哈贝马斯意义上的"理性作为协调社会行为的手段"。

综上,以协商民主理论为基础,结合社区治理与社会资本理论,本书提出了具有中国本土化特色的社区协商治理概念,并且从现实和理论两方面论证了社区协商治理不仅是适合中国国情、社情的一个基本概念,而且是中国社区治理的现实选择。接下来的目标任务是把社区协商治理概念运用于中国社区治理的过程中,从而提出中国本土化的社区协商治理理论分析框架。

二 社区协商治理理论分析框架及基本命题

社区协商治理理论源于西方理论既有(如社区治理理论、社会资本理论及协商治理理论等),与中国社区治理实践之间存在较大的"鸿沟"。换言之,单纯依赖西方的理论模式无助于解释和分析中国独特而丰富的社区治理现实,因而在客观上迫切要求建立中国本土化的相关理论来解决当前这一困境。前文已经提出并论证了社区协商治理理论是中国社区治理的必然选项,接下来的部分就需要对社区协商治理理论框架展开阐释。我们首先拟构建包含重要变量(因素)的社区协商治理的理论分析框架,然后分解剖析该理论框架并提出若干子命题(理论假设),这些子命题结合在一起共同指向一个中心命题,即社区协商治理是展开有效的集体行动进而实现社区善治的关键。

(一) 社区协商治理的理论分析框架

理论与现实之间并不是简单的一一对应的关系,某些现实问题可能需要多个理论观点加以解释,某一理论也可以用于分析和解决多个现实问题。弗雷格(Frege)认为理论与现实、实体之间的关系是前者抽离复杂现实、概括主要逻辑关系，但并非一定受制于现实。① 社区协商治理理论是基于中国社区治理的丰富实践而提出的，但是它又在一定程度上超越了这个"现实"，而是提供一个理解现实的简洁框架。依据中国地方性社区治理及社区治理的实践并考察其运行逻辑，本书拟构建社区协商治理的理论分析框架（见图7－1）。

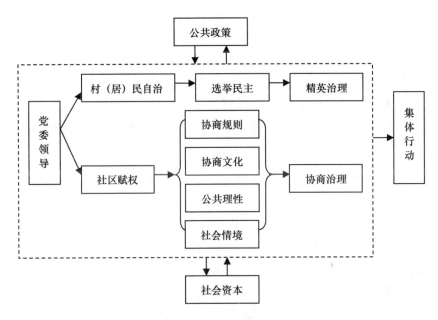

图7－1　社区协商治理理论分析框架图

从总体上来看，社区协商治理的理论分析框架可以分为一个主体和两个外部环境因素，呈现出"一体两翼"格局。其中，一个主体即社区协商治理的内部运行逻辑关系：在基层党委领导下，社区治理沿着村（居）民自治与协商治理两条并行不悖的主线展开，两条主线之间是相辅相成而非相互冲突乃至相互取代的关系，村（居）民自治是开展社区协商治理的前提与基础，社区协商治理是村（居）民自治可持续发展的动力和保障。两个外部环境因素分别是政府公共政策与当地社区的社会

---

① G. Frege, "Function and Concept", A. Sullivan ed., *Logicism and the Philosophy of Language*: *Selections from Frege and Russell*, Canada: Broad View Press, 2003.

资本，公共政策既包括中央层面的顶层制度设计，也包括地方层面的相关法律法规和政策规定，公共政策的制定引领着社区协商治理的方向和路径。反之，社区协商治理也通过公共意见的形成影响、制约着公共政策的制定。社区既有社会资本的丰富度与性质对于社区公众参与的程度和参与治理的效果起着重要的影响作用。反之，社区协商治理过程中培育的参与意识和公共精神也影响、完善着既有社会资本的现代性。各个重要变量在相互制约中所形成的力量对比直接决定了集体行动能否展开以及行动的效果。

就社区协商治理的微观运行逻辑来看，它包含一系列关键因素。首先，社区协商治理主体应通过社区赋权具有相应的行为能力。博曼认为，公民必须具有足够的政治行为能力，这样才能够避免被同化或排斥在决策过程之外。这种公共能力的门槛意味着"政治贫困"的"底线"，否则他们就不可能期望能够影响协商结果。[①] 通过社区赋权培养社区协商主体的协商意识和协商能力是进行社区协商治理的前提和基础。其次，在社区协商治理过程中应具有规范化的协商议事规则和协商文化，如果说协商规则需要一定程度的外部引入，那么协商文化则是协商规则运用的结果。离开了协商规则和协商文化，社区协商议事过程将沦为充斥着争闹、攻击、跑题、拖延等无序局面。再次，社区协商治理应"公开利用理性"。公共理性是协商民主的理论前提[②]，经由理性通往共识，正是协商民主的理论内核。[③] 罗尔斯认为，协商民主有三个关键要素：一是公共理性的观念；二是宪政民主制的框架；三是公民普遍具有的知识和愿望，即遵循公共理性，并在他们的政治行为中实现公共理性的政治理性。[④] 同样，公共理性也是社区协商治理得以运行的关键因素。最后，强调"公开利用理性"并

---

① ［美］詹姆斯·博曼：《协商民主与有效社会自由》，载［美］詹姆斯·博曼、威廉·雷吉《协商民主：论理性与政治》，陈家刚等译，中央编译出版社2006年版，第237页。

② 王蔚：《个体理性与公共理性的互融：选举民主与协商民主互动的基础》，《当代世界与社会主义》2010年第4期。

③ 蔡晶晶、李德国：《经由理性通往共识：协商民主的兴起及其局限》，《理论探讨》2009年第2期。

④ ［美］约翰·罗尔斯：《万民法：公共理性观念新论》，张晓辉等译，吉林人民出版社2011年版，第150页。

不意味着无视社会情境，社会情境强调话语表达内容的生活化与表达方式的差异化，多种社会情境的话语与公共理论之间应是相互补充而非相互排斥的关系。

从以上的解析中可以看出，社区协商治理理论框架由"一体两翼"三大部分所构成，其中主体部分又包括党委领导下的两条相辅相成的主线。基于该框架结构所蕴含的关键因素以及中国社区协商治理的实践，下面将揭示各关键因素之间的逻辑关系——提出并初步论证一系列理论假设，这些理论假设之间的张力与合力共同形塑了社区协商治理理论。

（二）社区协商治理理论的基本命题

理论是由一系列相互关联的，并内含逻辑关系的命题或假设所构成，这些命题或假设聚合在一起又构成了理论的一个核心命题或假设。假设是对研究对象的特征及相互关系做出的推测性判断和设想，是未经大量实践证实的命题。社区协商治理理论的提出在很大程度上建立在中国社区治理的实践基础之上，但还应该认识到，它仅仅属于一个初步性的探索，以下将要提出的基本论断既包含业已被证实的命题部分又包含合理推测的假设部分，所以在此并未对命题与假设之间的关系进行严格的区分。社区协商治理理论也包含一个核心命题和诸多分命题，这些分命题将分别从公共政策、社会资本、精英治理和协商治理等部分加以阐述。

1. 公共政策与社区协商治理

从本质上看，公共政策涉及的是旨在解决公共问题、达成公共目标、实现公共利益的行为准则，其主要表现形式是成文的法律法规和规章制度。涉及社区卫生协商治理的公共政策主要由社区卫生政策和社区协商政策两大类组成，主要包括新医改以来国家层面先后出台的建立全科医生制度、推进分级诊疗制度建设、推进家庭医生签约服务、《"健康中国"2030规划纲要》等政策，包括加强社会主义协商民主建设、加强城乡社区协商等政策，还包括地方政府根据本地的实际情况对这些政策加以细化的过程中制定出的一系列具有可操作性的政策措施。

社区协商治理的实践在一定程度上影响和制约着中国公共政策的制定，这种影响和制约主要是通过社区协商治理过程中所形成的"公共意见"发挥作用的。现代国家治理迫切需要通过协商民主的方式,有效整合社会各界专家、精英积极地参与公共事务的讨论、审议和协商,共同完成公共政策的制定与优化。① 协商民主对公共政策制定的作用在于它可以优化公共政策的议程设置、完善公共政策制定过程以及促进公众参与和表达诉求,最终形成政策共识。② 传统的社区公共事务议题的形成是依靠"自上而下"的议题"派发"机制,通过制定基层协商民主"内容清单"来确定协商议题,由政府来规定协商议事范畴。例如,新医改方案的制定过程做到了开门纳谏,许多群众反映的意见和建议被纳入方案当中,是政府决策民主化和科学化、整合社会力量进行公共管理的一个实例。③ 但是,较之西方的协商决策,中国更多体现为对公共政策的咨询。④ 而"开始的能力,不是与其他政体相比的所有可用自由的最大化,是衡量协商民主中公民政治能力的恰当标准"⑤。当前,在社区协商民主实践中也逐渐形成了"自下而上"的议题产生机制来形成社区公共事务议题。⑥ 通过"自下而上"的社区公共事务议题产生机制,不仅可以有效解决社区居民面临的难题,激发其参与社区议事的内生动力,而且通过公共议题的聚合可以产生公共意见,影响公共政策的议题选择及优先秩序,强化公共政策的合法性、公开性和责任性。

另一方面,公共政策一旦形成,则会对相关领域产生规范、引导等作用。现代公共政策是党和国家管理社会的工具,是为解决一定社会问题而制定的,具有导向、规范、调控功能和鲜明的政治性、灵活的原则性、相对的稳定性等特点。⑦ 但也有学者争辩,公共政策的上述功能其实是其表现形式,服务功能才是公共政策应有的唯一功能:服务功能包括技术层面和制度层面,前者强调公共政策在提供具体的公共服务和公共产品方面所

---

① 陈炳辉:《国家治理复杂性视野下的协商民主》,《中国社会科学》2016 年第 5 期。
② 齐卫平:《协商民主影响公共政策的若干思考》,《学海》2016 年第 3 期。
③ 王虎峰:《中国新医改理念和政策》,中国财政经济出版社 2009 年版,第 18 页。
④ 陈毅:《基于协商的治理:中国的协商政治研究》,《探索》2015 年第 6 期。
⑤ [美]詹姆斯·博曼、威廉·雷吉:《协商民主:论理性与政治》,陈家刚等译,中央编译出版社 2006 年版,中文版序第 4—5 页。
⑥ 李蔚:《让协商民主在社区有效运转起来》,《学习时报》2015 年 7 月 13 日第 6 版。
⑦ 钮菊生:《论现代公共政策的功能与特点》,《江海学刊》2001 年第 5 期。

发挥的作用；后者强调公共政策作为国家与社会的沟通渠道使二者达成平衡，国家由此能够满足社会的需要，社会由此能够形成对国家的认同和支持。① 中央和地方公共政策通过行为规范设置、激励机制及发展方向等形式作用于社区协商治理。课题组在实地调查中发现，那些"典型"的基层医疗卫生机构往往具有准确把握相关公共政策、乘公共政策东风顺势而为的普遍特征。在积极遵循公共政策的过程中，这些医疗卫生机构还能够享有政府资源配置、财政资金分配等方面的优先权利。当前中国政策的导向是在公共政策制定和实施中向健康倾斜、在健康发展领域向基层社区卫生机构倾斜、在基层社区卫生中向综合性初级卫生保健倾斜，这些政策趋向对于社区卫生协商治理具有深刻的影响作用。

通过以上的论证，可以得出如下命题。

命题 1：社区协商通过"自下而上"的方式形成公共意见，影响和制约着公共政策的制定；公共政策规范、激励和引导着社区协商治理的行为与方向。

2. 社会资本与社区协商治理

虽然研究者们对于社会资本有着不同的界定，但是普遍认为信任、互惠规范和网络是社会资本的核心要素与基本特征。如前所述，社会资本与制度绩效之间的关系如同"土壤"与"大树"，它是使民主制度得以运转的关键因素。同样，社会资本与社区协商治理之间是一种双向互动、相互影响、互补融合的关系。正如有的学者所论，社会资本与协商民主之间是一种相互促进、相得益彰的关系：从社会资本理论的研究视角，我们可以看到公民社会的思想意识、精神状态以及公共利益、美德等价值观对于协商民主的重大意义；而引入协商民主理论，倡导政策过程中的对话与协商，积极的公民参与意识与公共行政精神，则可以促进社会资本的形成和转化。②

作为社区协商治理的一个重要外部因素，社区既有社会资本的多寡与性质对于社区协商起着重要的影响作用。这种影响作用体现在，社会资本

---

① 杨腾原：《论公共政策的服务功能》，《内蒙古大学学报》（哲学社会科学版）2012 年第 3 期。

② 梁莹：《寻求社会资本与协商民主的良性互动》，《浙江社会科学》2005 年第 6 期。

中的普遍信任、互惠规范和公民参与网络，是实现社区协商治理的基础。首先，社会资本为社区协商提供了普遍信任的心理基础。普遍信任是指对于他人的信赖和放心，与之相对的一个概念是特殊信任，特殊信任则是针对某个特定对象（如家人、亲戚、朋友等）的信任。普遍信任意味着公民与政府、公民与社会组织、公民与公民之间能够相互以平等的合作者而非竞争者或敌对者来对待，愿意围绕公共议题进行对话与协商。可见，只有当各方协商主体之间具备一定的信任关系时，他们才会以不同形式参与公共政策的讨论与协商，社区协商也才有可能得以展开。其次，互惠规范为社区协商提供了道德基础。帕特南将互惠区分为两种类型，即"均衡的"（或"特殊的"）互惠和"普遍的"（或"扩散的"）互惠，前者遵循即时的等价交换原则，后者则强调对于未来的期望，"现在已予人，将来人予己"。① 互惠规范不仅包括外部的惩罚等制度，更强调一种内在的道德约束，社区成员在付出努力得不到合理的预期报酬情况下，愿意参与惩罚躲避责任者，这种行为可以称为"强互惠"；当利己行为不能得到纠正时，具有强互惠意识的人则倾向于与其他人合作并惩罚非合作成员。② 由此可以看出，互惠规范主要通过内在的道理力量激励与约束社区各方行为主体，它一方面加强了公共协商过程中的相互信任和合作；另一方面又拓展了相互合作的政策网络范围，有利于培育公民社会和增强社区成员积极参与公共决策的能力。③ 最后，社会资本为社区协商提供了公民参与网络基础。帕特南将网络区分为横向网络和垂直网络两种形式，并认为垂直网络无助于维系社会信任和合作；相反，在一个共同体中，横向网络越紧密，其公民就越有可能进行为了共同利益而合作。④ 公民参与网络实质上是一种横向网络：公民参与网络孕育了一般性交流的牢固准则，促进了社会信任的产生。这种网络有利于协调和交流、扩大声誉，因而也有利于解决集

① ［美］罗伯特·帕特南：《使民主运转起来——现代意大利的公民传统》，王列、赖海榕译，中国人民大学出版社 2015 年版，第 222 页。

② ［美］萨缪尔·伯勒斯、赫尔伯特·基提斯：《社会资本与社区治理》，载曹荣湘《走出囚徒困境——社会资本与制度分析》，上海三联书店 2003 年版，第 137 页。

③ 梁莹：《寻求社会资本与协商民主的良性互动》，《浙江社会科学》2005 年第 6 期。

④ ［美］罗伯特·帕特南：《使民主运转起来——现代意大利的公民传统》，王列、赖海榕译，中国人民大学出版社 2015 年版，第 224 页。

体行动的困境。① 公民参与网络的存在意味着社区公众更多地选择直接的民主参与途径，通过对话和协商的方式解决社区的共同事务。在公民参与网络社会资本丰裕的地方，大多数普通民众都能吐露心声，包括想法、热情以及力量。这将有助于促进公民之间的团结，努力引导每个人参与政策过程中的对话和协商，创造公共对话的公共背景，因而最终促进民主治理型的协商民主的实现。② 总之，社会资本能够通过增进信任、促进互惠规范以及组成公民参与网络最终形成社区协商的基础，但是，社会资本的外部效应并不总是积极的。因此，怎样使社会资本的积极效应，如相互支持、合作、信任，在提高组织效率方面达到最大化是一个非常重要的问题；同样，怎样使其负面作用减少到最低程度也一样重要。③ 应该说，中国的城乡社区不乏社会资本，但是却普遍体现为以特殊信任、特殊互惠及横向参与网络匮乏等为特征的传统型社会资本形式，尤其在农村社区，互信、互惠、团结、友爱、互助等现代性社会资本的发育还很不完善，对社区协商治理的影响作用尚不明显，甚至还存在一定的负面影响效应。所以，在开展社区协商的同时大力培育社区现代性社会资本，扩展其积极效应、减少其消极效应，应是两条相辅相成的发展脉络。

培育现代性社会资本的一个重要途径是引入和发展协商民主。协商民主通过培育积极的公民参与意识与公共精神、通过理性说服和批判性反思为社会资本提供精神给养和生成途径。④ 同样，社区协商治理过程中培育的公共精神、参与意识及平等参与能力，也影响着既有社会资本的现代性。公共精神是指在由公民组成的共同体中，公民对共同体公共事物的积极参与，对共同体价值的认同和对公共规范、公共原则的维护，它是公民社会中由公民社团培育出的在密集的参与网络中表现出来的广泛合作的精神，也即团结、信任和互惠等。⑤ 由此观之，社区协商通过理性对话、审

① ［美］罗伯特·帕特南：《独自打保龄球：美国下降的社会资本》，载李惠斌、杨雪冬《社会资本与社会发展》，社会科学文献出版社 2000 年版，第 167 页。

② 梁莹：《寻求社会资本与协商民主的良性互动》，《浙江社会科学》2005 年第 6 期。

③ ［美］罗伯特·帕特南：《独自打保龄球：美国社区的衰落与复兴》，刘波等译，北京大学出版社 2011 年版，第 11 页。

④ 高奇琦：《社会资本、协商民主与党群治理》，《中共福建省委党校学报》2014 年第 1 期。

⑤ 吴光芸：《社会资本：连接公民社会与协商民主的桥梁》，《理论探讨》2009 年第 3 期。

议、包容和妥协等过程所培育出的公共精神体现了社会资本所蕴含的诸多要素，培育公共精神的过程其实也是赋予社会资本精神给养的过程。此外，社区协商是各方协商主体在充分考虑公共利益的前提下提出各自理由说服他人的过程，它为平等的参与提供了机会平等的条件。然而，成功的协商还需要所有公民都必须培养那些赋予其实际参与公共领域的能力，这些能力基本上是沟通能力，即在协商中争取他人的合作，表达所有人可以接受的理由，因此会有助于影响当前的协商过程。① 民主协商的参与者要具有通过理性的说服达到目的、运用批判性反思来对自我和他人的利益进行协调、在交往中争取他人合作的能力才能达到目的。因此，机会平等需要以能力的平等作为前提条件。② 而培育协商中的平等参与能力则有助于培育公民参与意识和公共精神，从而有助于提升社区社会资本的现代性。从这个角度看，协商治理是培育社会资本的重要途径和路径选择，把社区协商治理这条脉络作为切入点和抓手，方能实现社会资本与社区协商之间的良性互动，进而推动两者的共同发展。

通过以上的论证，可以得出如下命题。

命题2：社会资本与社区协商治理之间是一种相互影响、相互依存、相辅相成的关系：普遍信任、互惠规范和公民参与网络等社会资本是社区协商治理的基础；社区协商治理中蕴含的公共精神、参与意识及平等参与能力等要素也提升了社会资本的现代性。

3. 村（居）民自治与社区协商治理

社区协商治理的主体部分首先表现为基层党委领导下的村（居）民自治与协商治理两条发展主线。发展公民协商与增强基层群众自治有机结合是中国基层民主协商发展的战略选择。③ 厘清村（居）民自治与协商民主之间的关系，使二者相互促进、有机结合而非相互冲突、相互取代对于成功的社区协商治理至关重要。

一方面，村（居）民自治是社区协商治理得以发生的前提与基础。村

---

① ［美］詹姆斯·博曼：《协商民主与有效社会自由》，载［美］詹姆斯·博曼、威廉·雷吉：《协商民主：论理性与政治》，陈家刚等译，中央编译出版社2006年版，第255—256页。
② 梁莹：《寻求社会资本与协商民主的良性互动》，《浙江社会科学》2005年第6期。
③ 林尚立、赵宇峰：《中国协商民主的逻辑》，上海人民出版社2015年版，第50页。

（居）民自治不仅通过培养村（居）民的自治意识和自治能力为社区协商提供了治理主体，而且通过基层政府权力的下放为社区协商提供了公共治理空间。共治的实现需要两个最基本的支撑，即社会自治性的成长和民主的发展。社会自治性的成长依赖于社区居民的自治意识和自治能力的提升，以及社区居民组织化的存在；而民主的发展则需要政府对权力的让渡和分享，对社区各类主体的包容和接纳。① 村（居）民自治的实质就是通过民主方式（民主选举、民主决策、民主管理和民主监督）实现基层群众自治（自我管理、自我教育和自我服务），自治的价值表现为自治的群众性、直接性和平等性。② 村（居）民在直接行使民主权利实现当家做主目标的过程中，培育和锻炼出平等参与公共事务的意识和能力，从而为社区协商共治做好了主体准备。另外，作为政府赋权的村（居）民自治也为社区协商提供了共治空间。"村民自治是基于国家难以通过单一的行政管理有效治理社会而将部分治理权下放给基层，并在这一层次实行直接民主的方式进行治理……村民自治的成长空间，村民自治权利的实现与政府下放权力直接相关。"③ 正是由于政府下放权力，村（居）民才具有了直接行使民主权利的公共空间。同时，民主空间的创设显然也是社区协商的必要条件。脱离了城乡居民自治基础，社区协商多元共治将会成为空中楼阁。

另一方面，社区协商治理是村（居）民自治有效实现的路径、方式和动力。社区协商治理与村（居）民自治存在极大的契合性，主要体现在两者都是以实现公共利益最大化为目标，强调平等参与、强调参与过程中的讨论与妥协。正是由于两者之间的内在关联，社区协商治理才能成为化解当前村（居）民自治权利实现困境的范式和路径。首先，社区协商治理为村（居）民自治的有效实现开辟了路径。村（居）民自治虽然取得了显著成效，但是在实践中也面临着忽视实质性民主而偏重形式化民主、偏离直接民主而趋向代议民主、背离自治属性而趋向行政化等方面的挑战。习近

---

① 潘鸿雁：《社区治理新模式：共治与自治互动》，《学习时报》2013 年 1 月 7 日。

② 任路：《协商民主：村民自治有效实现的路径转换与机制重塑》，《中共浙江省委党校学报》2016 年第 5 期。

③ 徐勇：《1990 年代以来中国村民自治发展困境的反思》，《华中师范大学学报》（人文社会科学版）2005 年第 2 期。

平总书记曾指出：人民只有投票的权利而没有广泛参与的权利，人民只有在投票时被唤醒、投票后就进入休眠期，这样的民主是形式主义的；人民是否享有民主权利，要看人民是否在选举时有投票的权利，也要看人民在日常生活中是否有持续参与的权利；要看人民有没有进行民主选举的权利，也要看人民有没有进行民主决策、民主管理、民主监督的权利。① 当前，基层民主更多地表现为选举民主，而民主决策、民主管理、民主监督的权利尚未充分落实；村（居）民组织退化为村（居）委会"自治"了甚至村（居）干部"自治"；村（居）委会在现实中成为基层政府的"腿"，行政化趋向明显。② 社区协商强调村（居）民的直接、实质性民主参与，赋予村（居）民更多的知情权、表达权、决策权和监督权，这不仅有助于打破基层政府对社区公共事务的"包办"，而且有助于村（居）民自治从政府规划引导型向村民内生参与型转变③，为村（居）民自治的有效实现开辟了一条新的路径。其次，社区协商治理丰富了村（居）民自治有效实现的方式。村（居）民委员会虽然是群众自治的权威性组织，但是其治理的方式和手段有限，仅仅依靠选举、投票、表决、命令、说服教育等方式和手段难以解决纷繁复杂的社区事务，因而必须根据不同的自治事务选择灵活的方式来处理。社区协商则意味着"民事民议民决"或"众事众议公决"，可以根据社区事务的类型和性质来开展诸如村（居）民代表会议及常务代表会议、村（居）民议事会、社区理事会、民情/民主恳谈会、社区论坛、社区对话、社区评议会和民主听证会等多样化的社区协商载体和协商形式，极大地丰富了村（居）民自治的有效实现方式。最后，社区协商治理为村（居）民自治的有效实现提供了动力源泉。现阶段村（居）民对于城乡社区公共事务的参与更多是小范围、低水平和象征性的，群众的参与渠道和参与能力都很有限。④ 造成这种局面的原因既与基层政

① 习近平：《在庆祝中国人民政治协商会议成立65周年大会上的讲话》，新华网，http://news. xinhuanet. com/yuqing/2014-09/22/c_ 127014744. htm，2014年9月22日。

② 肖林：《城乡社区协商：基层民主自治的生长点》，《中国发展观察》2015年第10期。

③ 任路：《协商民主：村民自治有效实现的路径转换与机制重塑》，《中共浙江省委党校学报》2016年第5期。

④ 肖林：《城乡社区协商：基层民主自治的生长点》，《中国发展观察》2015年第10期。

府"替民做主"的意识和大包大揽的习惯有关，又源于村（居）民公共参与的内生动力不足。社区协商治理通过使群众有更多直接参与的机会从而体现其在日常生活中当家做主的地位，通过培养和提升群众的参与意识和参与能力把参与纳入到有序的制度化渠道，从而为村（居）民自治的有效实现提供不竭动力源泉。

通过以上的论证，可以得出如下命题。

命题3：村（居）民自治与社区协商治理的双向互动和有机结合不仅可以推动村（居）民自治的有效实现，而且可以增强村（居）民的实质性民主。二者之间的关系体现为：村（居）民自治是社区协商治理的前提与基础，社区协商治理是村（居）民自治有效实现的路径、方式和动力。

4. 社区赋权

赋权理论假定个体或组织、社区的无权（powerlessness）是造成其运行和发展困境的主因，因而强调通过激发个体或集体能动的自主性，增强其面对问题时的能力和信心。目前国外文献对赋权理论的研究主要有过程—结果、自我赋权—外界赋权两种视角：前者从赋权技术的应用出发，探讨不同维度中的赋权流程和赋权结果评估；后者从"权力"的来源着手，探讨社区赋权的类型和方式。[1] 社区赋权可以被广义地认为是激发社区、社区内组织和个体的内在参与意识，使其在参与中增强自治能力、协商能力及社会影响力的过程。它包含两个紧密相连的方面：一是给予社区信心、技巧与能力，使其塑造与影响公共部门；二是社区参与，即公共部门与社区接触，并为社区创造赋权的机会。[2] 根据这个解释，社区赋权的主体与客体并无明确限定，具有"主体间性"的特点，并且同时关注赋权过程和赋权结果、自我赋权和外部赋权。

在中国的现实语境下，由于存在强国家（政府）—弱社会的格局，绝大多数社区居民的无权状态使其并不具备自我赋权的能力，很难依靠自身力量实现主动赋权，所以仅靠社区自我赋权极易陷入"增权困境"，社区

---

① 陈伟东：《赋权社区：居民自治的一种可行性路径——以湖北省公益创投大赛为个案》，《社会科学家》2015年第6期。

② Joan Smith and John Pierson, *Rebuilding Community: Policy and Practice in Urban Regeneration*, New York: Palgrave, 2001, p. 139.

赋权更需要由外部力量来推动。① 据此,社区赋权应理解为:以社区外部赋权为主、自我赋权为辅,激发社区成员参与公共事务的意识、提升社区在参与中的自治、互助和协商能力,进而影响公共政策决策的过程。可见,社区赋权可以通过激发社区成员参与社区公共事务的意识、提升社区自治与共治的能力,成为社区协商治理的前提和基础。

社区居民对于参与社区治理的"无感"往往源于其"无权"。无权不仅表现为客观上的无权状态,也表现为主观上的无权感。无权感是个体或群体对自己无权、无能力的一种主观感受,是无权事实在心里的内化过程。"无权事实"使得弱势群体生成了无权感,而无权感反过来又使得他们实际上更无权。这里的主观感受和客观现实形成了一个相互建构的过程②。无权事实和无权感的相互交织,最终导致社区居民对公共事务的冷漠和参与治理的"无感"。由此可见,无权是影响社区居民自治和协商共治的重要因素和变量,而赋权则是推动社区协商治理的一个重要理论视角。研究表明,一个人投入社区组织活动越积极,其社区意识越强,社区赋权感也越高。③ 社区赋权的首个阶段性目标便是社区意识的激活④,社区意识包括集体价值观的树立、未来共同愿景的建立、成员对社区的认可程度。⑤ 通过激发社区居民对社区共同体的认同感和权利意识,构建社区居民在社区公共事务中的主体性,可以增强其参与社区公共事务的获得感和效能感,进而产生参与社区协商治理的积极性和主动性。

即使社区居民具有了参与社区协商的意识和愿望,但如果缺乏参与治理的能力和相应的话语权,那么仍然不能显示出完整意义上的赋权过程。社区治理能力是指社区个体和群体自我管理、自我教育、自我服务以及自我解决社区公共问题的能力。社区治理能力可以体现为三个层次,即个人层次的人力资本和领导能力;组织回应社区需求并有效率地执行其功能的

---

① 范斌:《弱势群体的增权及其模式选择》,《学术研究》2004 年第 12 期。

② 同上。

③ Paul Speer, "Intrapersonal and Interactional Empowerment: Implications for Theory", *Journal of Community Psychology*, Vol. 28, No. 1, 2000.

④ 吴晓林、张慧敏:《社区赋权引论》,《国外理论动态》2016 年第 9 期。

⑤ Douglas Perkins and Marc Zimmerman, "Empowerment Theory, Research, and Application", *American Journal of Community Psychology*, Vol. 23, No. 5, 1995.

能力；社区回应自身多重需求或解决问题的能力。[1] 也有学者指出，社区能力建设需要注意以下几个方面：一是以社区的内在需求为出发点进行能力建设；二是加强对社区组织和社区居民的培训，使之拥有更充分的知识、技能及自信与公共部门进行沟通合作；三是社区能力建设不能过度依赖外部资金支持；四是多元化的参与渠道能够有效增加社区赋权的参与度。[2] 社区能力赋权实质上是阿玛蒂亚·森（Amartya Sen）意义上的赋予社区成员参与公共领域的能力，赋权是社区建设中为社区居民增权的重要表现，这种权力是居民自我协商与决策社区公共事物的权力，权力的履行过程就是民主议事、民主监督、民主参与的过程，也是凝聚各方力量管理社会事务，发动公众参与社会管理和服务的过程。[3] 从这个意义上看，社区赋权也意味着通过对内的社区治理能力与对外的社区影响力推动社区成员参与和社区协商治理的过程。

通过以上的论证，可以得出如下命题。

命题4：社区赋权可以激发社区个体和群体参与社区公共事务的意识，提升其参与自治与共治的能力，从而为社区协商治理奠定了前提和基础。

5. 社区协商规则

林尚立等人认为："任何社会的行动逻辑，除了取决于行动者本身的价值选择与拥有的权力之外，还取决于行动的规范与程序。……程序民主的关键在于程序的公开、公正与规范。"[4] 社区协商规则是指在提出协商议题、开展协商、实施协商成果、监督和评估协商成果等过程中供各方协商主体遵守的制度或章程。社区协商规则不但使自由参与和公共表达成为可能，而且使不同观念甚至对抗性观点能够以一种平等、有序、有效、建设性的方式得以展开进行。因而，制定和遵循科学、合理的社区协商规则能够避免协商过程中可能出现的两种情况：一种是体现领导或精英意志的话

① Robert Chaskin, "Perspectives on Neighhood and Community: A Review of the Literature", *Social Service Review*, Vol. 72, No. 4, 1997.

② Paul O'Hare, "Capacity Building for Community-led Regeneration: Facilitating or Frustrating Public Engagemennt?" *International Journal of Sociology and Social Policy*, Vol. 30, No. 5, 2010.

③ 谭祖雪、张江龙：《赋权与增能：推动城市社区参与的重要路径》，《西南民族大学学报》（人文社会科学版）2014年第6期。

④ 林尚立、赵宇峰：《中国协商民主的逻辑》，上海人民出版社2015年版，第83、88页。

语霸权和话语暴力,这也是桑斯坦(Sanders)所谓的"团体极化"现象,即指一个协商团体中的成员必然会在协商之前倾向在所暗示方向的指引下走向一个更为极端的观点①;另一种是在协商过程声音过于嘈杂,成员因各执一词而充斥着争吵、攻击,最终形成搁置、停顿或让协商陷入僵局,甚至引发协商危机。社区协商规则体系主要包括五个方面,即公开性规则、平等性规则、效率性规则、中立性规则和行动性规则②,它们贯穿于协商之前、协商之中、协商之后的整个过程。社区协商规则的重要性作用体现在:(1)确保协商过程有序和有效开展;(2)保障少数者及弱势群体的平等协商权利。

首先,社区协商规则有助于解决多元协商主体在议事过程中的"动而无序、议而不行、行而不果"问题。作为广受认可的议事规则,"罗伯特议事规则"包括协商议事的五项基本原则:为保障个人权利和平等自由的理念而确立的一人一票原则;以进行真正的对话性论证和充分审议为目的而确立的一时一件原则;为节约会议成本、提高决策效率而确立的一事一议原则;过半数即可通过的多数票决定原则;未达到法定出席人数做出的表决无效力的法定人数生效原则。③ 为运用议事规则来推进协商民主,根据"罗伯特议事规则",本项目研究团队在参与创建民主协商平台的过程中制定出协商议事"鹦鹉法则",它包括:(1)动议中心,一事一议,不跑题;(2)主持中立,正反轮流,不偏袒;(3)举手发言,面对主持,不争抢;(4)立场明确,文明表达,不攻击;(5)限时限次,机会均等,不打断;(6)投票表决,过半通过,不拖延。由于协商民主非常重视程序设计,从确定选题、协商讨论到落实反馈,都具有一整套具体、精细和科学的可操作程序,从而赋予其极大的公正性和规范性,保证人们做出理性决定和实现其实体性权利和义务,有效避免暴力型无序参与事件的发生。④

① [美]卡斯·桑斯坦:《团体极化法则》,载[美]詹姆斯·菲什金、[英]彼得·拉斯莱特主编《协商民主论争》,张晓敏译,中央编译出版社 2009 年版,第 85 页。
② 赵欣:《让协商议事成为社区治理有效模式》,《学习时报》2015 年 7 月 16 日。
③ [美]亨利·罗伯特:《罗伯特议事规则》,袁天鹏、孙涤译,格致出版社、上海人民出版社 2015 年版,第 7 页。
④ 靳凤林:《协商民主的价值定位与伦理规则》,《哲学研究》2016 年第 8 期。

当相对程序化的协商制度被社区居民认可后，参与协商者对如何准备发言、如何分享信息、如何有效针对主题发言、提出有信息量的建议、对不同意见如何发起动议和附议等都会了然于心。这样，就会形成一套文明秩序的商议法则。① 协商规则可以被视为是相对于治理法规"硬法"的"软法"。"软法"治理机制强调协商主体在同等地位上进行沟通和协商、共同形成规则，并以负责作为行动的指针。然而，当前社区治理的"硬法"相对比较完善，而"软法"却还比较缺乏②，"软硬兼施"的合力效应便无从谈起。因此，借助专家团队引入科学、合理的协商规则，是形成有序和有效协商格局的便捷途径。

另外，协商规则有利于各协商主体尤其是少数弱势群体平等参与协商。博曼把存在于大多数公共领域的公共能力和机能的不对称叫作"协商不平等"，它包括三种类型：权力不平等（它影响进入公共领域的途径），交流不平等（它影响参与能力及机会的有效运用），以及"政治贫困"或公共能力的缺乏（它使得政治上贫困的公民更加不可能全然参与到公共领域之中）；博曼同时认为："启动协商的能力是政治平等的基本阀限。"③但是，在扬（Young）和桑德斯看来，只有平等进入是不够的，因为这并不能保证弱势群体在进入制度后被平等对待。比如，他们会不愿意参与政治讨论，因为他们会感到自己无权讲话或认为别人不会认真对待他们的参与。④ 可见，发起公共辩论和协商的能力仅仅是协商平等的底线，而如何保证协商对话过程不被多数强势群体所主导则更加值得关注。"罗伯特议事规则"的根本原则就是要谨慎仔细地平衡组织和会议中个人和群体的权利，它包括：多数者的权利（多数者的意志可以约束少数者），少数者的权利（尊重少数意见，只要有一名动议、一名附议即可成立动议），每个

---

① 闵学勤：《社区理事制：从社区管理到协商治理》，《江苏行政学院学报》2016 年第 3 期。
② 王栋：《社会组织参与社区治理的机制：结构、效应及构建路径》，《广东行政学院学报》2012 年第 4 期。
③ ［美］詹姆斯·博曼：《公共协商：多元主义、复杂性与民主》，黄相怀译，中央编译出版社 2006 年版，第 94—97 页。
④ ［英］戴维·米勒：《协商民主不利于弱势群体？》，载［南非］毛里西奥·帕瑟林·登特里维斯主编《作为公共协商的民主：新的视角》，王英津等译，中央编译出版社 2006 年版，第 143 页。

成员的权利,缺席者的权利(必须满足法定人数,提供事先告知),所有上述人群作为一个整体的权利。[①] "协商议事的平等性主要从确保利益表达平等和议事人平等两个方面实现。……在辩论之前,要先行确定每个人必须遵守的纪律,保证每个议事人享有平等的发言权;规定每个人发言的次数、发言时间和发言态度,这样可以避免个别意见领袖出现,造成一言堂左右议事结果,以及议事走偏变为吵架和情绪发泄。"[②] 但是相关研究发现,在中国农村基层协商治理中,位于不同经济地位和社会身份的人易于结成维护自己利益的"小圈子",出现了诸如宗族势力、灰色势力、黑恶势力以及宗教势力等派系势力,它们凭借强大的势力和社会影响用协商议题控制协商议程,以巨大的政治压力强势影响公共权威对协商信息的采用,以信息的不对称掌控协商的话语权力,从而排斥少数群体或弱势力量的协商参与及利益表达。[③] 相对于农民的政治贫困,以乡村干部、经济能人和家族长老等为代表的乡村精英在乡村协商民主中常常占据主导地位,乡村协商民主有时变质为乡村精英获取自身利益的"白手套"[④]。浙江省温岭县泽国镇偏峤村的协商民主试验证明,强势阶层的"强大"和弱势阶层的"无助"、"自我谦卑"影响民主恳谈会的平等状况。而建立独立无涉的会议主持人制度、随机抽样选出代表的制度、信息先行公开制度、问卷调查表决的决策制度,对推进中国协商民主建设具有至关重要的作用,这些制度能够有效地屏蔽社会不平等的影响,赋予每个人平等的协商、讨论机会和权力,提高决策的合法性。[⑤] 由此可以看出,平等协商规则在不但能够避免竞争民主下因少数服从多数而造成的少数者权利无法得到保障的局面,而且能够避免强势力量对协商过程和协商结果的"绑架",从制度程序上保证弱势群体拥有同等的发言和辩论的自由权利,确保在相互尊重的基础上每个观点都能够在协商中被考虑和权衡。

① 〔美〕亨利·罗伯特:《罗伯特议事规则》(第11版),袁天鹏、孙涤译,格致出版社、上海人民出版社2015年版,第47页。

② 赵欣:《让协商议事成为社区治理有效模式》,《学习时报》2015年7月16日第5版。

③ 胡永保、杨弘:《中国农村基层协商治理的现实困境与优化策略》,《理论探讨》2013年第6期。

④ 张国献、李玉华:《乡村协商民主的现实困境与化解路径》,《中州学刊》2014年第3期。

⑤ 何包钢、王春光:《中国乡村协商民主:个案研究》,《社会学研究》2007年第3期。

通过以上的论证，可以得出如下命题。

命题5：文明秩序的社区协商规则可以在制度层面确保协商过程有序和有效开展，并且通过审慎地考量个体与群体、少数与多数、强势与弱势之间的平衡，有助于保障少数弱势群体的平等协商权利。

6. 协商文化

文化与规则是同一个硬币的正反两面。规则的制定和遵循过程也是重塑文化的过程。反过来，文化的形成有助于规则的内化和可持续性。协商文化源于公民文化，是公民文化的一种独特表现形式，它更加强调公民文化中的参与和妥协精神、个体理性和集体理性、个体私利与公共利益间的调和与统一，更加重视公民参与过程中彼此话语间的转换与包容，更加注重公民协商意识与能力的成长。① 协商民主实践中的理性交往过程有利于推动和形成包括实质民主认知取向、公民主体意识、积极自主的公民能力、理性共识的价值取向在内的协商文化结构体系，从而为协商文化的培育和发展提供较好的公共空间和现实可能性。协商文化的特征至少表现为如下几个方面：（1）它是一种"和合"文化，当人们遇到利益矛盾和冲突时，会将心平气和的协商作为首选办法，"有事多商量、遇事多商量，做事多商量，商量得越多越深入越好"；② （2）它是一种平等文化，其中包括协商主体政治人格和参与权利的平等、协商过程表达意见和协调争议的平等，即使是少数弱势群体也同样拥有参与机会和发言权利；（3）它是一种秩序文化和法治文化，协商作为理性对话本身就服从逻各斯（Logos）精神（即逻辑精神和秩序精神），协商民主所要求的公民文化是一种依法协商的文化③，只有作为"软法"的协商规则与作为"硬法"的法律法规形成合力，才能保证公民的有序参与；（4）它是一种包容文化和妥协文化，各协商主体在协商过程中既要表达自己的观点，又要尊重和充分考虑

---

① 徐理响：《协商文化：公民文化的话语转向——兼论中国式协商文化》，《求实》2011 年第 3 期。

② 习近平：《在庆祝中国人民政治协商会议成立 65 周年大会上的讲话》，《人民日报》2014 年 9 月 22 日第 2 版。

③ 李淑梅、董伟伟：《协商民主与公民文化建设的拓展》，《南开学报》（哲学社会科学版）2016 年第 5 期。

其他参与者的偏好,并且愿意修正自己的理由以实现偏好转换,所以从本质上是一种内含着包容与妥协品质的公民型文化。作为社区协商治理的一个重要因素,协商文化的重要性主要体现为:(1)它为社区协商治理提供了精神支撑,是其发挥成效的基础;(2)它使社区协商治理制度化,使之具有可持续性。

首先,协商文化从认知、意识、理念、价值观等层面为社区协商治理提供精神动力和思想保证,在很大程度上决定了社区协商治理的有效性。协商制度规则的确立并不能够保证社区协商治理的有效运行和可持续发展,制度的有效性很大程度上取决于制度文化的形成机理,以及人们对于这个文化的认同和接受方式。一个社会需要培育出制度的文化意识,或者说关于制度的理念,否则制度就会停留在纸面上,造成现实制度的扭曲和制度流失。① 同样,社区协商治理也需要一种与之相适应的协商文化对其进行支撑和形塑。协商民主的生活化、习惯化,实质上也是协商文化的培育与发展的过程,是协商文化的政治社会化的过程。当人们坚定地相信社会的治理、政府的统治应当按协商规则来运作,当人们形成协商民主的信念及其政治文化时,协商民主才能真正成为一种民主的模式,对社会治理与权力运作产生自身的影响力。② 以温岭民主恳谈会为例,一方面,通过民主恳谈会这种民主治理机制能够培养出健康民主所必需的公民美德和公民精神;另一方面,民主恳谈会坚持了十余年之久,已经成为当地干部群众的一种生活习惯和生活方式,从而形成了一种"内生"的路径依赖。③ 可见,一种协商文化一旦形成并内化于人们的日常生活,便以其强大的惯性动力对社区协商治理构成影响和制约,从而决定了协商治理的成效。

另外,协商文化可以确保社区协商治理更具可持续性。制度创新是容易的,但是创新后的制度要巩固下来却相当不易,其中一个关键的因素在

---

① 韩福国:《中国执政结构中的政治协商文化与制度建设》,《中共浙江省委党校学报》2012年第3期。

② 徐理响:《协商文化:公民文化的话语转向——兼论中国式协商文化》,《求实》2011年第3期。

③ 朱圣明:《温岭恳谈会文化之生成逻辑与本质特征》,《中共杭州市委党校学报》2010年第1期。

于这些制度创新没有形成一个习惯性的规则，既没有成为政府的习惯行为，也没有在民众中扎下根来。① 近年来中国基层协商民主实践得到迅速发展，城乡基层治理中出现越来越多的协商民主模式，但是这些新兴的协商民主实践模式的可持续发展却面临着诸多困境②。反观温岭民主恳谈，它透过一整套具有相当程序性的实践体现出当代公民文化的特征与精神，形成了一种新文化传统的"温岭恳谈文化"③，正是由于得到这种公民文化的支撑，温岭民主恳谈机制才得以巩固并且健康、可持续地运行。诚如有学者所言：现代基层社会的民主治理机制的可持续性，依赖于公民文化的成熟，而公民文化成熟的一个标志就是使民主治理成为一种互动习惯，成为一种生活方式，更要成为中国"官民"的共识。因此，需要从习惯的形成、共识的达成等方面来推进民主的巩固、民主治理机制的可持续性。④由此观之，社区协商的生活化和习惯化实践形成制度性的协商规则和精神性的协商文化，当协商规则和协商文化融入人们日常生活之后，它们又会反过来支撑、塑造社区协商的有效性及可持续性。实现社区协商实践与协商规则、协商文化的良性互动，是社区协商治理健康、可持续发展的可为进路。

通过以上的论证，可以得出如下命题。

命题 6：协商文化源于社区协商的生活化和习惯化，它通过为社区协商治理提供精神支撑和文化塑造，从而保证了治理的有效性和可持续发展。

7. 公共理性

公共理性是具有平等公民资格的社会成员所持有的理性，它不仅具有一种认知与思维的理性能力，还具有交往与合作的道德能力。通过在社会

---

① 郎友兴：《公民文化与民主治理机制的巩固和可持续性——以温岭民主恳谈会为例》，载韩福国主编《基层协商民主》，中央文献出版社 2015 年版，第 299—300 页。

② 张等文、杨才溢：《中国基层协商民主实践及其可持续性研究》，《东北师大学报》（哲学社会科学版）2016 年第 2 期。

③ 郎友兴：《公民文化与民主治理机制的巩固和可持续性——以温岭民主恳谈会为例》，载韩福国主编《基层协商民主》，中央文献出版社 2015 年版，第 310 页。

④ 韩福国、张开平：《社会治理的"协商"领域与"民主"机制——当下中国基层协商民主的制度特征、实践结构和理论批评》，《浙江社会科学》2015 年第 10 期。

公共生活中的公开运用,公共理性旨在寻求社会基本结构与基本制度的正当性共识与"公共的善"。作为一种关乎公共生活的实践理性,公共理性主要作用于两个领域:一是市民社会中由公民参与而形成的公共领域;二是政治国家的公共权力机构。相应地,公共理性一方面寻求与实现公共利益;另一方面保障与实现每一个公民个体之合法权益。[①] 公共理性对于社会治理而言是不可或缺的,也只有在以公共理性为主导的社会中,社会治理才有可能实现。[②] 同样,公共理性对于社区协商治理也是不可或缺的。公共理性对于社区协商治理的重要价值和意义体现在两个方面:(1)它通过在公共领域的实践保障社区各协商主体的权益之实现;(2)它通过达成公共意见和公共意志的有机结合实现公共利益及社区利益。

首先,公共理性作用于公共领域,有利于社区各协商主体合法权益的保障与实现。公共理性在公共领域中的有效实践表现为市民社会中的公民个体与群体就相关公共生活进行对话、交流与批判,以及在此基础之上的有关行动。[③] 在协商的公共领域中,每个个体或群体都可以平等而开放地参与到对话中来,独立地提出符合自身权益的动议,并且围绕自己的观点做出充分的解释。经过相互的批判与观点的碰撞,正确的观点得以显现、坚持与完善,不合理的以及受偏见影响的观点被排除到协商过程之外,一种积极的共识则有可能通过公共的论坛而达成。[④] 这种共识是一种多元性共识,是一种在真正的道德妥协基础上达成的多元一致。但是,在协商实践中"公共理性并不能经常实现各种观点的一致,它也不应如此"[⑤]。"多元共识仅仅要求的是公共协商过程中的持续性合作,即便存在持续性的分歧也不要紧。"[⑥] 即使公民及群体之间的分歧经由讨论依然存在,这样一种

① 李海青:《理性的公共生活如何可能——对"公共理性"的一种政治伦理学阐释》,《伦理学研究》2008 年第 3 期。

② 周瑾平:《社会治理与公共理性》,《马克思主义与现实》2016 年第 1 期。

③ 李海青:《理性的公共生活如何可能——对"公共理性"的一种政治伦理学阐释》,《伦理学研究》2008 年第 3 期。

④ 同上。

⑤ [美]约翰·罗尔斯:《政治自由主义》,万俊人译,译林出版社 2011 年版,第 45 页。

⑥ [美]詹姆斯·博曼:《公共协商:多元主义、复杂性与民主》,黄相怀译,中央编译出版社 2006 年版,第 78 页。

公共的对话与交流也可以起到拓展公民视野、深化公民认识、完善各自观点、改进认知框架、弥合分歧程度、提升争论水平的作用。① 公共理性在实践中还体现在公共生活中公民或社团的积极行为。正如罗尔斯所指出的："公共理性的理想不仅支配着选举的公共辩论（public discourse）……而且也支配着公民怎样对这些问题投出他们的选票。"② 由此可见，协商参与主体围绕着议题进行公开对话和辩论，通过道德妥协解决协商过程中所涉及的文化差异和利益分歧，并且针对协商结果采取集体行动，显然有利于保障与实现社区各协商者的合法权益。

另外，公共理性作用于公共权力机构，有助于通过公共意见和公共意志的有机结合实现公共利益及社区利益。在哈贝马斯的双轨制商谈民主理念中，一方面是正式的制度层面的民主；另一方面是非正式的公共领域的商谈民主，前者是一种公共意志的形成过程；而后者则是公共意见或公共舆论的形成过程。博曼认为，哈贝马斯的双轨制模型存在的一个重要缺陷就是把公共意见（公共舆论）和正式决策分得太开了——"最好不要把正式的意志形成和非正式的舆论形成分开。……在意志形成和意见形成之间做太强的区分会损害到任何实际的民主主权。……包括立法和行政在内的各种政治机构都需要形成自己的公共领域。"③ 也就是说，协商民主不仅应该体现在非正式的公共领域，还应体现在正式的政治制度中，才能真正实现人民主权。上述这两位学者的争论实际上凸显了西方代议制民主的一个重大弊端，即正式的公共权力机构与非正式的公共领域之间由于互动不足而出现巨大的裂痕。而在中国语境下，相对于主要局限在公共领域的西方协商民主来说，中国的协商民主无疑是广泛和多层的协商民主。它是基于人民民主的整个政治体系对协商机制的内在需求而形成的，它贯穿于党的领导、国家治理、社会建设与基层群众自治，全过程追求广泛性、多层性

---

① 李海青：《理性的公共生活如何可能——对"公共理性"的一种政治伦理学阐释》，《伦理学研究》2008 年第 3 期。

② ［美］约翰·罗尔斯：《政治自由主义》，万俊人译，译林出版社 2011 年版，第 228 页。

③ ［美］詹姆斯·博曼：《公共协商：多元主义、复杂性与民主》，黄相怀译，中央编译出版社 2006 年版，第 144、157、159 页。

与制度性的有机统一。① 这种广泛多层制度化的协商民主是中国"社会主义民主政治的特有形式和独特优势",为精英治国与公民参与之间的良性互动提供了公共平台,也为它们的相互结合提供了有效路径。一方面,协商民主可以采取自下而上的方式,先由普通公民对公共问题展开充分的讨论协商,形成公共意见,之后相关的治国专家在听取公民意见的基础上制定出公共政策,普通公民的自由讨论成为治国专家制定政策的基础;另一方面,协商民主也可采取自上而下的方式,先由治理的专家根据某个公共问题提出解决的公共政策方案,之后由普通公民参与政策方面的讨论、协商,进行补充、修正。② 可见,公共理性同时运作于公共领域和公共权力机构两个维度,有助于实现公共意见(公共舆论)与公共意志之间的有机结合,进而有助于实现国家整体层面和社区层面的公共利益。

通过以上的论证,可以得出如下命题。

命题 7:公共理性同时作用与体现于非正式的公共领域和正式的公共权力机构,不但可以保障和实现各社区协商主体的合法权益,而且可以通过公共意见(公共舆论)与公共意志的有机结合,实现各个层面的公共利益。

8. 社会情境

话语(discourse)在协商治理中体现为"意义宣称"(meaning-claiming),它通过对某一特定公共主题进行交流和协商的方式,形塑人们对该主题的理解以及采取相应的应对方式。③ 一种话语能够成为理解世界的共享方式,需要具备两重性:一方面,话语应该基于公共理性而展开,只有基于公共理性的话语,才能彰显本身的合理性并获得其他治理主体的理解与支持;另一方面,话语还应该基于社会情境而展开,这是因为社会是多元的、差异化的,允许多元治理主体将话语与社会情境结合起来,才能在一定程度上包容多元治理主体的差异性,实现社会成员之间最广泛的平等。④ 可见,

① 林尚立、赵宇峰:《中国协商民主的逻辑》,上海人民出版社 2015 年版,第 36 页。
② 陈炳辉:《国家治理复杂性视野下的协商民主》,《中国社会科学》2016 年第 5 期。
③ Alvesson M. and Karreman D. , "Varieties of Discourse: On the Study of Organizations Through Discourse Anakysis", *Human Relations*, Vol. 53, No. 9, 2000.
④ 陈亮、王彩波:《协商治理的运行逻辑与优化路径:一个基于"话语、公共主题与协商过程"的分析框架》,《理论与改革》2015 年第 4 期。

在协商治理过程中，公共理性能够广泛集中公共意见和公共意志，构建起普遍化的话语体系。但是，如果过于强调公共理性话语的主导逻辑，则会造成对某些个体或群体以及某些论证沟通形式的"内部排斥"（internal exclusion）①，进而形成协商治理实践中新的不平等现象。而作为社会情境的话语，它强调话语表达内容的生活化与表达方式的差异化，引入问候（greeting）、修辞（rhetoric）、叙述（narrative）及陈述（testimony）② 等多种社会情境的话语与沟通方式以补充公共理论的论证作用。杨认为，经过拓展的沟通模式不仅可以矫正协商实践中存在排斥性的倾向，而且会更加积极地描述以下特殊的方式：沟通性的民主过程能够带来尊重与信任，能够跨越结构性差异与文化差异而使理解成为可能，能够激发起承诺、容忍与行动。③ 在社区协商治理领域，强社会情境、弱公共理性是其基本的运行逻辑，社会情境在其中发挥着无可取代的重要影响。社会情境在社区协商治理过程中的价值作用主要体现在以下两个方面：（1）它通过矫正社会排斥促进不同社会群体的平等参与；（2）它通过对特殊群体、弱势群体给予特别关注化解冲突和消解分歧。

首先，社会情境可以矫正社区协商中存在的内部排斥，促进不同社会群体或个人的平等参与。传统的民主协商方式强调理性辩论，人们对结论的认可基于"更佳的论证力量"，协商参与者类似于所谓的"绅士俱乐部"，人们将一种具有合理性的、开放性的公共辩论等同于有礼貌的、有秩序的、不带感情色彩的和有绅士风度的论证。④ 遵循该论证方式，中产阶级白人男性的话语文化将更具有支配性，而女性和少数民族的话语文化则倾向于更为激

---

① 根据艾丽斯·杨（Iris Young）的界定，内部排斥是指即使人们有机会参与决策制订的程序与讨论会，他们也缺乏有效的机会去影响其他人的思想（参见艾丽斯·杨《包容与民主》，彭斌、刘明译，江苏人民出版社2013年版，第68页）。

② 艾丽斯·杨提出并论证了问候、修辞和叙述三种沟通模式；林·桑德斯（Lynn Sanders）提出了陈述模式，它与杨所指的叙述模式极为相似。详见［美］艾丽斯·杨《包容与民主》，彭斌、刘明译，江苏人民出版社2013年版，第70—87页；［美］艾丽斯·杨：《交往与他者：超越协商民主》，载［美］塞拉·本哈比《民主与差异：挑战政治的边界》，黄相怀、严海兵等译，中央编译出版社，第116—131页；Lynn M. Sanders, "Against Deliberation", *Political Theory*, Vol. 25, No. 3, 1997.

③ ［美］艾丽斯·杨：《包容与民主》，彭斌、刘明译，江苏人民出版社2013年版，第70页。

④ 同上书，第61页。

动和更富有表现力，也更看重情感的表达、比喻性语言的运用、声调的变化以及丰富的表情①，因而其陈述与表达易于遭到忽视或不予考虑。杨认为，问候、修辞与叙述是三种可以有效减少内部排斥的沟通模式：它们承认对话者的具体性和特殊性，有助于建构和保持多元性，"在那种存在不同的群体文化、社会视角和价值的社会中，这些交往形式在缺乏重要共识的情况下，通过为人们提供在差异中进行对话的方式，起到了补充论证的作用"②。其中，问候或者公开承认意味着对于他人平等参与民主协商资格的认可与尊重；修辞意味着言说者使用一种适合于某种语境与倾听者搭建起二者之间的联系、吸引和保持人们的关注；叙述则意味着促进具有不同经历和观念的差异性群体成员之间的相互理解。虽然问候、修辞和叙述可能会存在着欺骗和操纵的危险，但是它们有助于那些处于不同境况中的群体与个人之间进行沟通与交流，因而可以减少内部排斥。桑德斯也认为，在交往民主中，叙事能补充论证的不足，它比典型的协商过程更倾向于平等。③ 社区协商治理的基本运行逻辑是强社会情景、弱公共理性，赋予草根社区成员以多元途径参与协商治理，而非仅仅局限于单一协商论证方式，可以有效矫正社区协商内部排斥、促进社会群体或个人的平等参与。

另外，社会情境承认、尊重和理解特殊群体及弱势群体的立场和观点，并鼓励他们公开表达自身的看法，这样可以有效化解冲突和消解分歧。社会情境不仅正视特殊群体及弱势群体，使其声音不被人们忽略，而且尊重他们以多样化的方式独立彰显其主张，而不是被社会中的多数人所同化。社会情境强调包容性，包容性不完全是通过相同的方式将所有受到潜在影响的人正式包括进来，而在于对特定社会关系的关注。包容意味着非常明确地承认各种社会差异与分歧，同时鼓励那些处于不同境况中的群体在社会上通过各种满足合理性与公共性的条件来表达它们的需要、利益与观点。④ 在民主讨论

---

① ［美］艾丽斯·杨：《交往与他者：超越协商民主》，载［美］塞拉·本哈比主编《民主与差异：挑战政治的边界》，黄相怀、严海兵等译，中央编译出版社，第 122 页。

② 同上书，第 127 页。

③ Lynn M. Sanders, "Against Deliberation", *Political Theory*, Vol. 25, No. 3, 1997.

④ ［美］艾丽斯·杨：《包容与民主》，彭斌、刘明译，江苏人民出版社 2013 年版，第 103、150 页。

中，对各种具有差异的社会群体给予特殊的关注，并鼓励他们公开表达其情景化的知识，通常会比其他方式更可能使人们将冲突与分歧转化为达成一致的意见。① 以广东省惠州市 X 区 A 村"外嫁女"经济权益分配争论的协商治理为例，如果按照"强"公共理性的维度，无论是原来的村民还是"外嫁女"都很难找到彼此妥协的依据，持续性协商也很难开展下去。A 村村民与"外嫁女"之间采取讲故事、陈述、问候、巧辩，甚至争吵等多种强社会情境的话语体系，最终双方都知道各自的"底线"，在一定程度上降低了彼此之间的误解，达成了"外嫁女"和村民都签字同意的一次性补偿协商共识。② 何包钢实验研究证明协商民主有助于解决"出嫁女"上访问题，是一种有效的协商治理制度。他认为，"靠一次大型民主协商会议无法解决利益冲突的'外嫁女'问题，民主协商还必须靠日常的、反复的、持续的、非正式的协商活动。后者的作用绝不可低估。……争吵甚至殴骂与理性讨论相反，但它们却是协商系统中的一个有机组成部分：让各方彻底把反对意见及其背后的情感发泄出来，让各方知道彼此的'底线'，这都有利于问题的解决"③。可见，在社区协商治理过程中，正式的、理性的、大型的民主协商与非正式的、社会情境的、日常生活化的协商方式相互结合、互相补充，可以有效地化解冲突和消解分歧。

通过以上的论证，可以得出如下命题。

命题 8：强社会情境是社区协商治理中的基本运行逻辑，它不仅可以通过矫正社会排斥，促进不同社会群体的平等参与，还可以通过对特殊群体、弱势群体给予特别关注，并化解冲突和消解分歧。

综上，社区协商治理中的各关键变量是该理论框架下不可或缺的基本构成要件，它们从不同角度和层面形成合力共同作用于社区协商治理，从而制约或促进理论效力的发挥。它们共同指向一个共同目标——社区的有序和有效集体行动，以及通过集体行动实现社区善治。理论来

---

① ［美］艾丽斯·杨：《包容与民主》，彭斌、刘明译，江苏人民出版社 2013 年版，第 148 页。

② 陈亮、王彩波：《协商治理的运行逻辑与优化路径：一个基于"话语、公共主题与协商过程"的分析框架》，《理论与改革》2015 年第 4 期。

③ 何包钢：《协商民主和协商治理：建构一个理性且成熟的公民社会》，《开放时代》2012 年第 4 期。

源于现实而又超越于现实。理论解释力的大小不仅表现在它对于现实的关照度,而且表现在它能否在一定程度上指导和引领现实的未来发展趋向。从这个意义上看,社区协商治理理论既是基于中国社区协商的丰富实践,又是对这种实践经验的理论升华。社区卫生协商治理是社区协商治理的重要领域之一,社区卫生协商治理理论的价值是有待阐释的另一个话题。

三 社区卫生协商治理理论的价值意蕴

社区卫生协商治理是社区协商治理理论在健康领域的体现。作为一种理论形态的社区卫生协商治理具有丰富的价值意蕴,它不仅拓展与深化了社区治理理论、协商民主理论以及初级卫生保健理论等,而且对于中国家庭医生签约服务及"健康中国"建设等具有较强的解释性与引领性作用。从这个意义上看,揭示社区卫生协商治理理论的价值意蕴应是本书的"点睛之笔"。

(一) 社区卫生协商治理对于相关理论的价值体现

社区协商治理理论是一项具有中国特色和风格的理论,它是在中国社区协商治理的实践基础上,借鉴和汲取西方相关理论精髓,经过反思性解构与建构而成的。社区卫生协商治理不仅能够集中体现出社区协商治理的理论思想和理论特色,也能够体现初级卫生保健理论的框架结构和基本论点。更为重要的是,社区卫生协商治理理论在一定程度上对于相关理论进行了拓展与深化,其建设性价值主要体现如下:

1. 它开辟了社区治理的研究路径,拓展了社区治理理论研究范畴

西方已有社区治理研究较为关注地方政府和社区权力结构和权力配置状况,如英国学者苏利文提出的三种治理模式(即社区管理模式、地方治理模式和公民治理模式)即是从地方政府角色和价值视角归纳而来。国内学者葛天任、李强则从政府、市场与社会三大机制的理论视角出发,提出中国城市社区治理创新的四种模式:政府主导模式、市场主

导模式、社会自治模式和专家参与模式。① 社区治理另外一个研究的关注点是社区与外部地方政府之间的互动关系，认为这种互动关系直接影响着社区内部治理的成效。总体来看，当前中西方仍然偏重于从宏观或中观视角探寻社区治理的主导角色、权力结构、社区领导力和社区内外部互动关系等，仅有少数学者（如李友梅）强调社区治理中各方治理主体之间的微观互动情景及其产生的动态权力格局。而社区协商治理则另辟蹊径，把研究视角聚焦于社区之内的各协商主体，围绕不同利益诉求、公开运用公共理性达致道德妥协、实现重叠共识并展开集体行动在这一过程中，协商主体在机会上和程序上是平等的，人们仅依靠理性的对话和辩论解决分歧、达成共识，由此而形成的权力结构与权力配置状态也是多元、动态的。此外，依靠社区公众与地方权力部门的互动也能够建立和发展两者之间的信任与合作关系。比如，社区卫生协商治理理论主张在"健康社区"建设中地方政府、社区社会组织及居民等广泛参与，展开平等的对话和辩论，积极探寻有效消除影响健康的生态和社会环境危险因素的途径，形成多层次、多元化的社会共治格局。由此可见，社区卫生协商为社区治理开辟了一条新的研究路径，进而拓展了社区治理理论的研究范畴。

2. 它补充与完善了协商民主理论体系，使之更具制度性和实践性

概括来讲，协商民主就是公民通过自由而平等的对话、讨论、审议等方式，参与公共决策和政治生活。协商民主之所以成为当代西方政治思想和政治生活的最新发展趋势，基本原因在于它是对西方的代议民主、多数民主和远程民主的一种完善和超越。② 但是，西方协商民主理论在发展中也显现出其固有的缺陷，主要表现在以下两点：一是重规范性理想轻制度性构建，它强调在公共领域形成自由而开放的公共协商，却相对忽略了对行政和官僚机构协商机制的建设，由此导致在公共权力机构与公共领域之间由于互动不足而出现的巨大裂痕。二是重理论探讨轻社会实践，它很多

---

① 葛天任、李强：《我国城市社区治理创新的四种模式》，《西北师大学报》（社会科学版）2016年第6期。

② 俞可平：《协商民主：当代西方民主论和实践的最新发展》，《学习时报》2006年11月6日第6版。

时候仍停留在某些学者的理论探讨阶段，带有明显的"乌托邦"色彩，理想和实践之间存在着不可逾越的鸿沟与紧张关系之中，这使西方协商民主依然是"未竟的现代性工程"①。社区协商治理理论属于中国社会主义协商民主理论，它在很大程度上弥补了西方协商民主理论的缺陷：（1）它强调公共理性应同时作用与体现于公共领域和公共权力机构以及两者之间的互动关系，强调广泛性、多层性与制度性的统一，"中国协商民主在不同层面都逐步形成和完善了一整套保证民众意见表达、达成广泛共识和做出合法决策的体制机制……使协商民主有法可依、有章可循，使协商的结果成为具有实际约束力的共识性规范"②。（2）它强调使协商规则和协商文化内化于人们的日常生活中，使协商民主更加生活化和习惯化，在人们面临利益矛盾和冲突时将协商作为首选办法，"有事多商量、遇事多商量，做事多商量，商量得越多越深入越好"，因此具有鲜明的实践性。比如，社区卫生协商治理理论主张，为了保障和维护人们的身体健康，同时在地方政府和社区建立协商议事机构和议事规则，以及两者之间的双向互动关系，树立"健康优先"理念，通过协商把健康融入所有政策当中。因此，与西方协商民主理论相比较，中国社区卫生协商治理理论凸显出其制度性和实践性的理论特色，补充和完善了协商民主理论体系。

3. 它丰富与深化了初级卫生保健理论，使之更具可操作性

从《阿拉木图宣言》对于初级卫生保健的界定中可以看出，初级卫生保健所反映的核心价值观是社会公平，所信奉的理论是"健康是人类的基本权利"，所追求的目标是"人人享有健康"，所采用的技术是适宜技术。③ 初级卫生保健自身独有的特点，如以人为本、综合全面、持续保健以及由病人、家庭和社区共同参与，已获得普遍认同。④ 2008 年世界卫生报告进一步指出，驱动初级卫生保健和其他相关配套改革的社会价值观包括四个方面：公共卫生、团结和社会包容、以人为本的保健、值得信赖的

---

① 陈家刚：《中国协商民主的比较优势》，《新视野》2014 年第 1 期。

② 同上。

③ 刘运国：《初级卫生保健的内涵及其在我国的发展回顾》，《中国卫生经济》2007 年第 7 期。

④ 世界卫生组织：《初级卫生保健：过去重要，现在更重要》，人民卫生出版社 2008 年版，引言和概览第 xix 页。

卫生当局、健康促进和健康保护社区。① 相对于传统的生物医学保健模式，初级卫生保健的革命性表现在："它公开主张健康是身心健康和社会幸福的总体状态，健康是人的基本权利，政府对人民的健康负有责任。不仅要用生物医学技术预防和控制影响健康的生物学因素，还要用社会综合发展手段解决影响健康的社会因素。维护人民健康不仅是医疗卫生系统的义务，而且也是政府和全社会的义务，人民有权利参与维护健康行动的决策、规划、管理和评价。"② 为了保护社区健康，社区参与被认为是初级卫生保健的核心步骤，但是在如何促进社区参与上却缺乏切实可行的实施步骤。健康在很大程度上取决于社会因素和经济因素，卫生部门同其他社会部门进行合作，让"所有政策体现健康"至关重要，但是在如何跨部门合作以实现健康上却缺乏可操作性的途径。社区卫生协商治理理论从以下两个方面破除了初级卫生保健所面临的困境：（1）它强调社区赋权的前提性意义，通过社区赋权激发社区个体和群体参与社区卫生的意识，提升其参与社区卫生的能力，社区卫生参与的过程实际上也是社区协商治理的过程，实现社区卫生参与和社区协商治理的有机融合。（2）它强调社区协商治理对于公共政策的影响和制约作用，社区协商既可以通过自下而上的方式形成公共意见或公共舆论，社区居民的自由协商会成为制定政策的基础，也可以采取自上而下的方式，普通公民参与公共政策方案的讨论、协商，对之进行补充、修正，这样有利于把健康融入所有的政策。它还强调党委领导和政府主导，有利于党和政府从全局层面协调各个部门展开合作。可见，社区卫生协商治理可以使初级卫生保健理论的思想观点更加具有可操作性，从而在一定程度上丰富与深化了初级卫生保健理论。

（二）社区卫生协商治理在中国健康卫生事业中的价值体现

社区卫生协商治理不但拓展与深化了相关理论的研究领域，而且作为中国本土化理论，对于中国健康卫生事业也具有较强的解释性与方向引领

---

① 世界卫生组织：《初级卫生保健：过去重要，现在更重要》，人民卫生出版社2008年版，第19页。

② 周业勤：《初级卫生保健：我国社区卫生服务治理化改革研究》，科学出版社2014年版，第8页。

价值。基于研究旨趣与研究范围，本书拟通过家庭医生签约服务制度与"健康中国"建设来展现社区卫生协商治理理论的价值意义。

1. 社区卫生协商治理理论对于家庭医生签约服务制度的价值

近年来，国内陆续开展了形态各异的"家庭医生"或"乡村医生"制度的地方性实践。尤其是 2016 年 6 月以来，国家六部委联合印发《关于推进家庭医生签约服务的指导意见》，从顶层设计层面对其加以规范和指导，家庭医生签约服务制度在全国各地普遍而快速地推进：计划到 2020 年，力争将签约服务扩大到全人群，形成长期而稳定的契约服务关系，基本实现家庭医生签约服务制度的全覆盖。[①] 所谓家庭医生签约服务，指的是社区居民与家庭医生服务团队签订服务协议，约定签约服务内容及收付费方式，形成长期稳定的契约服务关系，它在本质上就是利用契约来约束和规范医患双方的行为方式。家庭医生签约服务的核心是确保以社区居民的健康需求为中心，约定医患双方均接受和欢迎的服务内容和服务形式。这就需要突破政策和制度制定上单纯关注服务供方的主导作用而忽略发挥农村居民主动性和参与性作用的传统做法，从农村社区医生和居民共同参与、双向互动的层面构建契约服务关系。换句话讲，社区居民在契约服务关系构建过程中不应是一种被动接受式的状态，而更应体现出其主动性和参与性，在制度构建和实施的全过程中能够表达其愿望诉求和选择自由。在这里，社区卫生协商治理理论提供了一个独特的分析视角。社区卫生协商治理理论主张：只要是涉及社区公共利益和个体利益的事情都可以通过协商的办法加以解决。在协商过程中，每个社区居民都是平等的参与者，都拥有主动提出自身意见的发言权，各种不同偏好在对话和辩论中会发生转变并逐渐趋于靠拢，最后形成的共识能够在很大程度上体现出协商主体的话语声音。社区居民通过在契约服务关系构建过程中的平等参与和协商对话正是社区卫生协商治理的题中应有之义。因此，社区卫生协商治理对于家庭医生签约服务具有较强的解释力。

家庭医生签约服务所形成的不仅仅是显性契约服务关系，更是一种以

---

① 国务院医改办、国家卫生计生委、国家发展改革委、民政部、财政部、人力资源和社会保障部和国家中医药管理局：《关于推进家庭医生签约服务的指导意见》（国医改办发〔2016〕1 号）。

信任和尊重为基础的隐性契约服务关系，即人际关系的连续性。已有研究表明，人际关系的连续性能够实现医患双方较高的满意度、较低的卫生费用和较好的健康结果。[1] 人际关系的连续性一方面有助于社区医生了解、熟悉和尊重患者；另一方面也有助于患者对于社区医生产生心理认同和依从性，从而保持长期、稳定、和谐的医患关系。可见，作为心理契约形式的隐性契约服务关系对于家庭医生签约服务制度功能的充分发挥至关重要。只有显性契约与隐性契约相互结合，才能建立真正意义上的家庭医生签约服务制度。社区卫生协商治理理论强调社会资本在协商治理中的基础性作用，认为信任是社区卫生协商治理得以实现的前提条件。同时，社区协商治理也是培育社会资本的重要途径，社区协商治理中蕴含的公共精神、参与意识及平等参与能力等要素也有助于提升社会资本的信任度。在这里，社区卫生协商治理理论又展现出其理论引领价值，即通过培育信任性社会资本进而建立起家庭医生签约服务中的隐性契约服务关系。总体来看，社区卫生协商治理理论对于家庭医生签约服务制度的价值既体现在强解释性的一面，又体现在理论对于制度的引领性的一面。

2. 社区卫生协商治理对于"健康中国"建设的价值

中国共产党在十八届五中全会上做出"推进健康中国建设"的战略决策，2016 年 10 月，《"健康中国 2030"规划纲要》（以下简称《纲要》）重磅发布。《纲要》是 1949 年以来首次在国家层面提出的健康领域中长期战略规划，是今后 15 年推进健康中国建设的宏伟蓝图和行动纲领。《纲要》以人的健康为中心，按照从内部到外部、从主体到环境的顺序，依次针对个人生活与行为方式、医疗卫生服务与保障、生产与生活环境等健康影响因素，提出普及健康生活、优化健康服务、完善健康保障、建设健康环境、发展健康产业五个方面的战略任务。[2]《纲要》强调指出："把建设健康城市和健康村镇作为推进健康中国建设的重要抓手……广泛开展健康

① George Freeman and Jane Hughes, *Continuity of Care and the Patient Experience*, The King's Fund Research Paper, 2010, p.4.

② 国家卫生和计划生育委员会：《解读："健康中国 2030"规划纲要》，国家卫生和计划生育委员会网站，http://www.nhfpc.gov.cn/zhuzhan/zcjd/201610/a2325a1198694bd6ba42d6e47567daa8.shtml，2016 年 10 月 26 日。

社区、健康村镇、健康单位、健康家庭等建设,提高社会参与度。"① 第九届全球健康促进大会上发布的《2030 可持续发展中的健康促进上海宣言》也强调,"城市和社区是实现健康的关键场所"。从上述阐述中不难看出,健康中国有赖于健康社区,开展健康社区建设是实现健康中国战略目标的关键步骤。

"共建共享"是建设健康中国与健康社区的基本路径。"从供给侧和需求侧两端发力,统筹社会、行业和个人三个层面,形成维护和促进健康的强大合力。"② 建设健康中国与健康社区要促进全社会的广泛参与,"人人参与、人人尽力、人人享有",形成多层次、多元化的社会共治格局。这就需要城乡社区居民围绕影响社区健康的因素(如生活与行为方式因素、医疗卫生服务因素、生态与社会环境因素等)展开协商对话、达成健康建设共识并共同致力于开展健康行动。社区卫生协商治理理论坚持"大健康、大卫生"观,它同时强调党委和政府的主导作用、村(居)委会的协调作用以及社区组织和社区居民的参与作用,多元主体围绕社区公共卫生和预防保健、社区生态和环境卫生等议题探讨解决办法,通过社区集体行动解决社区之内健康卫生事务,通过形成公共意见或公共舆论影响社区之外的健康政策制定。可见,社区卫生协商治理与健康社区及健康中国建设之间具有较强的关联性,因而对于后者也具有较强的理论解释力。

《纲要》是健康中国建设的中长期战略规划,若要转变为全体社会成员的集体行动,还必须对规划纲要中的各项政策和措施进行细化完善,并且建立常态化、经常化的督查考核与监测评估机制,适时对目标任务进行必要调整。③ 社区卫生协商治理不仅重视通过采取"自下而上"的对话讨论方式形成公共意见来影响公共政策,而且也重视在政策实施过程中的监督与评估,通过采取"自上而下"的讨论协商方式由公民参与补充和完善专家制定的公共政策。显然,只有把协商理念和协商规则深入人心、内化成为社会成员日常生活的一部分,人们才会自觉地参与到

---

① 中共中央、国务院《"健康中国 2030"规划纲要》,新华网,http://news.xinhuanet.com/health/2016-10/25/c_1119786029.html.,2016 年 10 月 25 日。

② 同上。

③ 同上。

包括监督与评估在内的健康中国建设的全过程。从这个意义来看，协商制应成为健康中国建设的具体实施方式，是引导健康中国战略转变为人们集体行动的"战术"。

总之，社区卫生协商治理理论无论对于相关理论还是对于健康卫生实践均具有较强的解释性和引领性，也具有丰富的价值意蕴。社区卫生协商治理理论既具有归纳性的一面，也具有演绎性的一面，它还需要在中国城乡社区的实践运用中不断加以补充、修正和完善。然而需要着重指出的是，社区卫生协商治理理论是一个具有生命力和应用远景的理论，它不但能够在健康卫生领域发挥作用，而且也可以扩展至全面的社区公共事务，成为有效社区治理的理论先导。

结　　语

自 20 世纪 80 年代中期以来，"赤脚医生"在当时应该叫形式的瓦解标志着中国城乡社区居民步入了一个漫长而艰辛的自由择医时代。在这个时代，社区医生和居民之间的服务关系演变为短暂性、间断性和脆弱性。[①]由于缺乏"健康守护人"，社区居民尤其是农村居民有病不敢医、有病不会医，不仅导致医疗卫生资源的浪费与卫生费用的攀升，而且导致患者疾病负担的加重与健康生命年的损失，以及医患关系的持续紧张与恶化。不仅如此，中国医药卫生体制改革仍然面临重大医院轻基层医疗卫生机构、重疾病治疗轻健康保健、重服务数量轻服务质量等挑战，以及快速老龄化和慢性非传染性疾病负担加重等新的挑战。

中国共产党和党政府已经认识到这些挑战，并相继出台了一系列影响深远的政策和规划。2014 年，十八届三中全会《关于全面深化改革若干重大问题的决定》明确指出，完善合理分级诊疗模式，建立社区医生和居民契约服务关系；2015 年，十八届五中全会又提出了"健康中国"国家战略，将改善全民健康作为卫生系统的主要战略目标；2016 年，国家医改办等六部委又联合发布《关于推进家庭医生签约服务的指导意见》，提出到 2020 年基本实现家庭医生签约服务制度的全覆盖；同年，中共中央、国务院发布《"健康中国 2030"规划纲要》，成为今后 15 年推进健康中国建设的宏伟蓝图和行动纲领。可以认为，以维护人民群众的健康为中心、促进医疗卫生工作重心下沉和资源下沉，从而实现基于价值的以人为本一体化

---

① 张奎力：《农村基层医疗卫生机构运行机制研究——以河南省鲁山县为例》，经济管理出版社 2014 年版，第 119 页。

卫生服务模式，已经成为举国上下的普遍共识。党和政府致力于深化医药卫生体制改革及推进健康中国建设的战略意图和战略部署为本书提供了政策支撑和强大动力。

那么，应该如何建立起长期稳定的社区医生和居民契约服务关系呢？新医改以来，尤其是党的十八大以来，中国不少地方展开了丰富多样、形态各异的实践创新。无论是早期的全科医生团队制度还是后来陆续出现的家庭医生制度，都是在这个大背景下进行的改革尝试。许多研究者认为，家庭医生制度是全科医生团队制度模式的深化和发展，是走向有序的"第二次革命"。① 家庭医生制度建设的目标是试图为社区居民提供更加个体化的、连续性的、富有价值的服务。然而，试点中的家庭医生制度距离真正意义上的居民健康"守门人"角色仍有不小的差距。从学理上剖析，还可以发现试点中的家庭医生制度存在一些"先天性"的缺陷：一是家庭医生制度服务供给主体是单一的公立医疗卫生机构，难以形成有效的竞争机制；二是该制度模式下的社区医生缺乏剩余控制权和剩余索取权，影响其服务提供积极性；三是作为服务对象的社区居民处于被动接受式的状态，无法体现出其主动性和参与性。② 基于以上理由，本书认为家庭医生制度仍需进一步改革完善，从而探寻出一种既适合中国国情又科学合理的契约服务关系模式。

通过纵向和横向维度的考察与分析，本书首次提出建立以"健康守护人"为核心的农村社区医生和居民契约服务关系。"健康守护人"制度模式的结构逻辑包括以自愿性、参与性、开放性、竞争性、激励性和整体性等基本原则指引下的关键步骤和支撑体系。其中，制度模式设计的关键步骤主要包括组建签约服务团队、注册签约、签约服务提供范围和方式、签约服务收付费和期满再选择等环节；支撑体系包括多元化的农村基层卫生

---

① 参见杜学礼、鲍勇《家庭医生制度：走向有序的"第二次革命"》，《东方早报》2012 年 7 月 31 日第 8 版；肖峰、吴小岭、赵德余：《家庭医生制：基本医疗卫生服务模式新探索》，《中国市场》2012 年第 29 期；贺小林、梁鸿：《推进家庭责任医生制度改革的理论探讨与政策建议》，《中国卫生政策研究》2012 年第 6 期。

② 张奎力：《农村基层医疗卫生机构运行机制研究——以河南省鲁山县为例》，经济管理出版社 2014 年版，第 123 页。

服务人才队伍建设、以"按人头付费"为主的支付制度改革、以患者为中心的卫生服务纵向协作机制、以社区赋权为核心的社区卫生参与机制。有别于各地试点的"家庭医生签约服务"制度和许多国家实行的"守门人"制度,"健康守护人"制度模式自身蕴含着鲜明的独特性:(1)它是一种自由开放式的守门人制度模式;(2)它把签约服务寓于农村初级卫生保健改革中,整体推进农村卫生事业发展;(3)它强调经济性激励与非经济性激励相结合产生内在动力;(4)它以"健康社区"建设为目标、激发社区成员的广泛参与。

围绕建立社区医生和居民契约服务关系这一目标任务,本书从理论基础—实践经验—制度构建—理论构建的逻辑思路展开论述。首先,提出建立农村社区医生和居民契约服务关系的必要性和价值意义,以及开展研究的相关理论依据,它回答了"为何要建"的问题;其次,从纵向上分析我国农村社区医生和居民关系发展演变的过程,以及家庭医生签约服务制度开展的现状;从横向上考察欧洲初级卫生保健服务和签约服务的制度理念和模式,它回答了"建的根基"的问题;再次,以"去行政化"改革理念为指引,提出构建"健康守护人"制度模式及制度支撑体系建设,它回答了"如何去建"的问题;最后,提出建立社区卫生协商治理理论,以此解释和引领家庭医生签约服务制度及"健康中国"建设,它回答了"建的价值"的问题。

建立以"健康守护人"制度模式为核心的农村社区医生和居民契约服务关系,不仅能够有效解决农村居民就医盲目无序流动及由此带来的看病贵、看病难问题,建立长期稳定的医患关系,而且对于实现医疗卫生服务重心下移和医疗卫生资源下沉、使新医改能够平稳、可持续地趟过"深水区"具有强烈的现实意义。具体体现在:(1)它可以有效解决传统服务提供模式存在的弊端,是撬动医疗卫生服务模式转变的杠杆;(2)它通过引导医疗卫生资源的"重心下沉"和医疗卫生服务的"关口前移",使基层真正强起来,是建立分级诊疗的制度保障和重要基础;(3)社区医生和居民形成长期稳定的契约服务关系有助于医患信任关系的建立,是建立和谐医患关系的有力保障;(4)它是新医改健康、可持续推进的必然路径选择,也是深化以人为本的医疗卫生体制改革的动力源泉;(5)它鼓励社区医生和居民共同参与及医患双向互动，为健康社区及"健康中国"建设奠定了基础。

虽然定位于应用性研究，但是本项研究并未就事论事，而是试图在理论方面也有所突破和建树。本书的理论创建之处主要体现如下：

（1）突破传统人文科学与社会科学的分野，尝试进行人文和社会科学"视界融合"的研究视角。人文科学与社会科学是共同存在、相互补充、相互推动的关系。① 正如学者所言，社会学科有必要把人文精神看成是一切科学研究得以成立的基本思想立场，在社会领域贯彻人文主义精神。② 可见，人文科学理应成为社会科学研究的基础，社会科学研究应走向人的发展的社会化与社会发展的人性化的统一。基于这个认知，本书试图把文化价值和人文精神渗透进社区治理与发展过程中，从而彰显其人文关怀的精神品质。例如，社区医生和居民契约服务关系不仅强调制度构建的科学性与合理性，也强调签约双方应建立起基于互信、互惠、认同、团结、互助、协作（合作）的隐性服务关系，使中国传统文化精髓和培育现代性社会资本相结合作为社区治理与发展的目标之一，力图实现社区发展与人的发展的统一。社区是人文科学与社会科学融合的理想试验场域，人文科学与社会科学、科学精神与人文精神的交汇与融合，不仅对于契约服务关系的成功建立与运行至关重要，而且对于社区有效治理和可持续发展也至关重要。

（2）本书提出了建立社区医生和居民契约服务关系的"去行政化"改革新理念。新医改以来，"安徽模式"风靡一时并作为"最彻底医改样本"在全国大力推广。然而，该模式实际上强化了对于基层医疗卫生机构的行政垄断和对服务供给的行政束缚。究其实质，"安徽模式"走的是一条"再行政化"之路。"安徽模式"的迷失促使人们开始重新反思医改路径。在反思的基础上，本书提出了"去行政化"的改革理念：破除行政性垄断并实行"管办分离"、破除不当行政管制并实行"重新管制"，让政府、市场和社会各居其所、相得益彰。当前尤其是要实现政府管制职能两

① 余金成：《人文科学与社会科学的统一》，《光明日报》2010年2月23日第11版。
② 邹诗鹏：《人文科学与社会科学的"视界融合"》，《天津社会科学》2003年第4期。

个方面的转变——即从直接经济性医疗卫生管制向间接经济性医疗卫生管制转变，从直接经济性医疗卫生管制向社会性医疗卫生管制转变。可以认为，"去行政化"改革理念是一条"红线"，贯穿于本书的始终。

（3）本书提出了以自愿性、参与性、开放性、竞争性、激励性和整体性为构建指标的"健康守护人"制度模式，该制度模式既不同于目前各地陆续试点的"家庭医生制度"，也区别于国外的"守门人"制度，它是一种适合中国经济社会发展阶段和新医改进程的制度选择，同时也是一种具有过渡性质的开放式的制度形式。虽说该制度模式并不能完全契合形态各异的中国农村社区，但是从学理上提出家庭医生签约服务制度模式在当下显得尤为必要，它有助于引发学界对于该研究议题的关注与争鸣，从而对新医改的健康、可持续发展有所裨益。

（4）本书提出了从农村社区医生和居民共同参与、双向互动的层面构建契约服务关系的研究范式。传统研究过度关注服务的供给方在制度构建和运行中的主导作用，而相对忽略服务的需求方能动性功能的发挥，把需求方视为一群被动的服务接受者。这种研究范式显然遵循的是"自上而下"的单向输出路径，由于供需双方的错节容易导致制度"春办秋黄"、不具有可持续性。与之相对，本项研究提出，农村居民在契约服务关系中不应是一种被动接受式的状态，而更应体现出其主动性和参与性，在制度构建过程"用手投票"表达其愿望呼求，在制度实践过程"用脚投票"表达其选择自由。这实际上是一种"自上而下"与"自下而上"相结合的研究范式。坚持这种研究范式，不但能够防止服务的制度设计与群众对于服务需求两者之间的偏离，而且可以保证制度的可持续运行和发展。

（5）本书基于西方相关理论与中国社区治理实践之间的巨大张力，提出并尝试建立了社区协商治理理论。社区协商治理理论是在中国现实语境下构建的一个本土化概念，是中国社区治理的现实选择。社区协商治理理论框架由"一体两翼"三大部分所构成，其中主体部分又包括党委领导下的两条相辅相成的主线。社区协商治理理论的基本命题包含一个核心命题和八个分命题。作为一种理论形态的社区卫生协商治理具有丰富的价值意蕴，它不仅拓展与深化了社区治理理论、协商民主理论以及初级卫生保健理论等，而且对于家庭医生签约服务制度及"健康中国"建设等具有较强的解释性与引领性作用。

不可否认，本书在典型调查、制度与理论构建等环节还存在一些不足及尚待进一步探讨之处。首先，在调查区域的农村居民中，青壮年，尤其是青壮年男子大都外出务工，村里的现居人口以老年人和妇女儿童为主，所以问卷和访谈的被调查对象主要局限于老年人和孕产妇，这就难免会导致调查结果不能全面充分地反映出全部农村居民的偏好意见，进而可能会影响制度设计与理论建构的目标偏差及制度效应。其次，课题组在问卷调查时一定程度上依赖当地家庭签约医生（即乡村医生）的配合，如组织召集被调查人员、指导填写问卷及回收问卷等，由于家庭签约医生的在场及参与，难以保证签约村民所回答的问题是其真实意愿表达；此外，包括家庭签约医生在内的一些机构负责人也可能在交谈过程中存在避重就轻、趋利避害的倾向，从而掩盖了部分事实真相。调查的过程其实就是调查者试图无限地向事实真相趋近的过程。而上述干扰因素的存在，很可能会在一定程度上阻碍事实真相的展现程度。这也提醒研究者们应通过技术手段尽可能地排除调查中存在的干扰因素，使调查结果无限趋近社会现实。再次，"健康守护人"制度设计带有一定的理想化色彩，比如，乡村医生数量上的匮乏和结构上的单一可能导致开放性、竞争性的制度模式设计难以有效推行，农村社区成员的较弱参与意识和较低参与能力也可能导致他们不愿或无力投身于签约服务以及社区卫生治理中，等等。因此，"健康守护人"制度模式若要"落地生根"，可能不得不阶段性地逐步实施。最后，由于当前中国社区协商治理实践与经验的不足，本书所构建的社区卫生协商治理理论具有较大程度的演绎性或推理性。虽然该理论对于西方相关理论和中国实践具有丰富的价值意蕴，但是它仍需要在中国社区卫生治理的过程中接受进一步的实践检验和理论修正，以便做到理论与实践的紧密结合。

针对上述研究的不足，笔者认为，下一步研究的方向应从跟踪调查研究家庭医生签约服务、参与式实验社区卫生协商治理与"健康中国"建设、探索中国城乡社区治理三个依次拓展的层次着手进行分析。家庭医生签约服务在走向全覆盖的过程中还面临着吸引青壮年人员加入签约以及异地签约等挑战，具有过渡性质的家庭医生签约服务制度，其未来走向仍不太明朗,这显然需要我们在后续的跟踪调查中探寻解决之道。"健康中国"建设是中国今后较长时期面临的一项重大课题,社区卫生协商治理理论若要与实践相结合,那么一个绝佳的结合点便是"健康社区"建设,从"健康社区"到"美丽社区"再到"和谐社区",均离不开社区卫生协商治理理论的功能发挥。中国城乡社区的有效治理是无数有识之士孜孜以求的方向,城市社区有效治理的途径是什么,乡村社区治理与未来的发展出路何在,城市与乡村社区发展之间又具有何种程度的关联,这个时代性课题仍需要研究者们共同努力寻找答案。

参考文献

一 中文著作

杜赞奇：《文化、权力与国家：1900—1942 年的华北农村》，凤凰出版传媒集团、江苏人民出版社 2010 年版。

费孝通：《乡土中国生育制度乡土重建》，商务印书馆 2011 年版。

顾昕：《走向全民医保：中国新医改的战略与战术》，中国劳动社会保障出版社 2008 年版。

国家卫生和计划生育委员会：《2016 中国卫生和计划生育统计年鉴》，中国协和医科大学出版社 2016 年版。

林尚立、赵宇峰：《中国协商民主的逻辑》，上海人民出版社 2015 年版。

世界卫生组织：《2008 年世界卫生报告：初级卫生保健——过去重要，现在更重要》，人民卫生出版社 2008 年版。

世界卫生组织：《2000 年世界卫生发展报告——卫生系统改进业绩》，人民卫生出版社 2000 年版。

世界银行：《2015 年世界发展报告：思维、社会与行为》，清华大学出版社 2015 年版。

王虎峰：《中国新医改理念和政策》，中国财政经济出版社 2009 年版。

吴文藻：《论社会学中国化》，商务印书馆 2010 年版。

夏建中：《中国城市社区治理结构研究》，中国人民大学出版社 2012 年版。

燕继荣：《社会资本与国家治理》，北京大学出版社 2015 年版。

杨念群：《再造"病人"——中西医冲突下的空间政治（1832—1985）》，中国人民大学出版社 2006 年版。

应奇、刘训练：《审议民主》，江苏人民出版社 2006 年版。

俞可平:《治理与善治》,社会科学文献出版社 2000 年版。

张奎力:《农村基层医疗卫生机构运行机制研究——以河南省鲁山县为例》,经济管理出版社 2014 年版。

周业勤:《初级卫生保健:我国社区卫生服务治理化改革研究》,科学出版社 2014 年版。

二 中文译著

〔德〕斐迪南·滕尼斯:《共同体与社会:纯粹社会学的基本概念》,林荣远译,北京大学出版社 2010 年版。

〔美〕艾莉诺·奥斯特罗姆:《公共事物的治理之道》,余逊达、陈旭东译,上海译文出版社 2012 年版。

〔美〕艾丽斯·杨:《包容与民主》,彭斌、刘明译,江苏人民出版社 2013 年版。

〔美〕弗兰西斯·福山:《信任——社会道德与繁荣的创造》,李宛蓉译,远方出版社 1998 年版。

〔美〕亨利·罗伯特:《罗伯特议事规则》(第 11 版),袁天鹏、孙涤译,格致出版社、上海人民出版社 2015 年版。

〔美〕理查德·C. 博克斯:《公民社会:引领 21 世纪的美国社区》,孙柏瑛等译,中国人民大学出版社 2014 年版。

〔美〕林南:《社会资本——关于社会结构与行动的理论》,张磊译,世纪出版集团 2005 年版。

〔美〕罗伯特·C. 埃里克森:《无需法律的秩序:邻人如何解决纠纷》,苏力译,中国政法大学出版社 2003 年版。

〔美〕罗伯特·帕特南:《独自打保龄球:美国社区的衰落与复兴》,刘波等译,北京大学出版社 2011 年版。

〔美〕罗伯特·帕特南:《使民主运转起来:现代意大利的公民传统》,王列、赖海榕译,中国人民大学出版社 2015 年版。

〔美〕文森特·奥斯特罗姆:《美国公共行政的思想危机》,毛寿龙译,上海三联书店 1999 年版。

〔美〕约翰·罗尔斯:《万民法:公共理性观念新论》,张晓辉等译,吉林人民出版社 2011 年版。

［美］约翰·罗尔斯：《政治自由主义》，万俊人译，译林出版社 2011 年版。

［美］詹姆斯·博曼：《公共协商：多元主义、复杂性与民主》，黄相怀译，中央编译出版社 2006 年版。

［美］詹姆斯·博曼、威廉·雷吉：《协商民主：论理性与政治》，陈家刚等译，中央编译出版社 2006 年版。

［美］詹姆斯·科尔曼：《社会理论的基础》（上册），邓方译，社会科学文献出版社 2008 年版。

［日］青木昌彦：《比较制度分析》，周黎安译，上海远东出版社 2001 年版。

三　期刊、报纸

白剑锋：《大医院莫成"抽水机"》，《人民日报》2016 年 7 月 29 日第 19 版。

蔡晶晶、李德国：《经由理性通往共识：协商民主的兴起及其局限》，《理论探讨》2009 年第 2 期。

曹海林：《农村社区治理：何以可能与何以可为?》，《人文杂志》2009 年第 4 期。

陈炳辉：《国家治理复杂性视野下的协商民主》，《中国社会科学》2016 年第 5 期。

陈家刚：《多元文化冲突彰显协商民主价值》，《学习时报》2012 年 10 月 29 日。

陈家刚：《多元主义、公民社会与理性：协商民主要素分析》，《天津行政学院学报》2008 年第 4 期。

陈家刚：《中国协商民主的比较优势》，《新视野》2014 年第 1 期。

陈家喜、林电锋：《城市社区协商治理模式的实践探索与理论反思——深圳南山区"一核多元"社区治理创新观察》，《社会治理》2015 年第 1 期。

陈亮、王彩波：《协商治理的运行逻辑与优化路径：一个基于"话语、公共主题与协商过程"的分析框架》,《理论与改革》2015 年第 4 期。

陈伟东:《赋权社区:居民自治的一种可行性路径——以湖北省公益创投大赛为个案》,《社会科学家》2015 年第 6 期。

陈仰东:《支付制度内涵及改革路径研究》,《中国医疗保险》2011 年第 10 期。

陈毅:《基于协商的治理:中国的协商政治研究》,《探索》2015 年第 6 期。

杜学礼、鲍勇:《家庭医生制度:走向有序的"第二次革命"》,《东方早报》2012 年 7 月 31 日第 4 版。

范斌:《弱势群体的增权及其模式选择》,《学术研究》2004 年第 12 期。

高丙中:《"公民社会"概念与中国现实》,《思想战线》2012 年第 1 期。

高奇琦:《社会资本、协商民主与党群治理》,《中共福建省委党校学报》2014 年第 1 期。

葛天任、李强:《我国城市社区治理创新的四种模式》,《西北师大学报:社会科学版》2016 年第 6 期。

顾杰、胡伟:《协商式治理:基层社区治理的可行模式——基于上海浦东华夏社区的经验》,《学术界》2016 年第 8 期。

顾昕:《社区医疗卫生服务体系建设中的政府角色》,《改革》2006 年第 1 期。

郭道久:《协作治理是适合中国现实需求的治理模式》,《政治学研究》2015 年第 6 期。

韩福国、张开平:《社会治理的"协商"领域与"民主"机制——当下中国基层协商民主的制度特征、实践结构和理论批评》,《浙江社会科学》2015 年第 10 期。

韩福国:《中国执政结构中的政治协商文化与制度建设》,《中共浙江省委党校学报》2012 年第 3 期。

何包钢、王春光:《中国乡村协商民主:个案研究》,《社会学研究》2007 年第 3 期。

何包钢:《协商民主和协商治理:建构一个理性且成熟的公民社会》,《开放时代》2012 年第 4 期。

贺小林、梁鸿：《推进家庭责任医生制度改革的理论探讨与政策建议》，《中国卫生政策研究》2012 年第 6 期。

胡象明、唐波勇：《整体性治理：公共管理的新范式》，《华中师范大学学报》（人文社会科学版）2010 年第 1 期。

胡永保、杨弘：《中国农村基层协商治理的现实困境与优化策略》，《理论探讨》2013 年第 6 期。

姜振华：《论社会资本的核心构成要素》，《首都师范大学学报》（社会科学版）2008 年第 5 期。

靳凤林：《协商民主的价值定位与伦理规则》，《哲学研究》2016 年第 8 期。

郎友兴、周文：《社会资本与农村社区建设的可持续性》，《浙江社会科学》2008 年第 11 期。

李斌：《村医行为、农合制度与中国经验》，《湖南师范大学社会科学学报》2011 年第 5 期。

李德成：《赤脚医生研究述评》，《中国初级卫生保健》2007 年第 1 期。

李海青：《当代政治哲学视域中的公共理性——一种规范性的分析》，《哲学动态》2008 年第 6 期。

李海青：《理性的公共生活如何可能——对"公共理性"的一种政治伦理学阐释》，《伦理学研究》2008 年第 3 期。

李淑梅、董伟伟：《协商民主与公民文化建设的拓展》，《南开学报》（哲学社会科学版）2016 年第 5 期。

李蔚：《让协商民主在社区有效运转起来》，《学习时报》2015 年 7 月 13 日第 6 版。

李文钊、蔡长昆：《政治制度结构、社会资本与公共治理制度》，《管理世界》2012 年第 8 期。

李友梅：《社区治理：公民社会的微观基础》，《社会》2007 年第 2 期。

梁立智、吕兆丰、王晓燕等：《赤脚医生时期北京村落维系医患关系的道德规范体系研究》，《中国医学伦理学》2012 年第 1 期。

梁莹：《寻求社会资本与协商民主的良性互动》，《浙江社会科学》2005 年第 6 期。

刘波、王力立、姚引良：《整体性治理与网络治理的比较研究》，《马克思主义与现实》2011 年第 5 期。

刘运国：《初级卫生保健的内涵及其在我国的发展回顾》，《中国卫生经济》2007 年第 7 期。

芦炜、张益民、梁鸿等：《家庭医生签约服务与医保支付联动改革的理论基础及政策价值分析》，《中国卫生政策研究》2016 年第 8 期。

马红梅、陈柳钦：《农村社会资本理论及其分析框架》，《经济研究参考》2012 年第 22 期。

闵学勤：《社区理事制：从社区管理到协商治理》，《江苏行政学院学报》2016 年第 3 期。

闵学勤：《社区协商：让基层治理运转起来》，《南京社会科学》2015 年第 6 期。

钮菊生：《论现代公共政策的功能与特点》，《江海学刊》2001 年第 5 期。

潘鸿雁：《社区治理新模式：共治与自治互动》，《学习时报》2013 年 1 月 7 日。

潘华伟、韩瑞芹、陈少伟等：《天津市西青区农村居民健康知识需求调查》，《中国初级卫生保健》2014 年第 9 期。

潘向阳：《城市社区居民健康需求调查数据分析》，《中国社区医师》2010 年第 5 期。

潘泽泉：《社会资本与社区建设》，《社会科学》2008 年第 7 期。

齐卫平：《协商民主影响公共政策的若干思考》，《学海》2016 年第 3 期。

曲江斌、王健、孟庆跃等：《中国农村居民社会资本现状与健康关系的研究》，《中国初级卫生保健》2008 年第 1 期。

任路：《协商民主：村民自治有效实现的路径转换与机制重塑》，《中共浙江省委党校学报》2016 年第 5 期。

沈世勇、吴忠、张健明等：《上海市家庭医生制度的实施效应研究》，《中国全科医学》2015 年第 10 期。

施雪华、黄建洪：《公共理性：不是什么和是什么》，《学习与探索》2008 年第 2 期。

舒放、张自耀：《医患关系的非正式契约性分析及改善》，《人力资源管理》2014 年第 9 期。

孙立平：《社区、社会资本与社区发育》，《学海》2001 年第 4 期。

孙秀云：《社区卫生服务团队运行模式探讨》，《卫生软科学》2011 年第 7 期。

孙元欣、于茂荐：《关系契约理论研究述评》，《学术交流》2010 年第 8 期。

谭祖雪、张江龙：《赋权与增能：推动城市社区参与的重要路径》，《西南民族大学学报》（人文社会科学版）2014 年第 6 期。

唐鸣、祁中山：《社区协商助力基层治理现代化》，《农民日报》2015 年 7 月 29 日。

陶海燕：《论赤脚医生时期的医患关系》，《社区医学杂志》2007 年第 1 期。

田凯、黄金：《国外治理理论研究：进程与争鸣》，《政治学研究》2015 年第 6 期。

田淼淼、徐向东、朱坤等：《农村卫生服务纵向整合实例分析——以江苏省大丰市为例》，《中国卫生政策研究》2014 年第 10 期。

仝志辉：《从参与到选举：扭曲的村民自治》，《文化纵横》2010 年第 8 期。

托马斯·福特·布朗：《社会资本理论综述》，《马克思主义与现实》2000 年第 2 期。

王栋：《社会组织参与社区治理的机制：结构、效应及构建路径》，《广东行政学院学报》2012 年第 4 期。

王桂新：《高度重视农村人口过快老龄化问题》，《探索与争鸣》2015 年第 12 期。

王铭铭：《局部作为整体——从一个案例看社区研究的视野拓展》，《社会学研究》2016 年第 4 期。

王佩、骆达、韩超等：《天津市契约式家庭责任医生制度的实施现状及影响因素研究》，《中国全科医学》2015 年第 10 期。

王浦劬：《中国协商治理的基本特点》，《求是》2013 年第 10 期。

王绍光：《学习机制与适应能力：中国农村合作医疗制度变迁的启示》，

《中国社会科学》2008 年第 6 期。

王胜:《赤脚医生群体的社会认同及原因分析——以河北省深泽县为个案》,《中共党史研究》2011 年第 1 期。

王蔚:《个体理性与公共理性的互融:选举民主与协商民主互动的基础》,《当代世界与社会主义》2010 年第 4 期。

王岩、魏崇辉:《协商治理的中国逻辑》,《中国社会科学》2016 年第 7 期。

魏峰、张文贤:《国外心理契约理论研究的新进展》,《外国经济与管理》2004 年第 2 期。

温益群:《"赤脚医生"产生和存在的社会文化因素》,《云南民族大学学报》(哲学社会科学版)2005 年第 2 期。

吴光芸:《社会资本:连接公民社会与协商民主的桥梁》,《理论探讨》2009 年第 3 期。

吴家庆、王毅:《中国与西方治理理论之比较》,《湖南师范大学社会科学学报》2007 年第 2 期。

吴建华:《理解法团主义——兼论其在中国国家与社会关系研究中的适用性》,《社会学研究》2012 年第 1 期。

吴晓林、郝丽娜:《"社区复兴运动"以来国外社区治理研究的理论考察》,《政治学研究》2015 年第 1 期。

吴晓林、张慧敏:《社区赋权引论》,《国外理论动态》2016 年第 9 期。

吴晓林:《中国的城市社区更趋向治理了吗——一个结构—过程的分析框架》,《华中科技大学学报》(社会科学版)2015 年第 6 期。

吴兴智:《协商民主与中国乡村治理》,《湖北社会科学》2010 年第 10 期。

伍仞等:《百年中国人疾病谱:尚未挥别"穷人病",又陷"富贵病"》,广州日报 2015 年 11 月 1 日第 A18 版。

夏建中:《治理理论的特点与社区治理研究》,《黑龙江社会科学》2010 年第 2 期。

肖峰、吴小岭、赵德余:《家庭医生制:基本医疗卫生服务模式新探索》,《中国市场》2012 年第 29 期。

肖林:《城乡社区协商:基层民主自治的生长点》,《中国发展观察》2015

年第 10 期。

谢春艳、胡善联：《社会资本理论视角下的家庭医生制度探讨》，《中国卫生政策研究》2012 年第 5 期。

徐理响：《协商文化：公民文化的话语转向——兼论中国式协商文化》，《求实》2011 年第 3 期。

徐勇：《1990 年代以来中国村民自治发展困境的反思》，《华中师范大学学报》（人文社会科学版）2005 年第 2 期。

徐勇、朱国云：《农村社区治理主体及其权力关系分析》，《理论月刊》2013 年第 1 期。

许岩丽、刘志军、杨辉：《对中国卫生守门人问题的再思考》，《中国医院管理》2007 年第 8 期。

玄泽亮：《上海市社区全科服务团队模式的比较分析》，《中国全科医学》2011 年第 14 期。

颜星、肖双、苟正先：《家庭健康契约式服务的开展现状研究》，《中国全科医学》2016 年第 10 期。

晏雪鸣、郑平安：《医患关系及纠纷的社会学轨迹寻绎》，《医学与社会》2006 年第 7 期。

杨腾原：《论公共政策的服务功能》，《内蒙古大学学报》（哲学社会科学版）2012 年第 3 期。

余金成：《人文科学与社会科学的统一》，《光明日报》2010 年 2 月 23 日第 11 版。

俞可平：《协商民主：当代西方民主理论和实践的最新发展》，《学习时报》2006 年 11 月 6 日第 6 版。

俞可平：《中国公民社会：概念、分类与制度环境》，《中国社会科学》2006 年第 1 期。

郁建兴、王诗宗：《治理理论的中国适用性》，《哲学研究》2010 年第 11 期。

岳经纶、刘璐：《协商民主与治理创新：珠三角公共服务政策的公众评议研究》，《华中师范大学学报》（人文社会科学版）2016 年第 6 期。

张爱军、高勇泽：《公民社会与协商民主》，《社会主义研究》2010 年第

3 期。

张等文、杨才溢：《中国基层协商民主实践及其可持续性研究》，《东北师大学报》（哲学社会科学版）2016 年第 2 期。

张国献、李玉华：《乡村协商民主的现实困境与化解路径》，《中州学刊》2014 年第 3 期。

张奎力：《农村居民就医流向变化及费用负担情况调查研究》，《资政参考》（内刊）2015 年第 28 期。

张敏：《协商治理及其当前实践：内容、形式与未来展望》，《南京社会科学》2012 年第 12 期。

张敏：《协商治理：一个成长中的新公共治理范式》，《江海学刊》2012 年第 5 期。

赵德余、梁鸿：《基本医疗卫生服务供给中的医患关系重构》，《世界经济文汇》2007 年第 4 期。

赵欣：《让协商议事成为社区治理有效模式》，《学习时报》2015 年 7 月 16 日第 5 版。

赵延东：《社会资本理论的新进展》，《国外社会科学》2003 年第 3 期。

郑杭生、邵占鹏：《治理理论的适用性、本土化与国际化》，《社会学评论》2015 年第 2 期。

钟南山：《医患共同决策，是人文精神的核心体现》，《健康报》2015 年 6 月 19 日。

周红云：《社会资本及其在中国的研究与应用》，《经济社会体制比较》2004 年第 2 期。

周瑾平：《社会治理与公共理性》，《马克思主义与现实》2016 年第 1 期。

周小毛：《理性妥协与协商民主》，《中国社会科学报》2015 年 8 月 12 日第 7 版。

周业勤、钱东福：《国际初级卫生保健的曲折历程及启示》，《中国全科医学》2013 年第 11B 期。

朱荣、李士雪：《社区全科医生团队服务模式探讨》，《中国卫生事业管理》2008 年第 8 期。

朱圣明：《温岭恳谈会文化之生成逻辑与本质特征》，《中共杭州市委党校学报》2010 年第 1 期。

竺乾威：《从新公共管理到整体性治理》，《中国行政管理》2008 年第
10 期。

邹静琴：《村民自治中的民主路径选择及运行机制构建》，《学术论坛》
2008 年第 8 期。

邹诗鹏：《人文科学与社会科学的"视界融合"》，《天津社会科学》2003
年第 4 期。

四　析出文献

郎友兴：《公民文化与民主治理机制的巩固和可持续性——以温岭民主恳
谈会为例》，载韩福国主编《基层协商民主》，中央文献出版社 2015
年版。

［美］艾丽斯·杨：《交往与他者：超越协商民主》，载［美］塞拉·本哈
比主编《民主与差异：挑战政治的边界》，黄相怀、严海兵等译，中央
编译出版社。

［美］安妮鲁德·克里希娜：《创造和利用社会资本》，载［印度］帕萨·
达斯古普拉、伊斯梅尔·撒拉戈尔丁《社会资本——一个多角度的观
点》，张惠东等译，中国人民大学出版社 2005 年版。

［美］保罗·怀特利：《社会资本的起源》，载李惠斌、杨雪冬主编《社会
资本与社会发展》，社会科学文献出版社 2000 年版。

［美］弗朗西斯·福山：《公民社会与发展》，载曹荣湘主编《走出囚徒困
境——社会资本与制度分析》，上海三联书店 2003 年版。

［美］卡斯·桑斯坦：《团体极化法则》，载［美］詹姆斯·菲什金、［英］
彼得·拉斯莱特主编《协商民主论争》，张晓敏译，中央编译出版社
2009 年版。

［美］罗伯特·帕特南：《独自打保龄球：美国下降的社会资本》，载李惠
斌、杨雪冬主编《社会资本与社会发展》，社会科学文献出版社 2000
年版。

［美］诺曼·厄普霍夫：《理解社会资本：学习参与分析及参与经验》，载
［印度］帕萨·达斯古普拉、［埃及］伊斯梅尔·撒拉戈尔丁主编《社

会资本——一个多角度的观点》，张惠东等译，中国人民大学出版社
2005 年版。

［美］萨缪尔·伯勒斯、赫尔伯特·基提斯：《社会资本与社区治理》，载
曹荣湘主编《走出囚徒困境——社会资本与制度分析》，上海三联书店
2003 年版。

［美］亚历山德罗·波茨：《社会资本：在现代社会学中的缘起和应用》，
载李惠斌、杨雪冬主编《社会资本与社会发展》，社会科学文献出版社
2000 年版。

［英］戴维·米勒：《协商民主不利于弱势群体?》，载［南非］毛里西
奥·帕瑟林·登特里维斯主编《作为公共协商的民主：新的视角》，王
英津等译，中央编译出版社 2006 年版。

［英］肯尼斯·纽顿：《社会资本与现代欧洲民主》，载李惠斌、杨雪冬主
编《社会资本与社会发展》，社会科学文献出版社 2000 年版。

五 论文集

吴兴智：《我国公民文化发展逻辑：协商民主的视角——以温岭民主恳谈
会为个案的思考》，中国行政管理学会 2010 年会暨"政府管理创新"研
讨会论文集。

六 政府文件

《大丰市 2015 年度新型农村合作医疗实施方案》（大卫发〔2015〕4 号）。

国务院医改办、国家卫生计生委、国家发展改革委、民政部、财政部、人
力资源和社会保障部和国家中医药管理局：《关于推进家庭医生签约服
务的指导意见》（国医改办发〔2016〕1 号）。

《潜江市基层医疗卫生机构公共卫生项目"123"服务体系实施方案》（潜
卫生计生发〔2015〕18 号）。

《潜江市新型农村合作医疗制度实施办法》（潜合管委发〔2015〕1 号）。

中共中央办公厅、国务院办公厅：《关于加强城乡社区协商的意见》（中办
发〔2015〕41 号）。

七 外文文献

Aleiandro Portes and Julia Sensenbrenner, "Embeddedness and Immigration: Notes on the Social Determinants of Economic Action", *The American Journal of Sociology*, Vol. 98, No. 6, 1993.

Aleiandro Portes, "Economic Sociology and the Sociology of Immigration: A Conceptual Overview", *The Economic Sociology of Immigration: Essays on Networks, Ethnicity, and Entrepreneurship*, New York: Russell Sage Foundation, 1995.

Alexander W. Marre and B. uce A. Weber, "Assessing Community Capacity in Rural America: Some Lessons from Two Rural Observatories", Working Paper Series: RPRC Working Paper No. 06 – 08, Missouri: Rural Poverty Research Center, 2007.

Alizon Katharine Draper, Gillian Hewitt and Susan Rifkin, "Chasing the Dragon: Developing Indicators for the Assessment of Community Participation in Health Programmes", *Social Science & Medicine*, Vol. 71, No. 6, 2010.

Alvesson M. and Karreman D. , "Varieties of Discourse: On the Study of Organizations Through Discourse Anakysis", *Human Relations*, Vol. 53, Issue 9, 2000.

Andrew Beer, "Leadership and the Governance of Rural Communities", *Journal of Rural Studies*, Vol. 34, No. 2, 2014.

Banerji D. , "Can There Be a Selective Primary Health Care?" Unpublished paper, Consultation on operational issues in the transition from vertical programmes toward integrated primary health care, New Delhi, 4 – 12, June, 1984.

Barbara Starfield, "Policy Relevant Determinants of Health: An International Perspective", *Health Policy*, Vol. 60, 2002.

Barbara Starfield, *Primary care: Balancing Health Needs, Services and Technology*, New York: Oxford University Press, 1998.

Barbara Strfield, "Leiyu Shi and James Macinko. Contribution of Primary Care to Health Systems and Health", *Milbank Quarterly*, Vol. 83, No. 3, 2005.

Carine Chaix-Couturier, Isabelle Durand-Zaleski, and Pierre Durieux, "Effects of Financial Incentives on Medical Practice: Results from a Systematic Review of the Literature and Methodological Issues", *International Journal for Quality in Health Care*, Vol. 12, No. 2, 2000.

Chris Ansell and Alison Gray, "Collaborative Governance in Theory and Practice", *Journal of Public Administration Research and Theory*, Vol. 18, No. 4, 2008.

Christopher B. Forrest, "Primary Care Gatekeeping and Referrals: Effective Filter or Failed Experiment?", *British Medical Journal*, Vol. 326, 2003.

Christopher Murray and Julio Frenk, "World Health Report 2000: A Step Towards Evidence-based Health Policy", *The Lancet*, 357, 2001.

Commission on the Social Determinants of Health, *Closing the Gap in a Generation: Health Equity Through Action on the Social Determinants of Health*, Geneva: World Health Organization, 2008.

Cristina Masseria, Rachel Irwin, Sarah Thomson, et al. , *Primary Care in Europe. Health and Living Conditions Network of the European Observatory on the Social Situation and Demography*, Research Note 2010.

Danny MacKinnon, "Rural Governance and Local Involvement: Assessing State-community Relations in the Scottish Highlands", *Journal of Rural Studies*, Vol. 18, No. 3, 2002.

Daqing Zhang and Paul U. Unschuld, "China's Barefoot Doctor: Past, Present, and Future", *The Lancet*, Vol. 372, 2008.

David Adams and Michael Hess, "Community in Public Policy: Fad or Foundation?", *Australian Journal of Public Administration*, Vol. 60, No. 2, 2001.

David G. Hinds, *Building Community Capacity: Environment, Structure, and Action to Achieve Community Purposes*, Cooperative Extension Publishing, 2008.

David Miller, "Is Deliberative Democracy Unfair to Disadvantaged Groups?", Maurizio Passerin D'Entrèves, eds. , *Democracy as Public Deliberation: New Perspectives*, Manchester University Press, 2002.

De Maeseneer J. , Bogaert K. , De Prins L. , and Groenewegen P. P, "A Lirerature Review", Scott Brown ed. , *Physicain Funding and Health Care Systems: An International Perspective*, London: The Roral College of General Practioners, 1999.

Dennis Porignon, Reynaldo Holder Olga Maslovskaia et al. , "The Role of Hospitals within the Framework of the Renewed Primary Health Care (PHC) Strategy", *World Hospital Health Service*, Vol. 47, No. 3, 2011.

Derrick Purdue, "Neighbourhood Governance: Leadership, Trust and Social Capital", *Urban Studies*, Vol. 38, No. 12, 2001.

Diana Delnoij, Godefridus Van Merode, Aggie Paulus, et al. , "Does General Practitioner Gatekeeping Curb Health Care Expenditure?", *Journal of Health Services Research & Policy*, Vol. 5, No. 1, 2000.

Dick Atkinson, *The Common Sense of Community*, London: DEMOS, 1994.

Dionne S. Kringos, Wienke GW Boerma, Allen Hutchinson, et al. , "The Breadth of Primary Care: A Systematic Literature Review of Its Core Dimensions", *BMC Health Services Research*, Vol. 10, No. 65, 2010.

Dionne S. Kringos, Wienke G. W. Boerma et al. , "The Strength of Primary Care in Europe: An International Comparative Study", *British Journal of General Practice*, 63 (616), 2013.

Dionne S. Kringos, Wienke G. W. Boerma, Allen Hutchinson, et al. , eds. , *Building Primary Care in a Changing Europe*, European Observatory on Health Systems and Policies, 2015.

Dionne S. Kringos, Wienke Boerma, Jouke Van Der Zee, et al. , "Europe's Strong Primary Care Systems Are Linked to Better Population Health But Also to Higher Health Spending", *Health Affairs*, Vol. 32, No. 4, 2013.

Donabedian A. , "The Quality of Care: How Can It Be Assessed?", *Journal of the American Medical Association*, Vol. 260. No. 12, 1988.

Donna C. Wood and Barbara Gray, "Toward a Comprehensive Theory of Collaboration", *Journal of Applied Behavioral Science*, Vol. 27, No. 2, 1991.

Douglas Perkins and Marc Zimmerman, "Empowerment Theory, Research, and Application", *American Journal of Community Psychology*, Vol. 23, No. 5, 1995.

Douglass North, *Understanding the Process of Economic Change*, Princeton: Princeton University Press, 2005.

Elinor Ostrom, "Social Capital: A Fad or a Fundamental Concept?" Partra Dasgupta, Ismail Serageldin , eds. , *Social Capital: A Multifaceted Perspective*, Washington DC. : The World Bank, 2000.

Elinor Ostrom, "Coping with Tragedies of the Commons", *Annual Review of Political Science*, Vol. 2, 1999.

Erica Barbazza and Juan E. Tello, "A Review of Health Governance: Definitions, Dimensions and Tools to Govern", *Health Policy*, Vol. 116, 2014.

Eurobarometer, *Health and Long-term Care in the European Union*, Special Eurobarometer 283 Report, 2007.

Eve A. Kerr, Ron D. Hays, Allison Mitchinson, et al. , "The Influence of Gatekeeping and Utilization Review on Patient Satisfaction", *Journal of General Internal Medicine*, Vol. 14, No. 5, 1999.

G. Frege, "Function and Concept", A. Sullivan ed. , *Logicism and the Philosophy of Language: Selections from Frege and Russell*, Canada: Broad View Press, 2003.

Gary A. Mattson, "Redefining the Ameican Small Town: Community Governance", *Journal of Rural Studies*, Vol. 13, No. 1, 1997.

Geoffrey Meads, Grant Russell and Amanda Lees, "Community Governance in Primary Health Care: Towards an International Ideal Type", *The International Journal of Health Planning and Management*, Publishend online in Wiley Online Library, 2016.

George Freeman and Jane Hughes, *Continuity of Care and the Patient Experience*, The King's Fund Research Paper, 2010.

Gerry Stoker, "Governance as Theory: Five Propositions", *International Social Science Journal*, Vol. 50, No. 155, 1998.

Gerry Stoker, *New Localism, Participation and Networked Community Governance*, Manchester: University of Manchester, 2004.

Gish Oscar, "Selective Primary Care: Old Wine in New Bottle", *Social Science*

& *Medicine*, Vol. 16, No. 10, 1982.

Graham Roy Marshall. Polycentric, "Reciprocity, and Farmer Adoption of Conservation Practices under Community-based Governance", *Ecological Economics*, Vol. 68, No. 5, 2009.

Heather Boon, Marja Verhoef, Dennis O'Hara, et al., "From Parallel Practice to Integrative Health Care: A Conceptual Framework", *BMC Health Services Research*, Vol. 4, 2004.

Helen Sullivan, "Maximising the Contribution of Neighbourhoods: The Role of Community Governance", *Public Policy and Administration*, Vol. 16, No. 2, 2001.

Helen Sullivan, "Modernisation, Democratisation and Community Governance", *Local Governance Studies*, Vol. 27, No. 3, 2001.

Jaime Gofin and Rosa Gofin, "Essentials of Global Community Health", *Journal of Epidemiology*, Vol. 173, No. 8, 2011.

Jan Kooiman and Martijn Van Vliet, "Governance and Public Management", Kjell A. Eliassen and Jan Kooiman, eds., *Managing Public Organizations* (*2nd eds*), London: Sage, 1993.

Jan Kooiman and Martijn Van Vliet, "Self-Governance as a Mode of Societal Governance", *Public Management*, Vol. 2. No. 3, 2000.

Jeannie L. Haggerty, Robert J. Reid, George K. Freeman, et al., "Continuity of Care: A Multidisciplinary Review", *British Medical Journal*, Vol. 327, 2003.

Jeannie L. Haggerty et al., "Comprehensiveness of Care From the Patient Perspective: Comparison of Primary Healthcare Evaluation Instruments", *Health Care Policy*, Vol. 7, Special Issue, 2011.

Joan Smith and John Pierson, *Rebuilding Community: Policy and Practice in Urban Regeneration*, New York: Palgrave, 2001.

John Gaventa, *Representation, Community Leadership and Participation: Citizen Involvement in Neighbourhood Renewal and Local Governance*, London: Neighbourhood Renewal Unit/ODPM, 2004.

John Pierre, "Introduction: Understanding Governance", John Pierre, eds., *Debating Governance: Authority, Steering, and Democracy*, Oxford: Oxford University Press, 2000.

John Stewart, "A Future for Local Authorities as Community Government", John Stewart and Gerry Stoker , eds. , *Local Governance in the 1990s*, London: Macmillan, 1995.

John W. Saultz, "Defining and Measuring Interpersonal Continuity of Care", *Annals of Family Medicine*, Vol. 1, No. 3, 2003.

Johua Cohen, "Deliberation and Democratic Legitimacy", James Bohman and William Rehg, eds. , *Deliberatrive Democracy: Essays on Reason and Politics*, The MIT Press, 1997.

Jon Rohde, Simon Cousens, Michey Chopra, et al. , "30 Years After Alma-Ata: Has Primary Health Care Worked in Countries?", *The Lancet*, Vol. 372, 2008.

Jonathan Murdoch and Simone Abram, "Defining the Limits of Community Governance", *Journal of Rural Studies*, Vol. 14, No. 1, 1998.

Jorge M. Valadez, *Deliberative Democracy, Political Legitimacy, and Self-Democracy in Multicultural Societies*, USA Westview Press, 2001.

Joy E. Lawn, Jon Rohde, Susan Rifkin, et al. , "Alma-Ata 30 Years on: Revolutionary, Relevant, and Time to Revitalize", *The Lancet*, Vol. 372, 2008.

Katherine Baicker and Amitabh Chandra, "Medical Spending, The Physician Workforce, and Beneficiaries' Quality of Care", *Health Affairs*, 2004, (Suppl. Web Exclusives: W4) .

Keith G. Provan and Patrick Kenis, "Modes of Network Governance: Structure, Management, and Effectiveness", *Journal of Public Administration Research and Theory*, Vol. 18, No. 2, 2007.

Kjeld Moller Pedersen, John Sahl Anderson and Jens Sondergaard, "General Practice and Primary Health Care in Denmark", *Journal of The American Board of Family Medicine*, Vol. 25, No. suppl 1, 2012.

Laura Poppo and Todd Zenger, "Do Formal Contracts and Relational Governance Function as Substitutes or Complements?", *Strategic Management Journal*, Vol. 23, Issue 8, 2002.

Lesley Magnussen, John Ehiri and Pauline Jolly, "Comprehensive Versus Selective Primary Health Care: Lessons for Global Health Policy", *Health Affairs*, Vol. 23, No. 3, 2004.

Loek Halman, Ronald Inglehart, Jaime Diez-Medrano, et al. , *Changing Values and Beliefs in 85 Countries: Trends from the Values Surveys from 1981 to 2004*, The Netherlands: Brill, 2008.

Lynn M. Morgan, "Community Participation in Health: Perpetual Allure", *Persistent Challenge. Health Policy and Planning*, Vol. 16, No. 3, 2001.

Lynn M. Sanders, "Against Deliberation", *Political Theory*, Vol. 25, No. 3, 1997.

Maarten Hajer, "A Frame in the Fields: Policy Making and the Reinvention of Politics", Maarten Hajer and Hendrik Wagenaar, eds. , *Deliberative Policy Analysis: Understaning Governance in the Network Society*, Cambridge: Cambridge University Press, 2003.

Madelon W. Kroneman, Hans Maarse, Jouke van der zee, "Direct Access in Primary Care and Patient Satisfaition: A European Study", *Health Policy*, Vol. 76, No. 1, 2006.

Mani Ram Banjade and Hemant Ojha, "Facilitating Deliberative Governance: Innovations from Nepal's Community Forestry Program-a Case Study in Karmapunya", *The Forestry Chronicle*, Vol. 81, No. 15, 2005.

Maria M. Hofmarcher, Howard Oxley and Elena Rusticelli, "Improved Health System Performance Through Better Care Coordination", *OECD Health Working Paper*, No. 30, 2007.

Meredith Edwards, "Participatory Governance into the Future: Roles of the Government and Community Sectors", *Australian Journal of Public Administration*, Vol. 60, No. 3, 2001.

Michael Calnan, Jack Hutten and Hrvoje Tiljak, "The Challenge of Coordination: The Role pf Primary Care Professionals in Promoting Integration Across the Interface", Richard B. Saltman, Ana Rico and Wienke Boerma, eds. , *Primary Care in the Driver's Seat? Organizational Reform in European Primary Care*, Buckingham: Open University Press, 2006.

Michael Clarke and John Stewart, "The Local Authority and the New Community

Governance", *Regional Studies*, Vol. 28, 1994.

Michael Clarke and John Stewart, *Community Governance*, *Community Leadership*, *and the NewLocal Government*, London: Joseph Rowntree Foundation, 1998.

Michael Woods, Bill Edwards, Jon Anderson, et al., "Participation, Power and Rural Community Governance", *Paper Presented at the Workshop on Democracy, Participation and Political Involvement*, Manchester University, 2001.

Michael Woolcock, "Why and How Planners Should Take Social Capital Seriously", *Journal of the American Planning Association*, Vol. 2, 2004.

Michel Naiditch and Paul Dourgnon, "The Preferred Doctor Scheme: A Political Reading of a French Experiment of Gate-keeping", *Health Policy*, Vol. 94, Issue 2, 2010.

Mrigesh Bhatia and Susan Rifkin, "A Renewed Focus on Primary Health Care: Revitalize or Reframe?", *Globalization and Health*, 6: 13, 2010.

Nan Lin, "Building a Network Theory of Social Capital", Nan Lin, Karen Cook, Ronald Burt, eds., *Social Capital: Theory and Research*, New York: Aldine De Gruyter, 2001.

Newell Kenneth, "Selective Primary Health Care: The Counter Revolution", *Social Science & Medicine*, Vol. 26, No. 9. 1988.

Obimbo EM, "Primary Health Care, Selective or Comprehensive, Which Way to Go?", *East African Medical Journal*, Vol. 80, No. 1, 2003.

Paul O'Hare, "Capacity Building for Community-led Regeneration: Facilitating or Frustrating Public Engagemennt?", *International Journal of Sociology and Social Policy*, Vol. 30, 2010.

Paul Speer, "Intrapersonal and Interactional Empowerment: Implications for Theory", *Journal of Community Psychology*, Vol. 28, No. 1, 2000.

Pennie G. Foster-Fishman, Shelby L. Berkowitz, David W. Lounsbury, et al., "Building Collaborative Capacity in Community Coalitions: A Review and Integrative Framework", *American Journal of Community Psychology*, Vol. 29, No. 2, 2001.

Perri 6, Diana Leat, Kimberly Seltzer and Gerry Stoker, *Towards Holistic Gov-*

ernance： *The New Reform Agenda*, New York： Palgrave, 2002.

Peter A. Berman, "Selective Primary Health Care： Is Efficient Sufficient?", *Social Science & Medicine*, Vol. 16, Issue 10, 1982.

Peter Drucker, "The Age of Social Transformation", *Atlantic Monthly*, Vol. 75, 1994.

Peter Oakley, *Community Involvement in Health Development*, Geneva： World Health Organization, 1989.

Peter P. Groenewegen, Paul Dourgnon, Stefan Greb, et al., "Strengthening Weak Primary Care Systems： Steps Towards Stronger Primary Care in Selected Western and Eastern European Countries", *Health Policy*, Vol. 113, 2013.

Peter Smith Ring and Andrew H. Van de Ven, "Developmental Processes of Co-operative Inter-organizational Relational Relationships", *Academy of Management Review*, Vol. 19, No. 1, 1994.

Philippe C. Schmitter, "Participation in Governance Arrangements", Jurgen R. Grote and Bernard Gbikpi, eds., *Participatory Governance： Political and Societal Implications*, Opladen： Leske and Burdrich, 2002.

Pierre Bourdieu and Loic Wacquant, *Invitation to Reflexive Sociology*, Chicago： University of Chicago Press, 1992.

Pierre Bourdieu, "The Forms of Social Capital", John G. Richardson, eds., *Handbook of Theory and Research for the Sociology of Education*, Westport, CT： Greenwood Press, 1986.

R. A. W. Rhodes, "Understanding Governance： Ten Years on", *Organization Studies*, Vol. 28, No. 8, 2007.

R. A. W. Rhodes, *Understanding Governance*, Buckingham： Open University Press, 1997.

Richard B. Saltman, Ana Rico and Wienke Boerma, *Primary Care in the Driver's Seat? Organizational Reform in European Primary Care*, Buckingham： Open University Press, 2006.

Robert Chaskin, "Perspectives on Neighhood and Community： A Review of the Literature", *Social Service Review*, Vol. 72, No. 4, 1997.

Robert J. Chaskin, "Building Community Capacity： A Definitional Framework and Case Studies from a Comprehensive Community Initiative", *Urban Affairs Review*, *Vol.* 36, No. 3, 2001.

Ronald Burt, *Structural Holes*, Cambridge: Harvard University Press, 1992.

Samuel Bowles and Herbert Gintis, "Social Capital and Community Governance", *The Economic Journal*, Vol. 112, No. 483, 2000.

Samuel Bowles and Herbert Gintis, "The Moral Economy of Communities: Structured Populations and the Evolution of Pro-Social Norms", *Evolution and Human Behavior*, Vol. 19, No. 1, 1998.

Siobhan O'Mahony and Fabrizio Ferraro, "The Emergence of Governance in an Open Source Community", *Academy of Management Journal*, Vol. 50, No. 5, 2007.

Steven Goldsmith and William D. Eggers, *Governing by Network: The New Shape of the Public Sector*, New York: Brookings Institution Press, 2004.

Sue Kilpatrick, "Multi-level Rural Community Engagement in Health", *Australian Journal of Rural Health*, Vol. 17, 2009.

Suresh K. Mukherji, Thomas Fockler, "Bundled payment", *Journal of the American College of Radiology*, Vol. 11, No. 6, 2014.

Susan Rifkin, "Lessons from Community Participation in Health Programmes", *Health Policy and Planning*, Vol. 1, No. 3, 1986.

Sydney D. White, "From 'Barefoot Doctor' to 'Village Doctor' in Tiger Springs Village: a Case Study of Rural Health Care Transformations in Socialist China", *Human Organization*, Vol. 57, No. 4, 1998.

Tanja A. Börzel, "Networks: Reified Metaphor or Governance Panacea?", *Public Administration*, Vol. 89, No. 1, 2011.

Thomas Bodenheimer and Kevin Grumbach, *Improving Primary Care: Strategies and Tools for a Better Practice*, New York: Lange Medical Books/McGraw-Hill, 2007.

Thomas Bodenheimer, "Coordinating Care: A Perilous Journey Through the Health Care System", *The New England Journal of Medicine*, Vol. 35, No. 8, 2008.

Toby Gosden, Frode Forland, Ivar Kristiansen, et al., "Capitation, Salary,

Fee-For-Service and Mixed Systems of Payments: Effects on the Behavior of Primary Care Physicians", *Cochrane Datebase of Systematic Reviews*, Issue 3, 2000.

Tomas Bodenheimer, Lo Bernard and Lawrence Casalino, "Primary Care Physicians Should Be Coordinators, Not Gatekeepers", *The Journal of the American Medical Association*, Vol. 281, No. 21, 1999.

Tony Sorenson, Roger Epps, "Leadership and Local Development: Dimensions of Leadership in Four Central Queensland Towns", *Journal of Rural Studies*, Vol. 12, No. 2, 1996.

Velasco Garrido M. , Zentner A, and Busse R, "The Effects of Gatekeeping: A Systematic Review of the Literature", *Scandinavian Journal of Primary Health Care*, Vol. 29, No. 1, 2011.

Victor Nee, "New Institutionalisms in Economics and Sociology", *CSES Working Paper Series*, 2005.

Vincent Ostrom, *The Meaning of American Federalism: Constituting a Self-Governing Society*, Sanfrancisco: Institute for Contemporary Studies Press, 1991.

Walter J. M. Kickert, "Public Governance in the Netherlands: An Alternative to Anglo-Americanm Managerialism", *Public Administration*, Vol. 75, No. 4, 1997.

Wienke G. W. Boerma, "Coordination and Integration in European Primary Care", Richard B. Saltman, Ana Rico and Wienke Boerma, eds. , *Primary Care in the Driver's Seat? Organizational Reform in European Primary Care*, Buckingham: Open University Press, 2006.

World Health Organization, *Primary Health Care: Report of the International Conference on Primary Health Care*, Geneva: World Health Organization, 1978.

World Health Organization, *WHO Global Strategy on People-Centred and Integrated Health Services*, Geneva: World Health Organization, 2015.

Yang G, Wang Y, Zeng Y, et al. , "Rapid Health Transition in China 1990 – 2010: Findings from the Global Burden of Disease Study 2010", *The Lancet*, Vol. 381, No. 9882, 2013.

Yann Bourgueil, Anna Marek, and Julien Mousques, "Three Models of Primary

Organisation in Europe，Cnnada，Australia and New-Zealand"，*Issues in Health Economics*，No. 141，2009.

Zentner A.，Velasco Garrido M and Busse R，"Do Primary Care Physicians Acting as Gatekeepers Really Improve Outcomes and Decrease Costs?"，*A Systematic Review of the Concept Gatekeeping. Das Gesundheitswesen*，Vol. 72，2010.

八　电子文献

国家卫生和计划生育委员会：《基层卫生司赴江苏省调研乡村医生签约服务工作》，国家卫生和计划生育委员会网站，http：//www. moh. gov. cn/jws/s3582k/201605/1f6a749facfe4325a404bcfea4b59a35. shtml，2016 年 5 月 10 日。

国家卫生和计划生育委员会：《解读："健康中国 2030"规划纲要》，国家卫生和计划生育委员会网站，http：//www. nhfpc. gov. cn/zhuzhan/zcjd/201610/a2325a1198694bd6ba42d6e47567daa8. shtml，2016 年 10 月 26 日。

李玉：《应对老龄化挑战我国医疗卫生服务亟待提升》，中国社会科学网，http：//www. cssn. cn/gd/gd_rwhd/gd_zxjl_1650/201505/t20150505_1720679. shtml，2015 年 5 月 5 日。

梁鸿：《建立分级诊疗制度的关键是推进家庭医生签约服务》，国家卫生和计划生育委员会网站，http：//www. nhfpc. gov. cn/zhuzhan/zcjd/201606/e52a6eefa37 f440bb3aba1de32a8a754. shtml，2016 年 6 月 6 日。

世界银行、世界卫生组织、财政部、国家卫生和计划生育委员会、人力资源和社会保障部：《深化中国医药卫生体制改革：建设基于价值的优质服务提供体系》，世界银行网站，http：//www-wds. worldbank. org/external/default/WDS Content Server/WDSP/ IB/2016/07/21/090224b08447d665/1，2016 年 7 月 23 日。

世界银行人类发展部：《创建健康和谐生活——遏制中国慢病流行》，世界银行网站，http：//www. worldbank. org/content/dam/Worldbank/document/NCD_report_cn. pdf，2011 年 7 月 25 日。

世界卫生组织：《关于老龄化与健康的全球报告》，世界卫生组织网站，http：//www. who. int/ageing/publications/world-report-2015/zh/，2015 年 10

月 12 日。

习近平：《在庆祝中国人民政治协商会议成立 65 周年大会上的讲话》，新华网，http：//news. xinhuanet. com/yuqing/2014 – 09/22/c＿ 127014744. htm，2014 年 9 月 22 日。

郑真真：《中国的健康转变、人口老龄化与医疗和照料需求》，中国社会科学院人口与劳动经济学网，http：//iple. cssn. cn/rkxzt/yjyts/rkyjk/201110/t20111015＿ 1948643. shtml，2015 年 11 月 27 日。

中共中央办公厅、国务院办公厅：《"健康中国 2030" 规划纲要》，新华网，http：//news. xinhuanet. com/health/2016 – 10/25/c＿ 1119786029. htm，2016 年 10 月 25 日。

中华人民共和国国家统计局：《2015 年全国 1% 人口抽样调查主要数据公报》，国家统计局网站，http：//www. stats. gov. cn/tjsj/zxfb/201604/t20160420＿ 1346151. html，2016 年 4 月 20 日。

Chris Naylor, Natasha Curry, Holly Holder, et al. , "Clinical Commissioning Groups：Supporting Improvement in General Practice?", http：//www. kingsfund. org. uk/sites/files/kf/field/field ＿ publication ＿ file/clinical-commis，2013.

Clinical Innovation and Research Centre, *Commissioning a Good Child Health Servise*, http：//www. rcgp. org. uk/ ~/media/Files/CIRC/Child-and-Adolescent-Health/RCGP-Child-Health-Modelling-Task-Group-April-2013. ashx，2013.

Ellen Nolte, *Using Payment to Enhance Coordination*：*Experiences From Europe*, http：//www. kingsfund. org. uk/sites/files/kf/ellen-nolte-payment-systems-coordination-eur，2013.

Health Evidence Network, *What are the Arguments for Community-based Mental Health Care? Annex 2. Key Principles for Balanced Community-based Mental Health Services*, WHO Regional Office for Europe, http：//www. euro. who. int/＿＿ data/assets/pdf＿ file/0019/74710/ E82976. pdf，2004.

Helena Medeiros, David McDaid, Martin Knapp, et al. , *Shifting Care From Hospital to the Community in Europe*：*Economic Challenges and Opportunities*, http：//eprints. lseac. uk/4275/1/MHEEN＿ policy＿ briefs＿ 4＿ Balanceofcare%28LSERO%29. pdf，2008.

Holly Holder, Ruth Robertson, Shipa Ross, et al. , *Risk or Reward? The Changing Role of CCGs in General Practice*, http：//www. kingsfund. org. uk/ sites/files/kf/field/field＿ publication ＿ file/risk-or-reward-the-changing-role-of-CCGs-in-general-practice. pdf，2015.

Judith Smith, Holly Holder, Nigel Edwards, et al. , *Securing the Future of General Practice: New Models of Primary Care*, http：//www. nuffieldtrust. org. uk/pub-lications /securing-future-general-practice，2013.

KPMG&Nuffield Trust, *The Primary Care Paradox: New Designs and Models*, http：//www. kpmg. com/Global/en/IssuesAndInsights/ArticlePublications/ primary-care-parad，2013.

Peter Mckinlay, Stefanie Pillora, Su Fei Tan, et al. , *Evolution in Community Governance: Building on What Works*, Australian Centre of Excellence for Local Government, University-of-Technology-Sydney, http：//www. acelg. org. au/up-load/program1/1334208484＿ Vol1＿ Community＿ Governance. pdf，2011.

WHO, *Declaration of Alma-Ata*, International Conference on Primary Health Care, Alma-Ata, USSR, http：//www. who. int/publications/almaata＿ de-claration＿ en. pdf，6-12September1978.

WHO/Europe, *Primary Care Evaluation Tool (PCET)*, http：//www. euro. who. int/＿ ＿ data/assets/pdf＿ file/0004/107851/Primary Care Eval Tool. pdf，2010.

World Health Organization, *Community Participation in Local Health and Sus-tainable Development: Approaches and Techniques*, WHO Regional Office for Europe, http：//www. who. dk/document/e78652. pdf，2002.

后　记

在我的孩提时代，母亲的身体状况一直欠佳。母亲生病时常去拜访村子里的一位周医生。周医生是一名"赤脚医生"，他对母亲的病情非常熟悉，抓上几味中草药或开几片西药，总能缓解母亲的痛苦。母亲便逢人就夸周医生的医术高、人品好。90年代初，周医生离开村子去县城开了一家诊所。县城离村庄有40多里路，那时交通也极为不便。一旦身体不适，母亲往往就近或到乡镇卫生院去看病，去县城拜访周医生的次数也越来越少了。十年前，母亲溘然长逝，享年69岁。后来，我总不禁在想：如果周医生仍在村里行医，也许母亲能够活得更长寿一些。这个念头时常萦绕在心头，成为我挥之不去的一个心结。2010年底，国务院针对深化医药卫生体制改革工作情况的报告开展专题询问。在询问过程中，郑功成委员提出：到农村进行调查研究发现，相对于目前，农民更欢迎计划经济时代的"赤脚医生"，因为"赤脚医生"是"永久牌"的，对于老百姓得什么病很清楚，同时老百姓对"赤脚医生"也很了解；老百姓与"赤脚医生"之间相互信任，医患信息比较对称。2013年11月，党的十八届三中全会通过《中共中央关于全面深化改革若干重大问题的决定》。《决定》明确提出：完善合理分级诊疗模式，建立社区医生和居民契约服务关系。

可以说，母亲求医问药的故事是我关注社区医生和农村居民服务关系的情感源泉，郑功成委员的诘问促使我开始认真思索社区医生和农村居民之间将如何建立起健康、稳固和持久的医患关系，十八届三中全会提出"建立社区医生和居民契约服务关系"的时代命题则是我致力于本项研究的直接动因。我的目的很明确，就是旨在探寻如何建立科学、合理、具有中国本土特色的社区医生和居民契约服务关系，尝试提交一份能够让自己释然并且惠及社会大众的答卷。本书的答案既不是主张回归传统社会的"赤脚医生"形式（这是由于该形式赖以附着的载体——计划经济时代已不复存在了），也不是主张引入西方国家的"家庭医生"制度（这是由于该制度明显与当代中国的基本国情、社情不相符合），而是以自愿性、参与性、开放性、竞争性、激励性和整体性为基本要义的"健康守护人"制度模式。

本书的顺利完成，首先得益于研究团队成员的辛勤付出。从2014年到2017年，从研究的选题、论证，到资料搜集、梳理及进行实地调查，再到研究报告的撰写、修正和完善，每一个环节都渗透着我和课题组成员们的大量心血。2015年9月，因工作调动，我从河南农业大学来到了华中师范大学。在此之前，我与李伟副教授、赵意焕副教授、李俊利教授等人在多个项目研究中精诚合作，并取得了丰硕的研究成果。调入华中师范大学之后，我又与社会保障系的周凤华教授、冷向明教授、王超群副教授等人组建紧密的研究团队，在湖北省民政系统等横向项目及国家社会科学基金项目等纵向项目中多次展开合作研究。每一次热烈的讨论和高效的行动都使我受益匪浅。

课题组在湖北省、江苏省和河南省进行了大量的实地调研。调研过程得到了地方政府及相关部门领导的大力支持和配合。其中包括：湖北省卫计委基层卫生处的胡光普处长、潜江市卫计委陈绪银副主任、积玉口镇等乡镇卫生院院长及办事人员；江苏省盐城市大丰区卫计委徐向东主任、沙文彪副主任、沈阳科长、刘庄镇等乡镇卫生院院长及办事人员；河南省新县政府臧曼副县长、新县卫计委李华副主任、新县卫计委健康教育中心方永福主任、新县周河乡张一谋和叶丽副乡长及办事人员。在与基层政府人员接触的过程中，我深切感受到他们投身于新医改事业和建设"健康中国"的满腔热忱，以及兢兢业业的工作态度。我在此向一线的领导和工作人员致敬。

身边的领导、老师和朋友们也给予了莫大的支持和关怀。在课题论证到结项报告撰写的整个过程中，中国社会科学院民族学与人类学研究所王延中教授、华中师范大学政治与国际关系学院程又中教授、河南大学哲学与公共管理学院凌文豪教授等人提出了许多宝贵的修改意见和参考建议；

华中师范大学公共管理学院徐增阳教授一直关心和督促课题的进展，并为课题的顺利进行提供了许多帮助；华中师范大学中国农村研究院李海金副教授和张大维副教授、社会学院刘杰副教授和吕方副教授等人多次在专家咨询活动中讨论和修改文稿；在英文文献搜集环节，河南农业大学图书馆李静副研究员和华中师范大学图书馆肖景副研究员帮助我们查找并传递了许多难以获取的文献资料；在此，我需要向他们表达由衷的感谢。

感谢家人对我在生活和工作上的理解、支持和照顾。为了让我静心从事课题研究，爱人在繁忙的工作之余，主动承担了各种家务活和教育孩子的重任；老家的父亲也总是在电话中嘘寒问暖、关心我的点滴进步。学海无涯，我愿以"苦"作舟，努力取得更加丰硕的成果来回报他们。

张奎力

于武汉桂子山上

2018 年 5 月